がん患者の運動器疾患の診かた

新たなアプローチ「がんロコモ」

編著

森岡秀夫
国立病院機構東京医療センター
整形外科 医長

河野博隆
帝京大学医学部
整形外科学講座 主任教授

中外医学社

● 執筆者（執筆順）

大江 隆史	NTT 東日本関東病院 整形外科部長 ロコモ チャレンジ！推進協議会 委員長
河野 博隆	帝京大学医学部整形外科学講座 主任教授
森岡 秀夫	国立病院機構東京医療センター整形外科 医長
髙木 辰哉	順天堂大学医学部整形外科・リハビリテーション科・緩和ケアセンター 准教授
宮本 健史	熊本大学大学院生命科学研究部総合医薬科学部門感覚・運動医学分野 整形外科学講座 教授 慶應義塾大学医学部整形外科・先進運動器疾患治療学講座Ⅱ 特任教授
髙橋 秀和	順天堂大学医学部附属浦安病院がん治療センター 助教
加藤 俊介	順天堂大学大学院医学系研究科臨床腫瘍学 教授
緒方 直史	帝京大学医学部リハビリテーション科 教授
杉浦 英志	名古屋大学大学院医学系研究科リハビリテーション療法学専攻 理学療法学講座 教授
片桐 浩久	静岡県立静岡がんセンター整形外科 部長
堀内 圭輔	防衛医科大学校医学教育部整形外科学 講師 慶應義塾大学医学部整形外科 特任准教授
須佐 美知郎	防衛医科大学校医学教育部整形外科学 講師
千葉 一裕	防衛医科大学校医学教育部整形外科学 教授
中田 英二	岡山大学医学部整形外科学 講師
国定 俊之	岡山大学医学部整形外科学 准教授
尾﨑 敏文	岡山大学医学部整形外科学 教授
植野 映子	がん研究会有明病院画像診断部 医長
山口 岳彦	獨協医科大学日光医療センター病理診断科／病理部 教授
篠田 裕介	東京大学医学部附属病院リハビリテーション科 准教授
松井 健太郎	帝京大学医学部整形外科学講座 助教
渡部 欣忍	帝京大学医学部整形外科学講座 教授
中川 瑠美	慶應義塾大学医学部整形外科 助教
山口 さやか	慶應義塾大学医学部整形外科 助教／慶應義塾大学病院骨転移診療センター

中山ロバート	慶應義塾大学医学部整形外科 講師／慶應義塾大学病院骨転移診療センター
大島 和也	ベルランド総合病院リハビリテーション科 部長／整形外科 副部長
磯貝 宜広	国際医療福祉大学医学部整形外科学 助教
船尾 陽生	国際医療福祉大学医学部整形外科学 准教授
石井 賢	国際医療福祉大学医学部整形外科学 主任教授
中村 直樹	国立がん研究センター東病院放射線治療科 医長
中塚 豊真	鈴鹿中央総合病院 IVR 科 部長
高橋 俊二	がん研究会有明病院総合腫瘍科 部長／化学療法部 部長
百合草健圭志	静岡県立静岡がんセンター歯科口腔外科 部長
岩瀬 哲	埼玉医科大学病院救急科・緩和医療科 教授
後藤 秀彰	神戸大学医学部附属病院腫瘍・血液内科
南 博信	神戸大学医学部附属病院腫瘍・血液内科 教授
小林 寛	東京大学医学部附属病院整形外科 助教
大鳥 精司	千葉大学大学院医学研究院整形外科学 教授
豊岡 青海	帝京大学医学部附属病院整形外科
中川 匠	帝京大学医学部整形外科学講座 教授
廣瀬 旬	東京大学医学部附属病院整形外科 講師
田中 栄	東京大学医学部附属病院整形外科 教授
酒井 良忠	神戸大学大学院医学研究科リハビリテーション機能回復学 特命教授
阿部 哲士	帝京大学医学部附属病院整形外科 病院教授
城戸 顕	奈良県立医科大学附属病院リハビリテーション科 病院教授
塚本 真治	奈良県立医科大学附属病院リハビリテーション科 臨床助教
石田由佳子	奈良県立医科大学附属病院リハビリテーション科 臨床助教
小林 英介	国立がん研究センター中央病院骨軟部腫瘍科 医長
佐藤 信吾	東京医科歯科大学医学部附属病院腫瘍センター／東京医科歯科大学大学院医歯学総合研究科整形外科学分野 講師
澤田 良子	東京大学医学部附属病院整形外科／リハビリテーション科

序文

　がん治療における技術革新はめざましく，画像診断やロボット手術，分子標的薬の研究開発，がんゲノム医療，最近ではがん診療への人工知能（AI）導入など，以前は想像もできなかった展開をみせている．もちろん医療費高騰の問題はあるが，これらの技術革新により，わが国が先進諸国の中でトップレベルの治療成績をあげていることは疑いようのない事実である．

　そして，これらの研究開発はがん患者にとっても生命予後の改善という大きな福音をもたらした．がん患者の生命予後を第一義とし，医療者が研究を積み重ね，技術を磨いてきたことはもちろん正しい．編者らも同様に，共に整形外科医であるがその専門は骨・軟部腫瘍であり，この疾患群に含まれる肉腫から患者の生命を救うことに長年多くの力を注いできた．しかし，がん治療の進歩に伴い，生命予後を考えるだけでは患者は救われない時代となった．働きざかりのがん患者はがん治療と就労を両立しなければならない．また，がん治療の最中にいるがん患者は，パフォーマンスステータス（PS）を維持することで治療の継続が可能になる．そして，残念ながら生命予後が限られているがん患者は，自身の尊厳を全うするため最後まで自分で動きたいと考える．このように，がん患者の側に立ち，就労や治療，QOLを維持するために，がん患者の運動器という観点からがん診療に取り組もうとする概念が「がんロコモ」である．

　運動器は，消化器や呼吸器などの臓器を乗せた機関車のような存在であり，がんは時に，運動器をも障害し，機関車の機能を停止させてしまう．運動器の機能を維持・改善することは，がん患者が自身の力で動くため，生活するため，治療を受けるために極めて重要であり，本書は，このがん患者の運動器疾患についてまとめた新しいアプローチの書籍になる．その内容では，がん患者の運動機能低下を引き起こす運動器疾患に対して，その概念と対策が詳細に述べられている．がん患者が運動器疾患を患い動けなくなることは，患者自身にとって尊厳に関わる大きな問題であることは論をまたないが，治療を行う医療者にとっても治療遂行の障壁になることは日常診療で多く経験することである．多くのがん診療医が，本書を活用し「がんロコモ」を解決することは，わが国のがん診療のさらなる向上をもたらすと確信している．

　2019年10月

森岡秀夫　河野博隆

目次

ch.1 がん患者の運動器疾患―がんロコモとは―

1 がんとロコモティブシンドローム ……………………〈大江隆史〉 2
がん患者の移動機能／がん患者の運動器障害／
がん患者の運動器障害に整形外科が果たすべき役割／
がん患者の運動器障害を疑ったら

2 がんロコモの概念―がんロコモの目指すもの― ………〈河野博隆〉 6
わが国は「がん大国」／がんは原発科が診るという文化／
なぜ，整形外科は「がん」を診ないのか？／骨転移診療のあるべき姿／
パフォーマンスステータス（PS）と運動器障害の関係／
がんとロコモティブシンドローム（がんロコモ）／
がん患者が「動ける」ことの意義／
運動器診療科の潜在能力を発揮すること

3 がんロコモの分類 ………………………………………〈森岡秀夫〉 11
がんロコモの定義と分類

4 がん患者の運動機能評価 ………………………………〈髙木辰哉〉 17
関節可動域（ROM）／徒手筋力検査（MMT）／
パフォーマンスステータス（PS）／Frankel 分類および AIS ／
Barthel Index（BI）

ch.2 がんロコモの原因と対策

2-1 がん治療に関連する運動器疾患

1 がん治療と骨代謝 ………………………………………〈宮本健史〉 26
がんによる骨代謝への影響／がん治療による骨代謝への影響

2 薬剤性末梢神経障害―原因とその対応― ……〈髙橋秀和，加藤俊介〉 33
末梢神経障害発症のメカニズムとその特徴／評価／予防・治療

3 がん患者の廃用症候群―がんロコモにおける特徴― …〈緒方直史〉 39
廃用症候群とは／がん患者における廃用症候群／
がんロコモ患者における特徴

4 がんとリハビリテーション―がんロコモへの取り組み―
………………………………………………………………〈杉浦英志〉 45
がん周術期患者に対するリハビリテーション／

i

抗がん剤治療患者に対するリハビリテーション／
悪液質とリハビリテーション

2-2　運動器疾患としての骨転移

1　骨転移の疫学—がん時代をむかえて—　〈片桐浩久〉　51
　　骨転移の発生頻度／骨転移の原発／骨転移部位／
　　Skeletal related event（SRE）と治療

2　骨転移の病態とメカニズム　〈堀内圭輔，須佐美知郎，千葉一裕〉　57
　　なぜ腫瘍細胞は骨に転移するのか／腫瘍細胞による骨代謝への干渉

3　骨転移の臨床症状とがんロコモ　〈中田英二，国定俊之，尾﨑敏文〉　63
　　骨転移による臨床症状／
　　骨転移による痛みに対しては緊急対処が必要な場合がある／
　　四肢長管骨転移の症状：痛みは骨折の危険信号である／
　　脊椎転移による背部痛を見逃さないために：痛みは麻痺の危険信号
　　である（Red flag）／早期診断・早期治療のキー：患者指導

4　骨転移の画像診断—良性骨病変との鑑別・麻痺や骨折リスクなど—
　　　　　　　　　　　　　　　　　　　　　　〈植野映子〉　68
　　骨病変の指摘／質的診断

5　造骨性と溶骨性骨転移—組織像から見た骨折リスク—
　　　　　　　　　　　　　　　　　　　　　　〈山口岳彦〉　76
　　がん骨転移と骨折／転移性癌腫に対する骨組織反応／
　　がん骨転移による骨折リスク／溶骨型転移での骨折／
　　混合型転移での骨折／造骨型転移での骨折／骨梁間型転移での骨折／
　　転移性骨腫瘍の背景疾患

6　骨転移患者に対する装具治療の基本—がんロコモを防ぐには—
　　　　　　　　　　　　　　　　　　　　　　〈篠田裕介〉　83
　　基本的な考え方／装具療法の適応／体幹装具／
　　四肢骨転移に対する装具／歩行補助具／車椅子

7　病的骨折の治し方—がん患者が動けるために—
　　　　　　　　　　　　　　　　〈松井健太郎，渡部欣忍，河野博隆〉　88
　　病的骨折を治すとはどういうことか／
　　誰が転移性骨腫瘍によって生じた病的骨折を治すのか／
　　切迫骨折を治す／術式決定で知っておくべきこと／固定の原則

8　外科的切除を行う骨転移—がんロコモとがん治療—
　　　　　　　　　　　　　　　　〈中川瑠美，山口さやか，中山ロバート〉　95
　　一般的な骨転移手術治療の適応／骨転移に対する外科的切除の適応／
　　骨転移に対する外科的切除の実際／合併症

9	脊椎転移外科的治療のタイミング ……………………〈大島和也〉	102

介護社会から自立支援社会へのパラダイムシフト／
がん診療に必要とされるのは"専門領域＋α"（アサーティブ
コミュニケーション）／脊椎転移のケアがなぜ必要か？／
脊椎転移の手術のタイミングはいつか？／
なぜ「動けない」「生活できない」のか？／
脊椎転移による脊髄麻痺は，除圧が早ければ早いほど機能予後が良い！／
脊椎転移の手術はPSを改善する！／
Frankel Aは実用性の回復が困難であり，早期離床を目標とすべき／
脊椎転移の治療において大切なこと（予後予測ではない）／
患者の健康と満足度を高めるQoS

10	脊椎転移に対する低侵襲治療―新しい取り組み―	
	…………………………………〈磯貝宜広，船尾陽生，石井 賢〉	115

姑息的手術／手術適応と低侵襲化の必要性／脊椎手術の低侵襲化／
低侵襲化の利点と問題点／PPSの進歩／根治的手術

11	骨転移に対する放射線治療―がんロコモ対策を中心に―	
	……………………………………………………〈中村直樹〉	121

脊髄圧迫症状（麻痺）の予防・改善を目的とした放射線治療／
骨折の予防を目的とした放射線治療

12	骨転移に対するIVR―がん患者のQOL改善への取り組み―	
	……………………………………………………〈中塚豊真〉	127

治療対象と適応基準／使用機器／
CT透視ガイド下ablation治療手順とその工夫／
しばしば行う追加手技を伴う工夫方法／RFAとCryoの比較・相違

13	骨転移と骨修飾薬 ………………………………………〈高橋俊二〉	135

はじめに：骨転移によるQOL低下／
骨転移の機序と骨特異的な薬物治療：骨修飾薬（BMA）／
がん患者における骨粗鬆症・骨密度低下とその治療

14	骨修飾薬による顎骨壊死―対策と臨床経過― ……〈百合草健圭志〉	143

顎骨壊死／骨修飾薬の対象となる患者／
口腔管理の目的は，患者の日常生活を支えること／
対策：医科歯科連携による感染源となりうる歯牙の管理／
潜在的な歯性感染症リスク／
感染源の管理とQOLの維持のバランスを／医科歯科連携の現状

15	骨修飾薬長期投与に伴う非定型大腿骨骨折の病態と治療	
	………………………………〈須佐美知郎，堀内圭輔，千葉一裕〉	149

AFFの病態／AFFの診断／AFFに対する保存的治療／
AFFに対する手術療法

| 16 | 骨転移の痛みとオピオイド―がんロコモにおけるオピオイドの位置づけ― ……………………………………〈岩瀬　哲〉 155 |

骨転移の痛み／疼痛患者の管理／骨転移の痛みと事例／
がんロコモにおけるオピオイドの位置づけ

| 17 | 骨髄癌腫症について ………………………〈後藤秀彰，南　博信〉 161 |

機序／疫学／症状・症候／検査所見／治療／予後

| 18 | 原発不明骨転移とゲノム医療 ……………………………〈小林　寛〉 168 |

原発不明がんについて／原発不明がんのゲノム解析について

2-3　がん患者と良性運動器疾患

| 1 | がん患者と良性脊椎疾患 ……………………………〈大鳥精司〉 172 |

危険信号を有し，重篤な脊椎疾患（腫瘍，炎症，骨折）の合併が疑われる背部痛／悪性腫瘍と骨粗鬆症性椎体骨折の鑑別は特に重要／
良性の神経症状を伴う背部痛（つまり下肢に麻痺や神経痛を伴うもの）／
良性の腰椎由来の下肢神経症状と関節疾患との鑑別に注意／
非特異的な背部痛（X線，MRIなどで異常がないが背部痛を伴う）

| 2 | がんの好発年齢に一致して発生する良性関節病変
……………………………………………〈豊岡青海，中川　匠〉 179 |

肩関節／手関節／股関節／膝関節

| 3 | がん患者と関節リウマチ …………………〈廣瀬　旬，田中　栄〉 188 |

がんとリウマチ性疾患／がん患者が有するリウマチ性疾患に対する治療

ch.3　がん患者の社会復帰

| 1 | がん患者の在宅支援―がんロコモ対策が果たす役割―
……………………………………………………………〈酒井良忠〉 194 |

がん患者の在宅支援に対するがんロコモ対策の重要性／
外来がん化学療法やその他外来通院患者へのがんロコモ対策／
終末期患者の在宅支援／
外来でのがん患者へのリハビリテーション治療の提供について

| 2 | がん患者の運動器管理と医療連携
―一般整形外科医によるがんロコモ対策― …………〈阿部哲士〉 199 |

がん患者の運動器障害の診断は整形外科が行う／
がんによる痛み（骨転移）に対して一般整形外科医が求められること／
がん治療による運動器障害に対して一般整形外科医が求められること／
がんが原因でない運動器障害に対して一般整形外科医が求められること

3 がん患者の就労と運動器管理―就労支援とがんロコモ―
〈城戸　顕，塚本真治，石田由佳子〉204

職業復帰とリハビリテーション治療／
リハビリテーション医学の視座から見るがん複合障害／
運動器診療を専門とする"がん専門医"に対診する／
就労支援の具体的な形／主治医の責任としての"運動器管理"

ch.4　キャンサーボードと骨転移外来

1 がん診療拠点病院とキャンサーボード―がんロコモにおける役割―
〈小林英介〉212

がん診療拠点病院とは／キャンサーボード／
がんロコモにおけるがん拠点病院およびキャンサーボードの役割

2 骨転移キャンサーボード―立ち上げから運営まで―
〈佐藤信吾〉216

なぜ骨転移キャンサーボードが必要なのか？／
骨転移キャンサーボードはどの診療科が主導すべきか？／
骨転移キャンサーボードの立ち上げに必要な準備／
骨転移キャンサーボード開催までの実際の取り組み／
東京医科歯科大学における骨転移キャンサーボードの運営方法について

3 骨転移キャンサーボードの実際―その内容と結果―
〈澤田良子〉223

当院の骨転移キャンサーボードについて／症例提示／
骨転移キャンサーボードの効果

4 骨転移外来―外来でできるがんロコモ―
〈山口さやか，中山ロバート〉229

骨転移の外来診療とは／骨転移外来の形態と実践例／外来診療前の準備／
骨転移外来での診察／骨転移外来で行う検査／骨転移外来で行う治療

ch.5　がんロコモへの対応の具体例（セルフチェック）

問題 ……………………………… 236
解答と解説 ……………………… 246

索引 ……………… 255

Chapter 1

がん患者の運動器疾患
―がんロコモとは―

1 がんとロコモティブシンドローム

　ロコモティブシンドローム（ロコモ）は2007年，日本整形外科学会が世界に先駆けて提唱した言葉と概念である．2013年から，その定義を「運動器の障害のため，移動機能の低下をきたした状態で，進行すると介護が必要となるリスクが高まるもの」としている．運動器にcommon diseaseが起こるとそれらが連鎖，複合して運動器の痛み，機能低下をきたし，またその機能低下が運動器疾患をさらに悪化させたりしつつ，歩行障害に進展し，さらに悪化すると最後には介護状態に至る，というとらえ方がロコモである（図1）．

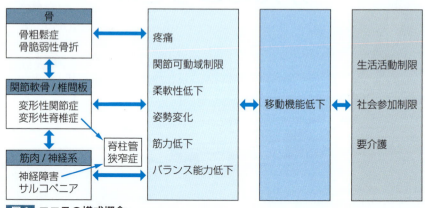

図1 ロコモの構成概念
（ロコモパンフレット2015年度版より）

　2015年から，ロコモの判定は2つの運動機能検査と1つの質問票からなるロコモ度テストで行うこととしており，ロコモの段階をロコモ度1，ロコモ度2とした臨床判断値を決め（図2），ロコモ度1の場合は主に自助努力を，ロコモ度2で痛みがある場合など運動器疾患の存在を疑う場合は整形外科専門医の受診を勧めている．

ロコモ度 1 いずれか 1 つでも当てはまる場合はロコモ度 1！

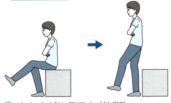
① 立ち上がりテスト（片脚）
どちらか一方の片脚で 40cm の高さから立ち上がれない

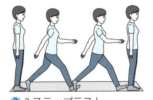
② 2 ステップテスト
2 ステップテスト値が 1.1 以上 1.3 未満

③ ロコモ 25
ロコモ 25 の結果が 7 点以上 16 点未満

ロコモ度 2 いずれか 1 つでも当てはまる場合はロコモ度 2！

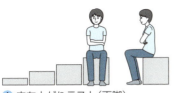
① 立ち上がりテスト（両脚）
両脚で 20cm の高さから上がれない

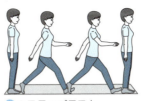
② 2 ステップテスト
2 ステップテスト値が 1.1 未満

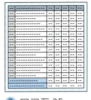
③ ロコモ 25
ロコモ 25 の結果が 16 点以上

図2 ロコモの評価：ロコモ度テストに臨床判断値 2015
（ロコモパンフレット 2015 年度版より）

がん患者の移動機能

　これまでロコモは主に加齢による運動器疾患をその要因として想定してきた．その一方で日本は 2 人に 1 人は生涯でがんと診断される時代になり，がん患者も高齢化してきている．すなわち，がんでない高齢者に起こることが，がんである高齢者にも起こる事態となっている．また，がんの治療は日々進歩しており，がんと共に生きる期間が以前よりも長くなっている．「助かるか」どうかだけではなく，「どのように生活・就労できるか」も大きなテーマとなり，「動ける」ことの重要性が高まっている．また，がん患者ではどのくらい「動ける」かによって受けられる治療の種類が限定されることもある．特に化学療法はがん患者のパフォーマンスステータス（PS）を参考にその適応を決めることが多いので，原発部位の状態が同じであっても，移動機能の低下に起因する PS の低下により，化学療法の対象でなくなることが起こりうる．すな

わち，がん自体の治療だけでなく，がん患者の移動機能をできるだけ高く保つ必要性が高まっている．

そのような状況を鑑み，日本整形外科学会は2018年のテーマを「がんとロコモティブシンドローム」と決め，10月8日の「骨と関節の日」を中心として，がん患者が「動ける」ために，運動器の専門家である整形外科医が貢献できること，貢献すべきことをがん患者とがん治療に携わる医療者に向けて宣言することとした．

がん患者の運動器障害

がん患者の運動器障害は，3つに分類される（表1）．

表1 がん患者の運動器障害
① がんによる運動器の問題
　骨・軟部腫瘍，骨転移（痛み，骨折，麻痺を生じる）
② がんの治療による運動器の問題
　骨・関節障害，筋力低下，末梢神経障害
③ がん以外の運動器疾患の進行
　骨粗鬆症，変形性関節症，腰部脊柱管狭窄症など

① がんによる運動器の問題

骨や軟部に原発した腫瘍や転移性骨腫瘍は痛みや骨の脆弱性をきたし，病的骨折を招く．特に下肢や脊椎の病的骨折は移動機能を低下させることは言うまでもない．脊椎に原発した腫瘍や転移性腫瘍が脊柱管狭窄を生じさせれば，脊髄・馬尾・脊髄神経の麻痺を生じ，移動機能が低下する．

② がんの治療による運動器の問題

がんの手術後の活動制限は筋萎縮，関節可動域制限を招く．がんの化学療法後の低栄養，活動制限も同様である．がんの放射線療法による末梢神経障害は痛みや麻痺を生じさせる．これらの影響は高齢者でさらに顕著になる．

③ がん以外の運動器疾患の進行

図1の左にある運動器のcommon diseaseに疼痛や筋力低下などの運動機能

低下が加わった場合，移動機能の低下を招くが，多くの高齢者ではこれらの common disease をすでに1つ以上有していることが多い．したがって，がんである高齢者ではがんによる疼痛や筋力低下がすでにあるロコモを進行させる．またこの中には痛みを生じる原因が，がんではないのに，がんの転移であるなどと誤って診断・治療された結果，移動機能低下をきたす場合も含まれる．

がん患者の運動器障害に整形外科が果たすべき役割

　上記の①，②，③のそれぞれにおいて，運動器の専門家である整形外科医が果たすべき役割がある．

　①では原発性の骨・軟部腫瘍の治療はもちろんであるが，転移性骨腫瘍では，病的骨折を生じる前に把握し，キャンサーボードなどに関わることで，他の医療者と協働して必要な手術があれば積極的に行うことである．転移性骨腫瘍では骨折が切迫しているうちに固定する方が，病的骨折を生じてから固定するよりはるかに容易である．その場合，腎癌など易出血性の腫瘍では手術直前の塞栓術が必須であり，放射線医との協働なしには行えない．

　②では，リハビリテーション部門や緩和医療部門に運動器の専門家として助言することができる．

　③では，がん患者の愁訴に対して，運動器の専門家としての知識を総動員してあたることで，対処できる．

がん患者の運動器障害を疑ったら

　がん患者を地域で多く診療する総合診療医に期待することは，がん患者が運動器の問題を訴えた場合に特別視せず，がんだから仕方がないと思わず，がん拠点病院を中心とする病院の整形外科に紹介していただきたいということである．今まで，がん診療に積極的に関わってきたとは言い難い整形外科ではあるが，今後はがん患者とがん診療に関わる医療者に今まで以上の貢献をしたいと考え始めている．

［大江隆史］

2 がんロコモの概念
―がんロコモの目指すもの―

わが国は「がん大国」

　令和という新しい時代を迎えたわが国は，社会の少子高齢化という問題に直面している．医療界も疾病構造の変化への対応が求められている．

　国内のがん新規罹患数は今や年間 100 万人を超え，出生数を上回った．また，がん診療の進歩に伴って生命予後が改善し，がんを持ったまま生活するがん患者の数が激増している．わが国は，世界で随一の超高齢社会であると同時に「がん大国」となろうとしているのである．

　「がん時代」を迎えた今日，がんは根治を目指すと共に，慢性疾患としてがんとの共存を許容して quality of life（QOL）の維持・向上を図るというパラダイムシフトが生じている．

がんは原発科が診るという文化

　しかし，いまだにがんを慢性疾患として診療科横断的かつ包括的に対応する体制は整っていない．糖尿病や関節リウマチなどの通常の慢性疾患は，生じる個々の問題に対して，適切な診療科がその時々の主治医として担当するが，がん診療においては「原発担当科が主治医」という習慣が根強く残っているのではないだろうか．

　この背景には，「がんは根治を目指さなければいけない」という「がん診療の呪縛」があると感じている．医療者も患者もがんを特別視し，他の疾患よりも優先する雰囲気がある．根治しなければいけないがんを持つ患者は，がんとの共存を許されず，時には生活を犠牲にしてまで「がんとの闘い＝闘病」を強いられる．闘いの勝敗は生命予後で決定され，その結果は担当医が自らの成果とする．成果の帰属を重視する姿勢が，「原発担当科が主治医」という習慣に繋がっているように感じる．

なぜ，整形外科は「がん」を診ないのか？

　超高齢社会で激増する変性疾患や外傷を中心に対応する診療科の性質上，一般の整形外科診療では，がんと接する機会は限られていた．骨軟部腫瘍という専門領域があるが，原発性悪性骨軟部腫瘍（肉腫）は希少がんに分類され，症例数も専門医数も限られた特殊領域と考えられている．

　若年者に発生することが多い肉腫は骨軟部腫瘍専門医が対応するべき疾患として，日本整形外科学会の教育・研修活動でも専門医に紹介するように繰り返し伝え続けてきた．肉腫についての教育・研修活動が，腫瘍全体に関するものと誤解してとらえられた結果，一般整形外科医には，肉腫のみならず「がん」は一般整形外科医が対応してはいけない特殊領域という誤った認識が根付いてしまったのではないだろうか．

　全国のがん診療連携拠点病院には数多くのがん患者がいる．一方，その中で骨軟部腫瘍専門医がいる病院は限られている．整形外科医は，がん患者に対峙すると専門外の領域として及び腰になってしまい，関与を避けてしまう傾向がある．その結果として，がん患者であるという理由で，運動器疾患の適切な治療を受ける機会を逃していることも少なくなかったように感じる．

骨転移診療のあるべき姿

　がん患者の運動器障害として，重要な問題の一つである骨転移は，がんの終末期には半数以上に存在し，2割には臨床症状があるといわれている．また，治療成績の向上に伴って，骨転移発症後の生存期間も多くのがん種で延長している．

　これまで，骨転移は終末期に生じると認識されていたため，原発担当科でも整形外科でも根本的な対応が取られてこなかった．画像検査で骨転移の診断が下されると，根治不能な「ステージⅣ」として原発担当科の手を離れ，緩和医療に移行する．これまで，整形外科が関与することなく，骨転移の診療が原発科，放射線科，緩和医療科によって進められてきた施設は少なくない．日本整形外科学会が2018年4月に実施したがん診療実態調査アンケートでは，研修施設の8割，がん診療連携拠点病院でさえも4割の整形外科が診療科として「骨転移を含めてがん診療には関わっていない」，「今後も関わる予定はない」

と答えているのが実状である．

　病院全体が，がん診療に取り組む方針を打ち出し，整形外科がキャンサーボードに参加するようになった施設では，これまで対応してこなかったがん診療からの需要に対応を開始している．そのような施設では，たとえ骨軟部腫瘍専門医がいなくても，整形外科が通常の運動器診療を行うだけで，多くのがん患者が自立した生活を取り戻している．症状が骨転移によるものか，病的骨折や脊髄麻痺のリスクはどの程度か，予防法や治療法があるのかなどの評価に整形外科が関与することで，骨転移診療の精度と質が飛躍的に高まる可能性がある．

パフォーマンスステータス（PS）と運動器障害の関係

　整形外科医に馴染みがないがん診療のキーワードとしてPS（表1）が挙げられる．PSはがん患者の全身状態の指標で，日常生活（ADL）制限の程度を0〜4のスコアで示すものである．PSは化学療法などのがん治療の適応を決定する重要な要素であるが，がんを扱わない整形外科医の認知度が高いとはいえない．

　がんの平均罹患年齢は75歳であり，高齢者では，がん罹患以前に変形性脊椎症や変形性関節症などの運動器障害の頻度が高いことに注意が必要である．運動器の障害によるADL制限が「見かけ上のPS」を低下させ，がんの治療適

表1　パフォーマンスステータス（performance status：PS）

全身状態の指標＝患者の日常生活の制限の程度	
0	全く問題なく活動できる． 発病前と同じ日常生活が制限なく行える．
1	肉体的に激しい活動は制限されるが，歩行可能で，軽作業や座っての作業は行うことができる．例：軽い家事，事務作業
2	歩行可能で，自分の身の回りのことはすべて可能だが，作業はできない． 日中の50％以上はベッド外で過ごす．
3	限られた自分の身の回りのことしかできない． 日中の50％以上をベッドか椅子で過ごす．
4	全く動けない．自分の身の回りのことは全くできない． 完全にベッドか椅子で過ごす．

〔Eastern Cooperative Oncology Group（ECOG）の定義を日本臨床腫瘍研究グループが日本語訳〕

応に影響を与えてしまう可能性は少なくないと考えられる．高齢者の ADL レベルが低下している時に，その原因が運動器の障害であることは稀ではない．PS は，あくまでも「がん」による ADL 制限であり，一時的な運動器の障害による制限は除外することになっている．

運動器の障害による「見かけ上の PS」の低下を適切に評価することができ，また改善することができるのは運動器診療科である整形外科のみといっても過言ではないであろう．この点で整形外科に秘められた潜在能力は大きいと感じる．整形外科の介入によって，運動器に障害のあるがん患者の ADL の向上が図れるだけでなく，PS の向上を通じてがん自体の治療適応が広がる可能性もあると感じている．

がんとロコモティブシンドローム（がんロコモ）

日本整形外科学会は 2009 年に運動器診療科の啓発活動として「運動機能の障害により移動能力の低下した状態」である「ロコモティブシンドローム（ロコモ）」の概念を提唱し，「ロコモ予防活動」を続けてきた．ロコモの認知度は年々向上し，人生 100 年時代を迎えて，国民の健康寿命の延伸にロコモ予防活動が果たす役割がますます高まってきている．しかし，この活動が大きく貢献できる領域が残されている．それはまさに「がん診療」である．

国民の 2 人に 1 人ががんに罹患する「がん時代」を迎えた現在，「がん」から距離をおいていた整形外科全体が医療界全体からのニーズに応えて，その姿勢を大きく変え，がん診療に取り組もうとしている．そして，がん患者におけるロコモティブシンドロームに着目したのが 2018 年度の日本整形外科学会「運動器と健康」PR 事業のテーマである「がんとロコモティブシンドローム」である．がんロコモは「がん自体あるいはがんの治療によって運動器の障害が起きて移動機能が低下した状態」を示しており，骨転移など「がんによる運動器の問題」，長期臥床による筋力低下などの「がんの治療による運動器の問題」，そしてもともと存在する「がんと併存する運動器疾患の進行」の 3 つの状態に分けられる．

整形外科全体ががん診療に携わる活動が「がんロコモ」である．この活動を通じて，がん患者に適切な運動器マネジメントを実施することによって，がん自体を根治することができなくても，患者が治療中も根治後も，そして終末期

でさえも自分で「動ける」状態が維持でき，がん患者のQOLの向上に大きく貢献できると確信している．

がん患者が「動ける」ことの意義

　今，整形外科全体に求められているのは「がんを治す」ことではない．がん患者が「動ける」状態を維持することである．がん患者が最期まで自立した自分自身の生活を送るためにも，就労を維持するためにも，そしてがん治療を継続するためにも，「動ける」ことがとても重要である．

　しかし，多くのがん診療医は「動ける」ことの意義に気づいておらず，また「動ける」ようにする手段を持ち合わせていない．がんロコモを通じて，がん患者が「動ける」ためにはチーム医療による運動器マネジメントが非常に有効であることを，がん診療に携わるすべての診療科とすべての職種の方々，そしてがん患者自身に知ってほしい．そして，これまで「がん」と距離をおいていた整形外科も，その一員として貢献できると確信している．

運動器診療科の潜在能力を発揮すること

　整形外科のみならず，あらゆる医療の分野で専門分化が進んでいる．専門家であることが，専門以外の分野を診なくてよいという免罪符になってはいけないと感じている．専門性を高めるとともに，横断的に他の領域に専門性を活用することも必要である．

　多くの整形外科が専門外として対象にしなかった「がん」の領域は，運動器診療科としての潜在能力を発揮できるニューフロンティアといっても過言ではない．多くの整形外科医が少し視点を変えて，少し関心を持つだけで，動くことができないがん患者や，不必要な安静を強いられている多くのがん患者が，歩いて自立した自分の生活を取り戻すことができるのである．

　がんロコモ活動によって，整形外科医ががん患者を特別視せず，がんであっても通常の運動器診療が継続され，骨転移による病的骨折や脊髄麻痺に対しても適切な手術が当たり前に躊躇なく行われるようになる日が来ることを願っている．

［河野博隆］

3 がんロコモの分類

　近年，がん患者の生命予後は年々改善しており[1]，がんに罹患しながら生活しなければならない期間が延長している．この結果，がん患者が生活するために自身の力で動けること，つまり運動機能の自立を維持することが求められている．しかし，がんは骨・関節・筋肉・神経などの運動器に様々な影響を与え，患者の運動機能自立に大きな障壁をもたらす．2018 年に日本整形外科学会はこれらの問題を重視して「がんロコモ」という概念を提唱した．本項では，この「がんロコモ」をその原因別に分類し，その内容と解決策を中心に述べる．

がんロコモの定義と分類

　「がんロコモ」は，「がん自体あるいはがんの治療によって，骨・関節・筋肉・神経などの運動器の障害が起きて，移動機能が低下した状態」と定義される．そしてこの原因は，① がん自体による運動器の問題，② がんの治療によって起きる運動器の問題，③ がんと併存する運動器疾患の進行，の 3 つが考えられている（図 1）．

がん自体による運動器の問題
・骨転移
　（痛み，骨折，麻痺を生じる）
・骨や筋肉などに発生するがん

がんの治療による運動器の問題
・骨・関節障害
・筋力低下，骨粗鬆症
・神経障害

がんと併存する運動器疾患の進行
・骨粗鬆症
・変形性関節症
・腰部脊柱管狭窄症　等

図 1 がんロコモの分類（概念図）

がん自体による運動器の問題

　骨や筋肉などの運動器を原発として発生するがんとして肉腫がある．しかし，がん自体による運動器の問題として最も大きなものが他臓器に発生したがんの骨転移である．多くのがんは進行すると骨転移を生じ，激しい疼痛や病的骨折，脊髄圧迫による麻痺を生じ，がん患者の運動機能を著しく低下させる．これらはがん患者のQOLに大きな影響をもたらし，社会生活の維持のみならず原発巣に対する治療継続も困難にする．したがって，骨転移を管理・制御することは，すべてのがん診療において重要な課題になっている．

がんロコモと骨転移

　近年のがん診療において，骨転移の出現は，必ずしも患者の終末期を意味しない．そして，脊髄麻痺や病的骨折といった骨関連事象（skeletal related events：SRE）を予防するという新しい考え方が提唱されている❷❸．したがって，現在のがん診療は，骨転移を早期に発見しSREを予防しながらがん治療や社会生活を維持する時代に入ったといえる．前述したように，「がんロコモ」の定義は，「がん自体あるいはがんの治療によって，骨・関節・筋肉・神経などの運動器の障害が起きて，移動機能が低下した状態」である．したがって，骨転移による疼痛や病的骨折，脊髄麻痺は，がん自体による運動器の問題として中心的存在である．一方，骨転移の病態は複雑で，原発巣の組織型，化学療法や放射線療法の治療感受性，年齢や期待される予後など多くの要素を加味して診療を行わなければ，骨転移を有するがん患者に適切な利益を与えることは難しい．この問題を解決するため，患者の多様な要素をスコア化し外科的治療法を決める新片桐スコアがある❹（p.92）．しかし，相次ぐ分子標的薬の開発，免疫治療の進歩，がんゲノム医療の保険適用など，日進月歩のがん治療に呼応して患者の予後を評価することは難しい．将来，多様化した要素を反映する人工知能（artificial intelligence：AI）などの技術を，骨転移診療にも導入していく必要があると思われる．現在，骨転移に関する治療は，骨修飾薬，手術療法，放射線治療，疼痛に対するオピオイド，リハビリテーション，装具治療など多方面からアプローチが行われ，骨転移診療ガイドラインも作成されている❺．今後，さらに複雑化していく骨転移診療をどう行えば，骨転移を有するがん患者に最も多くの利益を与えることができるか，前向きかつ短期間に結果をフィードバックできる臨床研究を適切に行っておく必要があると思われる．

がんの治療によって起きる運動器の問題

がんの治療は，手術，化学療法（分子標的薬と免疫治療を含む），放射線治療の3つが大きな選択肢になる．特に化学療法は，多くのがん患者に行われており，新規分子標的薬の相次ぐ開発や，免疫治療の進歩から，すべてのがん治療において，その重要性が高まっている．しかし一方で，プロトコールが長期化し，その有害事象により患者の活動度が低下していく場合もある．化学療法中に使用される制吐剤としてのステロイド，前立腺癌や乳癌に使用されるホルモン剤により，続発性骨粗鬆症を発症する可能性が高い．さらに，化学療法で使用される薬剤の中には，神経組織に作用して，末梢神経障害を生じる薬剤がある．また，手術療法や放射線治療も，筋力低下や拘縮，骨壊死などの障害を運動器に生じさせることがある．このように，がんの治療に伴って起きる運動器障害は以前からその存在が認識されてはいたが，運動器というカテゴリーで対策を言及することはなかった．

長期間の治療と安静による筋力低下

1日の安静臥床で0.3〜4.2%の筋力低下を生じるといわれており[6]，がん治療のため必要以上に安静臥床にすることは可能な限り避けることが望ましい．治療後の早期社会復帰を目指す場合は，適切な時期にリハビリテーションの介入を行うことが必要と思われる．特に，高齢者の場合，安静状態が長く続くと，心身の様々な機能低下をきたす廃用症候群を生じかねない．

がんに対する薬物療法による運動器障害

がんに対する薬物療法により，続発性骨粗鬆症を発症する可能性がある．化学療法に際して制吐剤として使用されるステロイドにより，骨密度低下を引き起こす可能性がある．また，前立腺癌や乳癌に対するホルモン治療に関しては，続発性骨粗鬆症を発症するリスクはさらに高いと考えられる[7,8]．したがって，がん化学療法やホルモン治療を行う場合は，骨密度測定や血中骨代謝マーカーによりがん患者の骨代謝を把握し，運動療法やカルシウム，ビタミンD製剤の投与，必要があれば，ビスホスホネート，抗RANKL抗体を使用し，骨量維持，骨折予防を行う必要がある[9]．

また一部の薬剤の有害事象に，末梢神経障害がある．一度出現すると回復に時間を要し，がん患者の社会生活にとって障害となる．40〜50歳代の就労世代にも発生することがある乳癌や大腸癌，婦人科癌で使用されることが多いパクリタキセルやオキサリプラチンで発生することが知られており，がん患者の

就労に障壁となる．症状としては，手足のしびれや痛み，冷感，巧緻運動障害，運動麻痺などである．特にパクリタキセルでは，下垂足などの運動麻痺を生じることがあり，注意が必要である[10]．考えられる原因として，① 後神経節の神経細胞への直接障害，② 微小管障害を介して生じる軸索障害，などがあげられる．現時点で確立した治療法がないため，早期発見と早期対策が必要とされている．他疾患による末梢神経障害と同様に，外傷ややけどに気づきにくくなるので注意するよう指導を行い，症状緩和のためビタミン B_{12} 製剤やミロガバリン，プレガバリン，非ステロイド系消炎鎮痛剤，しびれに有効な漢方薬（牛車腎気丸）などの使用を検討する．また，末梢循環を改善するためのマッサージ，下垂足を生じた場合は，装具治療を行う．

手術や放射線治療による運動器障害

がんは全身のあらゆる部位に発生するため，手術や放射線治療が骨・関節に影響を与える可能性がある．手術後の安静による関節の拘縮や筋力低下，手術侵襲による骨・関節障害，放射線治療による脊髄障害や骨壊死など，運動器に多彩な症状を生じる可能性がある．これらの運動器障害を予測し，リハビリテーションの早期介入と治療を行い，その予防と軽減に努める必要がある．

🖉 がんと併存する運動器疾患の進行

「がん」という言葉の意味は深く，多くの医療者，患者に先入観と時にあきらめを感じさせる．そして，がんの好発年齢は中高齢であり，この年代には運動器の変性疾患，つまりロコモティブシンドロームが多く発生する．このことは，がんの陰に隠れて併存する運動器疾患に対する診断・治療に，思わぬ影響を与える．「がん」という言葉の重さから，時に，がんとがん以外の疾患の診断に混乱をきたし，適切な医療が行われない可能性がある．がん診療に携わる医療者ならびに運動器の専門家である整形外科医は，がんとがん以外の疾患による症状の違いを見極め，がん患者のがん治療ならびにがん患者のがん以外の運動器疾患の治療を適切に行い，患者が本来得られるべき QOL を損なわないようにしなければならない．図2 は，項部から背部にかけての痛みと両上肢のしびれに関して，呼吸器科から依頼を受けた肺小細胞癌多発骨転移の症例である．神経学的診察を行ったところ，下肢にもしびれを認め，両下肢の腱反射亢進を認める一方，MRI では第4胸椎転移による脊髄圧迫は認めず，第5，6頸椎間に椎間板ヘルニアを認め，同部位で脊髄に T2 高輝度の所見を呈していた．

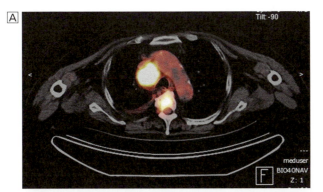
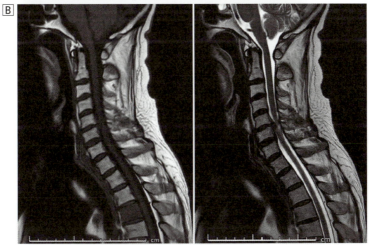

図2 肺小細胞癌胸椎転移例（63歳，男性）
A：PET-CT．右肺門部に腫瘤状・結節状の高集積および第4胸椎椎体にも強い集積を認め，肺小細胞癌胸椎転移の所見と考えられる．
B：MRI．T1強調画像（左）で第4胸椎椎体に輝度変化を認め，第5，6頸椎間に椎間板ヘルニアとT2強調画像（右）で脊髄の輝度変化を認める．

したがって，頸椎椎間板ヘルニアによる脊髄症状が主であると判断し，頸椎装具を用いた保存療法を行いながら，手術のタイミングを計っている患者である．また，背部痛に関しては第4胸椎転移が原因である可能性があり，痛みが増悪する場合，同部位への放射線治療を行うことを計画している．このように，がんとがん以外の運動器疾患は同時期かつ複雑な症状を呈しながら存在しており，がん患者の診察においては，常に両者の存在を認識し，注意深い診察を行うことが重要である．

まとめ

国民の2人に1人が，その生涯においてがんと診断される時代になり，がんと関わることの少なかった運動器診療も大きく変化した．骨・関節，筋肉，神経などの運動器に様々な影響を及ぼすがんに対して，がん患者の運動機能を重視したがんロコモの概念は，今後のがん診療全体にとって重要な考え方になると確信している．

文献

1. 全国がん罹患モニタリング集計　2006-2008年生存率報告．国立がん研究センターがん対策情報センター; 2016.
2. 眞鍋 淳．がん骨転移に対する集学的治療—骨転移 Cancer Board と Bone Management—．癌の臨床. 2012; 58: 43-50.
3. 中田英二，杉原進介，菅原敬文，他．骨転移診療システム　脊椎転移による麻痺や廃用症候群予防を目的とした取り組み．関節外科. 2016; 35: 374-87.
4. Katagiri H, Okada R, Takagi T, et al. New prognostic factors and scoring system for patients with skeletal metastasis. Cancer Med. 2014; 3: 1359-67.
5. 日本臨床腫瘍学会，編．骨転移診療ガイドライン．東京：南江堂; 2015.
6. 若林秀隆．サルコペニアとリハビリテーション．Loco Cure. 2017; 3: 24-8.
7. 深貝隆志．前立腺癌に対するホルモン療法後の骨粗鬆症予防．泌尿器外科. 2017; 30: 1489-95.
8. 髙橋俊二．乳癌患者における骨転移，骨合併症の治療．White. 2018; 6: 35-41.
9. 骨粗鬆症の予防と治療ガイドライン作成委員会，編．骨粗鬆症の予防と治療ガイドライン2015年版．東京：ライフサイエンス出版; 2015.
10. 日本がんサポーティブケア学会，編．JASCC がん支持医療ガイドシリーズ．がん薬物療法に伴う末梢神経障害のマネジメントの手引き．東京：金原出版; 2017.

［森岡秀夫］

4 がん患者の運動機能評価

 がんロコモの概念と分類については前2項で述べられていると思うが,実際にがん患者の運動機能をどのように評価するかは,がん治療医や緩和医療医,理学・作業療法士を除くメディカルスタッフには難しいことも多い.整形外科医やリハビリテーション医がその評価をする場合に用いる指標を紹介し,共通の認識としていただきたい.ただし,各指標についての解釈では,実際の使用において地域や施設による細かい違いがあることをご了承いただく.
 ここでは,関節可動域(ROM),徒手筋力テスト(MMT),パフォーマンスステータス(PS),Frankel分類とAIS,Barthel Index(BI)について述べる.

関節可動域(ROM)

 Range of motion(ROM)の日本語訳で,第二次世界大戦前から慣例的に用いられていたが,日本整形外科学会と日本リハビリテーション学会がアメリカ整形外科学会の方式を正式に取り入れたのは1973年のようである[1].現在は,『標準整形外科 第13版』において,1995年の日本整形外科学会雑誌記載[2]が関節可動域表示ならびに測定法として用いられている.
 関節可動域を測定する目的としては,①関節の動きを阻害している因子を検討する,②障害の程度を判定する,③治療法への示唆となる,④治療や可動域を改善する訓練の指標となる,ことがあげられる.
 関節可動域は,他動運動でも自動運動でも測定されるが,原則は他動運動によるものを記載する.基本肢位(概ね解剖学的肢位と一致する)を0度として表示する.一般的には角度計を用いて測定し,5度刻みで表す.変形や拘縮などで測定の肢位がとれない場合は,それを明記し,疼痛がある場合もそれを記すこととされている.
 関節可動域測定の表示で使用する,主な関節運動の名称とその動きを表1に示す.

表1 主な関節運動の名称とその動き

屈曲と伸展	矢状面の運動で，基本肢位にある隣接する2部位が近づく動きが屈曲，遠ざかる動きが伸展である．肩関節・頚部・体幹については，前への動きが屈曲，後への動きが伸展．手関節・手指・足関節・足趾については，手掌または足底への動きが屈曲，手背または足背への動きが伸展である．
外転と内転	全額面の運動で，体幹や手指の軸から遠ざかる動きが外転，近づく動きが内転である．
外旋と内旋	肩関節と股関節に関して，上腕の軸や大腿の軸を中心として，外へ回旋する動きが外旋，内へ回旋する動きが内旋である．
回外と回内	前腕で，前腕の軸を中心にして外に回旋する（手掌が上を向く）動きが回外，内に回旋する（手掌が下を向く）動きが回内である．
挙上と引き下げ	肩甲帯の全額面の運動で，上への動きが挙上，下への動きが引き下げである．
撓屈と尺屈	手関節の手掌面の運動で，撓側への動きが撓屈，尺側への動きが尺屈である．

　実際の表現として，例えば膝関節の可動域が屈曲位30～100度の場合，屈曲30～100度とする場合と，伸展−30度，屈曲100度とする場合がある．

　関節可動域表示ならびに測定法について，『標準整形外科 第13版』の付録，資料1[3]に各関節について詳細に記載されている．ご参照いただきたい．

徒手筋力検査（MMT）

　Manual muscle testing（MMT）の日本語訳で，DanielsとKendallらによって開発された，徒手によって人体の主な筋肉の筋力を判定する方法である[4]．その筋肉の支配神経について麻痺があるかどうかの判定にも使用できる．対象となる筋肉の働きと，その支配神経のおおよそを知っていることが前提となる．神経支配は個人差もあり，筋力についても，廃用などの影響で神経の麻痺と関連しないこともある．各筋肉の筋力の測り方はある程度決まっているが，実臨床では検査者による感覚の違いも含めて，おおよその筋力や神経麻痺の目安とする．

　0～5の6段階に分けて表記し（表2），さらに＋/−を付加することもある．
　表2がおおよその定義だが，実際の筋力評価では，前述の神経障害や筋障害，廃用に加えて，疼痛や筋の協調性などの変化で判定が難しいこともある．また，

表2 徒手筋力検査（MMT）の6段階

5	運動範囲全体にわたって動かすことができ，最大の徒手抵抗に抗して最終運動域を保持できる．
4	運動範囲全体にわたって動かすことができ，中等度から強度の徒手抵抗に抗して最終運動域を保持できる．
3	運動範囲全体にわたって動かすことができるが，徒手抵抗には抗することができない．
2	重力の影響を除いた肢位でなら，運動域全体，または一部にわたって動かすことができる．
1	筋収縮が目に見える，または触知できるが，関節運動は起こらない．
0	筋収縮や関節運動を見ることはできない．

あくまで主観によるので，検査者による差や，筋肉の大きさによる差があり，検査肢位によっては測定困難なこともある．一般的には，日常生活動作では，最低3+以上の筋力が必要とされ，これを下回ると，周囲の人間の動作と合わせることが難しくなるとされている．逆に，3以下でも適切な介助や補助具，環境整備によって，日常生活動作にさほど困らなくすることも可能である．

徒手筋力テストの主なものの測定法は，『標準整形外科 第13版』の付録，資料2[5]に図解入りで記載されている．ご参照いただきたい．

パフォーマンスステータス（PS）

全身状態の指標の一つで，患者の日常生活の制限の程度を示すものである．病気による局所症状で活動性が制限されている場合は，臨床的に判断することとなっている．

表3にECOG（米国の腫瘍グループの1つ）の基準をJCOG（日本臨床腫瘍グループ）が日本語に訳したものを示す[6]．

PSは，むしろがん治療医の共通言語で，整形外科医の方が知らない場合が多いと思われる．一般的には，PSが良い患者ほど，がんの治療に対して有害事象が少なく，生存期間も長い傾向にある．現在では，おおよそPS2以上の全身状態が，がん患者の抗がん剤投与の指標となっており，治療の開始や継続の判断に使用される．ただし，例えば運動器の問題，骨転移などで日常生活に制限が出ている場合，PS3あるいは4であり抗がん剤投与の適応なしとすぐに評価せず，手術やリハビリなどの局所的な治療が奏効した場合は，回復した

表3 パフォーマンスステータス（PS）

0	全く問題なく活動できる．発病前と同じ日常生活が制限なく行える．
1	肉体的に激しい活動は制限されるが，歩行可能で，軽作業や座っての作業は行うことができる．例：軽い家事，事務作業
2	歩行可能で自分の身の回りのことはすべて可能だが，作業はできない．日中の50％以上はベッド外で過ごす．
3	限られた身の回りのことしかできない．日中の50％以上をベッドか椅子で過ごす．
4	全く動けない．自分の身の回りのこことは全くできない．完全にベッドか椅子で過ごす．

〔Eastern Cooperative Oncology Group（ECOG）の定義を日本臨床腫瘍研究グループ（JCOG）が日本語訳[6]〕

ところで判断するのが妥当と考える．

Frankel 分類および AIS

　Frankel 分類は，脊髄損傷の評価の一つで，1969年に Frankel らによって発表された，脊髄損傷の機能障害および歩行能力の評価分類[7]で，広く用いられている．日本では近年はより細分化した改良 Frankel 分類も用いられる[8]．また，アメリカ脊髄障害協会（American Spinal Injury Association：ASIA）の脊髄損傷の機能尺度 ASIA Impairment Scale（AIS）もよく使用されている[9]．ここでは，Frankel 分類（表4）と AIS（表5）を示す．
　両者とも麻痺の概略を簡便に把握しうるが，実際の日常動作を反映しているとは言いがたい．改良 Frankel 分類では，より細かく機能回復の具合に重点をおいて分類しているが，やや煩雑である．いずれの分類でもDより良くない

表4 Frankel 分類

A.	完全麻痺	損傷高位以下の運動知覚完全麻痺．
B.	知覚のみ	運動完全麻痺で，知覚のみある程度残存．
C.	運動不全	損傷高位以下の筋力は少しあるが，実用性はない．
D.	運動あり	損傷高位以下の筋力の実用性がある．補助具の要否にかかわらず歩行可能．
E.	回復	筋力弱化なく，知覚障害なく，括約筋障害なし．反射の異常や軽度のしびれはあってもよい．

(Frankel HL, et al. Paraplegia. 1969; 7: 179-92 [7])

表5 ASIA Impairment Scale（AIS）

A＝完全	S4～S5の知覚・運動ともに完全麻痺
B＝不全	S4～S5を含む神経学的レベルより下位に知覚機能のみ残存
C＝不全	神経学的レベルより下位に運動機能は残存しているが，主要筋群の半分以上が筋力3未満
D＝不全	神経学的レベルより下位に運動機能は残存しており，主要筋群の少なくとも半分以上が筋力3以上
E＝正常	運動・知覚ともに正常

（Maynard FM, Spinal Cord. 1997; 35: 266-74 [9]）

と，自力での移動は困難となってくる．

Barthel Index（BI）（表6）

　日常生活動作における障害者や高齢者の機能的評価を数値化したもの．バーセルインデックス，バーテル指数，バーサル尺度などともよばれる．100点満点でスコアリングするが，5点刻みなので，実質的には20点満点．食事，車椅子からベッドへの移動，整容，トイレ動作，入浴，歩行，階段昇降，着替え，排便，排尿の10項目を2～4段階で評価．点数が高いほど基本的生活動作が可能と判断される．100点満点でも不自由がないとは限らない[10]．

　判定基準がやや粗く，自立度の細かい違いや小さな変化は反映しにくい．合計点の解釈からすると，40点以下が重介助，60～80点が軽介助，85点以上は自立とする大まかな目安になる．動作を指示した時にできる判定となっているため，高齢者にある不活発状態（自発性低下や他力依存性など）については正確に表すことができないとされる．

表6 Barthel Index（BI）

食事	10点	自立．自助具などの装着可．標準的時間内に食べ終える
	5点	部分介助（例えば，おかずを切って細かくしてもらう）
	0点	全介助
車椅子からベッドへの移動	15点	自立．ブレーキ，フットレストの操作も含む（非行自立も含む）
	10点	軽度の部分介助または監視を要する
	5点	座ることは可能であるがほぼ全介助
	0点	全介助または不可能
整容	5点	自立（洗面，整髪，歯磨き，ひげ剃り）
	0点	部分介助または不可能
トイレ動作	10点	自立．衣服の操作，後始末を含む．ポータブル便器などを使用している場合はその洗浄も含む
	5点	部分介助．体を支える，衣服，後始末に介助を要する
	0点	全介助または不可能
入浴	5点	自立
	0点	部分介助または不可能
歩行	15点	45m以上の歩行．補装具（車椅子，歩行器は除く）の使用の有無は問わない
	10点	45m以上の介助歩行．歩行器の使用を含む
	5点	歩行不能の場合，車椅子にて45m以上の操作可能
	0点	上記以外
階段昇降	10点	自立．手すりなどの使用の有無は問わない
	5点	介助または監視を要する
	0点	不能
着替え	10点	自立．靴，ファスナー，装具の着脱を含む
	5点	部分介助．標準的な時間内．半分以上は自分で行える
	0点	上記以外
排便コントロール	10点	失禁なし．浣腸，坐薬の取り扱いも可能
	5点	時に失禁あり．浣腸，坐薬の取り扱いに介助を要する者も含む
	0点	上記以外
排尿コントロール	10点	失禁なし．収尿器の取り扱いも可能
	5点	時に失禁あり．収尿器の取り扱いに介助を要する者も含む
	0点	上記以外

（Mahoney FI, et al. Md State Med J. 1965; 14: 61[1]）

❹ がん患者の運動機能評価

文献

1. 日本整形外科身体障害委員会・日本リハビリテーション医学会評価基準委員会. 関節可動域表示ならびに測定法. リハ医. 1973; 11: 127-32.
2. 日本整形外科学会身体障害委員会. 関節可動域表示ならびに測定法（平成7年2月改訂）. 日整会誌. 1995; 69: 240-50.
3. 中村利孝, 松野丈夫, 監修. 標準整形外科. 第13版. 東京: 医学書院; 2016. p.934-41.
4. Hislop HJ, Avers D, Brown M, et al. 新・徒手筋力検査法. 原著第9版. 東京: 協同医書出版社; 2014.
5. 中村利孝, 松野丈夫, 監修. 標準整形外科. 第13版. 東京: 医学書院; 2016. p.942-3.
6. Common Toxicity Criteria, Version2.0 Publish Date April 30, 1999. http://ctep.cancer.gov/protocolDevelopment/electronic_applications/docs/ctcv20_4-30-992.pdf （JCOG ホームページ http://www.jcog.jp/ ）
7. Frankel HL, Hancock DO, Hyslop G, et al. The value of postural reduction in the initial management of closed injuries of the spine with paraplegia and tetraplegia. Paraplegia. 1969; 7: 179-92.
8. 福田文雄, 植田尊善. 改良 Frankel 分類による頚髄損傷の予後予測. リハ医. 2001; 38: 29-33.
9. Maynard FM. International standards for neurological and functional classification of spinal cord injury. Spinal Cord. 1997; 35: 266-74.
10. Mahoney FI, Barthel DW. Functional evaluation: the Barthel Index. Md State Med J. 1965; 14: 61.

［髙木辰哉］

Chapter 2

がんロコモの原因と対策

- 2-1 がん治療に関連する運動器疾患 …… 26
- 2-2 運動器疾患としての骨転移 …… 51
- 2-3 がん患者と良性運動器疾患 …… 172

2-1 がん治療に関連する運動器疾患

1 がん治療と骨代謝

　がん治療と骨代謝というと，がんにより骨が受ける影響に対する治療の作用と，ホルモン抑制治療などのがん治療による骨代謝への影響に大別されるであろう．骨破壊性の転移性骨腫瘍や，ホルモン抑制治療による骨粗鬆症は，いずれも骨折のリスクとなり，がんロコモ対策という点で重要な課題である．本稿では，これらがんおよびがん治療による骨代謝への影響について考察したい．

がんによる骨代謝への影響

　がんはしばしば転移し，転移することでがんとしてのステージが上がり，治療の難度も上がる．逆に言えば，転移をブロックできれば，原発巣を摘出することでがんの根治が期待できる．いくつかのがん種は，骨への高い親和性があり，初発からの時間が経過するにつれて，高率に骨への転移を示すようになる．転移も単発であれば，局所の処理などで対応可能だが，多発となると対応が難しく，骨修飾薬による対応が必要になってくる．現在，転移性骨腫瘍に対する骨修飾薬として国内で承認されているのは，ビスホスホネート系薬剤の一つであるゾレドロン酸と，receptor activator of nuclear factor kappa B ligand（RANKL）に対する中和抗体製剤であるデノスマブの2つである．いずれも強力な骨吸収抑制剤で，それらの低容量製剤はどちらも現在は国内においても骨粗鬆症治療薬としての承認も得ている．このことからもわかるように，転移性骨腫瘍で問題となるのは骨吸収の増大からの骨破壊であり，病的骨折をきたすと，骨折部の疼痛の問題にとどまらず，腫瘍が局所に拡散し，根治的な治療が困難になる．一部には骨形成性の転移を示すものもあるが，その中でも骨吸収の亢進が問題になることもしばしばであり，骨修飾薬の投与により骨関連事象（skeletal related event：SRE）が抑制できることが報告されている[1～3]．

骨転移局所では，腫瘍細胞の増大に伴う骨吸収の亢進，続く骨破壊や病的骨折が起こることが問題である．骨に転移してきた腫瘍自体には骨を吸収する能力はなく，骨吸収は生体で唯一骨吸収能力を有する破骨細胞による．つまり，転移してきた腫瘍は骨局所において破骨細胞の分化や活性を促進させる能力を有しているものと考えられる．そもそも腫瘍が骨に転移し，破骨細胞の分化や骨吸収活性を上昇させるのは，腫瘍の増大に都合が良いためと考えられる．骨に転移した腫瘍は，破骨細胞の分化や活性を上昇させることで，局所の骨吸収を増大させる．生理的な骨代謝では，破骨細胞の骨吸収により骨組織のマトリックスタンパク質に蓄積された transforming growth factor beta 1（TGFβ1）や insulin like growth factor 1（IGF1）などの成長因子が放出され，続く骨芽細胞による骨形成を刺激することで，骨吸収と骨形成のバランスがつり合う，いわゆるカップリングにより骨量は一定量に保たれ，この骨吸収と骨形成によるリモデリングにより骨の新陳代謝が営まれる（図1）．しかし，がんの骨転移では，破骨細胞の骨吸収の結果，本来骨芽細胞の活性化のために放出された成長因子を腫瘍細胞がスチールすることで腫瘍細胞の増大が起こり，増大した腫瘍細胞により破骨細胞の誘導がさらに促進され，増大した破骨細胞により骨

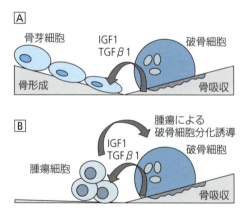

図1　骨のリモデリングと転移性骨腫瘍
A：通常の骨の状態では，破骨細胞の骨吸収により骨のマトリックスタンパク質中にある成長因子であるTGFβ1やIGF1が放出され，それらの刺激により引き続き骨芽細胞による骨形成が活性されることで骨の恒常性が保たれる．
B：一方，転移性骨腫瘍では，破骨細胞の骨吸収により骨のマトリックスタンパク質中から放出された成長因子を腫瘍細胞が使うことで腫瘍の増大が起こり，また一部の腫瘍では自ら破骨細胞の分化を誘導することで，骨吸収による増殖因子の増大による腫瘍の増大と骨破壊が進行するようになる．

吸収が促進され，その結果より多く放出された成長因子を使って腫瘍が増大し，というようないわゆる vicious cycle とよばれる骨にとっては負の，腫瘍にとっては正のサイクルに陥る（図1）．このことから，このサイクルの中心的な役割を担う破骨細胞を標的に，ビスホスホネート系製剤やデノスマブが使用され，骨吸収や骨破壊の進行を阻止し，病的骨折を予防するとともに，このサイクルを利用した骨転移局所の腫瘍の増大を抑える効果が期待される．

　この腫瘍の骨転移をもたらす最も代表的な因子が RANKL であると考えられている[4,5]．先の記載のように，RANKL のブロックにより SRE が抑制できることが報告されているほか，動物実験でもマウスの骨転移モデルにおいて RANKL をブロックすることで骨転移や骨転移巣の縮小が報告されている[4,5]．腫瘍細胞には RANKL の受容体である RANK が発現し，骨芽細胞や骨細胞，T 細胞が発現する RANKL により骨転移が誘導されることが報告されている[4,5]．一方，腫瘍細胞自体が RANKL を発現することで，局所で破骨細胞分化誘導から腫瘍増大のための vicious cycle を起こす腫瘍もある．我々は，骨に浸潤した際に，時に強烈な骨破壊と致死性の高カルシウム血症を発症することが知られている成人 T 細胞性白血病（adult T cell leukemia：ATL）の患者のうち，骨破壊が認められた患者の ATL 細胞においては，ATL 細胞自身が RANKL を発現すること，*in vitro* においても破骨細胞前駆細胞との共存培養にて破骨細胞の分化誘導能を有すること，ATL 細胞による破骨細胞分化誘導能は RANKL を中和することでブロックできることを見出し報告している[6]．同様に，腫瘍組織中に多数の多核巨細胞が出現し，やはり局所の強力な骨吸収をきたすことで知られる骨巨細胞腫（giant cell tumor of bone：GCTB）においても，RANKL による破骨細胞分化誘導により多核巨細胞が出現し骨破壊が進行すると考えられている[7]．実際，現在は GCT に対しても骨吸収抑制においてデノスマブの有効性が示され，臨床において使用されるようになっている．破骨細胞の異常な活性化が起こる他の病態，例えば骨 Paget 病やチェルビズム（cherubism）では，続く骨形成も病的な活性化を受け，異常な骨形成を生じることが知られている．そこまでの病的な破骨細胞の活性化ではなくても，原発性骨粗鬆症患者においても破骨細胞の活性の上昇とともに，骨芽細胞活性の上昇も認めることが知られている．転移性骨腫瘍も骨のリモデリングサイクルを乗っ取り，自身の vicious cycle を発動する，とすると骨形成も活性化される可能性があるが実際にはそうではないことが知られている．これは，もちろん本来骨芽細胞が

使うべき成長因子を腫瘍細胞が消費してしまっていることも一因であるが，腫瘍細胞が Frizzled-related protein (sFRP)-2 や sFRP-3，Dickkopf1 (DKK1) などの骨芽細胞の阻害因子を分泌して，積極的に骨芽細胞を抑制することも報告されている[8]．多発性骨髄腫では punched out legion とよばれる骨の打ち抜き像が特徴的であるが，これは骨に穴があくほどの強力な骨吸収活性の反面，それに見合う骨形成が起こっていないことに由来する．また，多発性骨髄腫では骨芽細胞分化を抑制することが，腫瘍細胞の増殖や生存にとって有利に働くことも報告されており[9]，転移性骨腫瘍は様々な形で骨代謝に干渉し，自身の増殖や生存に有利環境を骨に作り出していることが明らかになっている．余談になるが，骨髄は造血の場でもあり，造血幹細胞がその未分化性や多分化能を維持するための"niche"が存在することが知られている．この niche では，造血幹細胞は静止期に維持され，出血や感染，また日常的な血液のターンオーバーなどで末梢血に血液系の細胞の供給が必要になった時に増殖期に移行する．骨髄のどこにその niche があるかは諸説あるが，niche において造血幹細胞の静止期が維持される点においては一致している．細胞が静止期にあると，増殖活性の高い腫瘍細胞を標的とする抗がん剤治療は効きにくいことが知られているが，一部の腫瘍においては骨髄においてがん幹細胞として niche に局在し，抗がん剤からの攻撃に対する耐性を獲得しているものもあると考えられている[10]．

がん治療による骨代謝への影響

抗がん剤による骨代謝への影響についても，大きく分けて骨代謝を制御する細胞等への直接の作用と，骨の環境変化による骨代謝への影響の2通りに分けることができると思われる．

増殖活性の高い細胞を標的とする抗がん剤では，比較的増殖能が高い骨芽細胞の前駆細胞も合わせて標的となることが考えられる．一方，乳癌や前立腺癌に対して実施されるホルモン抑制治療は，エストロゲンやアンドロゲンの作用をブロックすることで，ホルモン依存性の腫瘍細胞の増殖を抑制するものであるが，女性におけるエストロゲンや男性におけるアンドロゲンの抑制は骨粗鬆症のリスクとなる．近年では治療法の進歩などにより，乳癌や前立腺癌の治療成績が上がり，生存期間も伸びていることから，ホルモン抑制治療後の骨のマネジメントが重要な課題となる．

エストロゲンの抑制は閉経後骨粗鬆症と同様に，エストロゲン活性の抑制により破骨細胞の活性化による骨量減少を招く．逆に言えば，エストロゲンは破骨細胞の活性を通常の骨のリモデリングに適したレベルに抑制している．閉経やホルモン抑制治療によるエストロゲンの欠乏により，この破骨細胞の抑制ができなくなり，破骨細胞が活性化することになるが，その機序は不明であった．しかし，これまでの基礎的な研究から，エストロゲンの受容体である estrogen receptor alpha（ERα）が破骨細胞に発現すること，破骨細胞特異的な ERα の欠損によりメスにおいて骨密度が減少すること，その際破骨細胞のアポトーシスが抑制されていることが報告されている[11]．我々も，破骨細胞が存在する骨表面が低酸素領域であり，破骨細胞が低酸素応答性の代表的な転写因子である hypoxia inducible factor 1 alpha（HIF1α）を発現すること，この HIF1α は破骨細胞に発現する ERα を介してエストロゲン存在下にタンパク質レベルで常に抑制されること，両側の卵巣摘除によるエストロゲン欠乏のマウスモデルではこのエストロゲンによる破骨細胞の HIF1α の抑制ができず，破骨細胞の活性化から骨量減少に至る機序を明らかにした[12]．このことは，HIF1α を抑制する活性を有する薬剤が，エストロゲン欠乏による破骨細胞の活性化や骨量減少に対する治療薬となり得ることを示唆している．実際，破骨細胞の HIF1α を抑制する活性を有する低分子化合物をエストロゲンの代わりに卵巣摘除偽閉経モデルマウスに投与すると，破骨細胞の活性化や骨量減少を完全にブロックできることを明らかにした[12]．ホルモン療法中の患者はもちろんエストロゲンを骨のために補充することはできないが，閉経により骨粗鬆症を発症した患者においても，確かにエストロゲン補充には骨量減少の抑制効果を認めるが，悪性腫瘍の発生や血栓の形成が懸念され，長期の治療には適さない．HIF1α を抑制する薬剤は，エストロゲンに代わるエストロゲン欠乏による骨粗鬆症の治療薬として期待できると考えられる．

　我々が見出した破骨細胞の HIF1α を抑制する化合物は，まだ臨床用の薬剤として承認を受けたものではなかったが，その効能がすでに臨床で骨粗鬆症の治療薬として使用される selective estrogen receptor modulator（SERM）やビタミン D アナログであるエルデカルシトールと非常に似ていることに気がついた．実際，SERM であるラロキシフェンやバゼドキシフェン，タモキシフェン，エルデカルシトールのいずれもが低酸素下で安定化する破骨細胞の HIF1α をタンパク質レベルで抑制した[13,14]．HIF1α の阻害薬は抗がん剤として

開発されているものもあり，ラロキシフェンやタモキシフェンは海外では乳癌の治療薬として使用されている．HIF1αの代表的な転写標的の一つが血管内皮を誘導するvascular endothelial growth factor（VEGF）であり，HIF1αの抑制効果は腫瘍血管抑制によるもの，という可能性もあるが，HIF1α阻害薬の投与によっては破骨細胞にアポトーシスが誘導されることを見出しており[12]，HIF1α抑制による腫瘍細胞のアポトーシス誘導も機序としてあるかもしれない．また，SERMがなぜ骨に対してはagonisticに，また子宮内膜や乳腺ではantagonisticに，その名の通り選択的に作用するかは明らかではなかったが，卵巣摘除偽閉経モデルマウスでは，骨の破骨細胞にはHIF1αの蓄積を認めるのに対し，子宮内膜にはHIF1αの蓄積を認めないことを見出しており，このことがSERMがSERMである所以を一部説明する[12]．

ちなみに破骨細胞におけるHIF1αの蓄積は，オスの両側精巣摘除モデルマウスにおいても認めており，HIF1αは男性骨粗鬆症の治療標的としても有用である可能性を見出した[13]．先のメスの卵巣摘除偽閉経モデルマウスで有効だったHIF1α阻害薬はオスの両側精巣摘除によるアンドロゲン欠乏誘導性の骨量減少を完全にブロックした．さらに，破骨細胞のHIF1αを*in vitro*で抑制したSERMであるラロキシフェンやバゼドキシフェン，タモキシフェンとビタミンDアナログのエルデカルシトールは，すべて両側精巣摘除モデルマウスの骨量減少を抑制した[16]．ラロキシフェンとバゼドキシフェンは閉経後骨粗鬆症治療薬として承認されているが，アンドロゲン欠乏性の男性骨粗鬆症にも有効である可能性が実験的に示唆された．男性骨粗鬆症は頻度としては低いが，大腿骨近位部骨折発症後は女性より生存率が低いことが報告されており[17]，男性の骨粗鬆症マネジメントも重要である．

おわりに

骨は代謝が活発であるために，その変化が骨量の変化に直結する．転移性骨腫瘍はこの骨代謝を巧みに利用し，骨への遊走や生着，骨における増殖や生存に使っていることが明らかになってきた．転移性腫瘍が利用する骨代謝のキー細胞である破骨細胞の抑制が有用である．また，ホルモン抑制治療は女性においても男性においても破骨細胞の活性化から骨量減少を起こすリスクになる．HIF1α阻害薬はこの性ホルモン抑制による破骨細胞の活性化抑制のみならず，抗腫瘍効果も期待できる可能性がある．

文献

1. Stopeck AT, Lipton A, Body JJ, et al. Denosumab compared with zoledronic acid for the treatment of bone metastases in patients with advanced breast cancer: a randomized, double-blind study. J Clin Oncol. 2010; 28: 5132-9.
2. Fizazi K, Carducci M, Smith M, et al. Denosumab versus zoledronic acid for treatment of bone metastases in men with castration-resistant prostate cancer: a randomised, double-blind study. Lancet. 2011; 377: 813-22.
3. Henry DH, Costa L, Goldwasser F, et al. Randomized, double-blind study of denosumab versus zoledronic acid in the treatment of bone metastases in patients with advanced cancer (excluding breast and prostate cancer) or multiple myeloma. J Clin Oncol. 2011; 29: 1125-32.
4. Jones DH, Nakashima T, Sanchez OH, et al. Regulation of cancer cell migration and bone metastasis by RANKL. Nature. 2006; 440: 692-6.
5. Tan W, Zhang W, Strasner A, et al. Tumour-infiltrating regulatory T cells stimulate mammary cancer metastasis through RANKL-RANK signalling. Nature. 2011; 470: 548-53.
6. Nosaka K, Miyamoto T, Sakai T, et al. Mechanism of hypercalcemia in adult T-cell leukemia: overexpression of receptor activator of nuclear factor kappaB ligand on adult T-cell leukemia cells. Blood. 2002; 99: 634-40.
7. van der Heijden L, Dijkstra PDS, Blay JY, et al. Giant cell tumour of bone in the denosumab era. Eur J Cancer. 2017; 77: 75-83.
8. Matsumoto T, Abe M. TGF-β-related mechanisms of bone destruction in multiple myeloma. Bone. 2011; 48: 129-34.
9. Takeuchi K, Abe M, Hiasa M, et al. TGF-β inhibition restores terminal osteoblast differentiation to suppress myeloma growth. PLoS One. 2010; 5: e9870.
10. Iwasaki H, Suda T. Cancer stem cells and their niche. Cancer Sci. 2009; 100: 1166-72.
11. Nakamura T, Imai Y, Matsumoto T, et al. Estrogen prevents bone loss via estrogen receptor alpha and induction of Fas ligand in osteoclasts. Cell. 2007; 130: 811-23.
12. Miyauchi Y, Sato Y, Kobayashi T, et al. HIF1α is required for osteoclast activation by estrogen deficiency in postmenopausal osteoporosis. Proc Natl Acad Sci U S A. 2013; 110: 16568-73.
13. Morita M, Sato Y, Iwasaki R, et al. Selective estrogen receptor modulators suppress HIF1α protein accumulation in mouse osteoclasts. PLoS One. 2016; 11: e0165922.
14. Sato Y, Miyauchi Y, Yoshida S, et al. The vitamin D analogue ED71 but not 1,25 (OH) 2D3 targets HIF1α protein in osteoclasts. PLoS One. 2014; 9: e111845.
15. Tando T, Sato Y, Miyamoto K, et al. HIF1α is required for osteoclast activation and bone loss in male osteoporosis. Biochem Biophys Res Commun. 2016; 470: 391-6.
16. Sato Y, Tando T, Morita M, et al. Selective estrogen receptor modulators and the vitamin D analogue eldecalcitol block bone loss in male osteoporosis. Biochem Biophys Res Commun. 2017; 482: 1430-6.
17. Bliuc D, Nguyen ND, Milch VE, et al. Mortality risk associated with low-trauma osteoporotic fracture and subsequent fracture in men and women. JAMA. 2009; 301: 513-21.

［宮本健史］

2-1 がん治療に関連する運動器疾患

2 薬剤性末梢神経障害
―原因とその対応―

　様々な新規薬剤の開発に伴い，再発転移を起こしたがん患者の予後も改善傾向にある．これは裏を返せば，患者は長期にわたって治療を受け続けることになり，治療により生じる有害事象のマネジメントは，治療生活を過ごす患者の生活の質を守る観点から大変重要である．本稿では，抗がん剤による末梢神経障害（chemotherapy-induced peripheral neuropathy: CIPN）について，その発症原因，症状の特徴，評価，治療・対応などについてまとめた．

末梢神経障害発症のメカニズムとその特徴

　患者QOLを低下させる有害事象の中で，自覚的な症状で苦痛を訴えるものの一つとして末梢神経障害があげられる．表1に末梢神経障害を引き起こしやすい代表的な薬剤と，その特徴を示す[1]．末梢神経障害を引き起こす代表的な抗がん剤としては，白金製剤，微小管阻害剤，プロテアソーム阻害剤などがあげられ，多くは蓄積性であり，累積投与量に依存して症状が悪化することが知られている．これら症状が出現する主なメカニズムは，原因薬剤による神経細胞体，軸索，髄鞘に対する各部位のダメージによる活動電位の低下などである（図1）[2,3]．

　神経細胞体障害（neuronopathy）は，脊髄後根神経節（dorsal root ganglion: DRG）細胞に対する障害によって発症する．DRG細胞は，血液-神経関門が存在せず，脆弱のため，抗がん剤の障害を受けやすい．軸索の短い神経細胞体も障害されるため，感覚障害が四肢末梢だけでなく，体幹や顔面にも及ぶことがある．神経細胞体が死滅してしまうため，軸索や髄鞘の再生はみられず，原因薬剤中止後も回復が見込めない．代表的な薬剤は，シスプラチン，オキサリプラチンなどの白金製剤である．オキサリプラチンでは，投与直後に寒冷刺激によって誘発される四肢の疼痛やしびれ，咽頭部違和感を認めることがあるが，これはイオンチャネルの機能障害が原因とされている[4]．

表1 神経障害をきたしやすい抗がん剤

薬剤	閾値	障害部位	感覚神経	運動神経	自律神経
パクリタキセル	>300 mg/m²	軸索	主に感覚神経障害	高用量で筋肉痛, 筋障害	稀
ドセタキセル	>100 mg/m²	軸索	主に感覚神経障害	高用量で筋肉痛, 筋障害	稀
オキサリプラチン	>550 mg/m²	神経細胞体	急性および慢性感覚神経障害	急性筋痙攣, 線維束性収縮	稀
シスプラチン	>350 mg/m²	神経細胞体	主に感覚神経障害	稀	稀
ビンクリスチン	>2〜6 mg/m²	軸索	感覚神経障害	軽度の遠位筋力低下と痙攣	あり
サリドマイド	>20 g	軸索	感覚神経障害	軽度の遠位筋力低下と痙攣	稀
ボルテゾミブ	16 mg/m²	軸索	小径線維ニューロパチーによる疼痛を伴った感覚障害	稀	あり

(Park SB, et al. CA Cancer J Clin. 2013; 63: 419-37 ❶を改変)

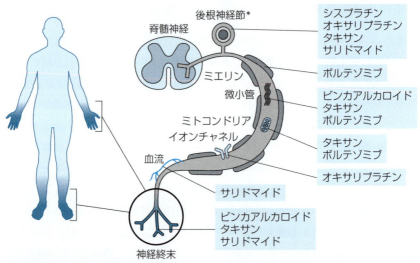

*後根神経節は血液-神経関門が存在しないため, 化学療法により障害を受けやすい

図1 末梢神経障害発生のメカニズム

(Park SB, et al. CA Cancer J Clin. 2013; 63: 419-37 ❶を改変)

　軸索障害（axonopathy）は，軸索が障害され，二次的に髄鞘が障害される末梢神経障害である．薬剤性の末梢神経障害で最も多くみられる．症状としては，四肢末梢から始まる glove and stocking 型の感覚障害や遠位筋優位の筋萎

縮を呈する．神経細胞体自体は保たれるため，早期の薬剤中止により回復が期待できる．主に微小管阻害剤やタキサン系抗がん剤で認められる．

髄鞘障害（myelinopathy）は，主に髄鞘（Schwann 細胞）が障害される末梢神経障害である．節性脱髄を起こすため，運動障害が出現しやすく，感覚障害は軽度である．Schwann 細胞は再生力が強いことから，早期に薬剤を中止すれば回復が見込める．アミオダロン，インターフェロン-α などの薬剤で出現する．

これまで各部位の障害について述べたが，神経細胞体，軸索，髄鞘はお互い依存関係にあることから，実際はこれらの障害が混在して出現してくることに留意しておく必要がある．

評価

上述したように，多くの抗がん剤は累積投与量の増加に従って末梢神経障害の発現リスクが上昇する．また，患者側の要因として，末梢神経障害の既往や糖尿病，喫煙，慢性腎不全なども末梢神経障害のリスクになるとされており[5,6]，治療開始前に把握しておくようにしたい．

CIPN の評価方法として，標準化された方法はないが，日常臨床では有害事象共通用語規準（CTCAE v5.0 - JCOG）を用いるのが一般的である[7]．その中で末梢神経障害は，末梢性感覚ニューロパチー（peripheral sensory neuropathy）および末梢性運動ニューロパチー（peripheral motor neuropathy）に分類されている．それぞれ重症度によって Grade 0〜5 に分類しており，臨床的に問題となってくるのが Grade 2 以上の場合である．有害事象共通用語規準は患者の主観的な判断となり，さらに医療者の解釈も加わることから，その信頼性，再現性には注意を要する．その他の評価法として，CIPN の包括的なアセスメントに有効とされる CIPN Assessment Tool[8]や，より専門的・客観的な評価法である Total Neuropathy Score（TNS），Modifies-TNS，TNSc，TNSr[9-12]，生活に対する影響・QOL 評価に重点を置いた Functional Assessment of Cancer Therapy/Gynecologic Oncology Group Neurotoxicity（FACT/GOG-Ntx）なども提唱されており[13]，興味のある方は各文献を参照されたい．また末梢神経障害を感覚性の痛みとしてとらえ，一般的な痛みの評価ツールとして頻用されている，NRS（Numerical Rating Scale）やフェイススケールなどを用いるこ

とも評価方法の一つである．

　末梢神経障害の評価において注意すべきことは，医療者の評価と患者の訴えの間に乖離があり，重篤化するまで末梢神経障害の訴えに気づかない場合があることである[14]．前述の評価ツールを複数組み合わせることも対応方法の一つであるが，これらツールを用いた評価だけで症状が把握できると考えるのではなく，患者がその症状によってどの程度生活に支障が出ているのか，QOLを低下させているかなどの，丁寧なアセスメントが何よりも大切である．

予防・治療

　CIPNに対する予防あるいは治療に関するエビデンスは少なく，一度CIPNを悪化させると対応に苦慮することが多い．抗がん剤休薬後は次第にCIPNが軽減していくことが多いが，大腸癌に対してオキサリプラチンを含むレジメンを施行された患者において，治療終了3年後でも15％以上の患者でしびれが残存していることが報告されている[15]．いったん重篤化すると抗がん剤休薬後も長く末梢神経障害が遷延することから，まずは適切にアセスメントを実施し，症状を重症化させないように十分注意することが大切である．また，大腸癌のオキサリプラチンの投与に関して，stop and go conceptが治療効果を維持しつつ末梢神経障害の軽減に有用であるとの報告も出ており[16]，がん種や予後，レジメンなどによって一概にいえないものの，末梢神経障害を引き起こす抗がん剤の適切な減量・休薬を検討するべきである．

　CIPNを予防する方法として，これまでCa/Mg，牛車腎気丸，オメガ-3脂肪酸やその他の薬剤で予防効果を検証した臨床試験が実施されてきたが，明確な有効性が示されたものはなく，ASCOのガイドラインにおいても予防法として推奨している薬剤はない[17]．

　非薬物的な予防法として，抗がん剤点滴中に，保冷剤が付いたフローズングローブ・ソックスを用いて，手足への血流を低下させ，抗がん剤によるCIPNを予防する方法が報告されている．パクリタキセル投与患者の利き手側の手足にのみフローズングローブおよびソックスを装着して比較した試験では，装着側でCIPNの発現率が有意に低下したことが報告されている[18]．まだ少数例での報告が多く，さらなるデータの蓄積が待たれる．

　末梢神経障害の対症療法については，一般的に神経障害性疼痛の治療薬が用

いられており，有効性や副作用の観点から，日常臨床ではデュロキセチンとプレガバリンが第一選択である．特にデュロキセチンは，ランダム化比較試験でCIPNに対する有効性が唯一報告されている薬剤である[10]．この比較試験では，CIPNによる疼痛を抱えた患者をランダム化し，デュロキセチン投与群とプラセボ群に分類しその効果を検証した結果，デュロキセチン投与群で優位にCIPNによる疼痛を緩和することが示されており，さらにサブ解析では，パクリタキセルよりもオキサリプラチンによる疼痛に対して有効であったと報告している．一方，プレガバリンは神経障害性疼痛に対する有効性が示されており，CIPNに限らず広く用いられている．いずれの薬剤も投与開始初期に，デュロキセチンは消化器症状，眠気，プレガバリンはめまいや眠気などの副作用が出現しやすいことから，少量から開始し，効果・副作用を観察しつつ漸増していくとよい．

おわりに

抗がん剤による末梢神経障害の発症原因と症状，評価，さらに対応について概説した．早期からの緩和ケアの概念が浸透し，患者が苦痛，疼痛を我慢しながら抗がん剤治療を受け続ける時代ではなくなった．抗がん剤の副作用による症状を最小化し，患者のQOLを維持しながら治療が続けられるようにマネージメントしていくことは，これからのがん治療医にとって必須のスタンスである．本稿がその一助になれば幸いである．

文献

[1] Park SB, Goldstein D, Krishnan AV, et al. Chemotherapy-induced peripheral neurotoxicity: a critical analysis. CA Cancer J Clin. 2013; 63: 419-37.
[2] 荒川 和，鳥越 一，葛巻 直，他．抗がん剤による末梢神経障害の特徴とその作用機序．日緩和医療薬誌．2011; 4: 1-13.
[3] 河野 豊，永田 博．［薬物と神経筋障害：診断と治療の進歩］薬物による神経障害　末梢神経障害の機序．日内会誌．2007; 96: 1585-90.
[4] Park SB, Lin CS, Krishnan AV, et al. Oxaliplatin-induced neurotoxicity: changes in axonal excitability precede development of neuropathy. Brain. 2009; 132（Pt 10）: 2712-23.
[5] Seretny M, Currie GL, Sena ES, et al. Incidence, prevalence, and predictors of chemotherapy-induced peripheral neuropathy: a systematic review and meta-analysis. Pain. 2014; 155: 2461-70.
[6] Hershman DL, Till C, Wright JD, et al. Comorbidities and risk of chemotherapy-induced peripheral neuropathy among participants 65 years or older in Southwest Oncology Group

Clinical Trials. J Clin Oncol. 2016; 34: 3014-22.
- [7] JCOG（Japan Clinical Oncology Group）有害事象共通用語規準 v5.0 日本語訳 JCOG 版. http://www.jcog.jp.
- [8] Tofthagen CS, McMillan SC, Kip KE. Development and psychometric evaluation of the chemotherapy-induced peripheral neuropathy assessment tool. Cancer Nurs. 2011; 34: E10-20.
- [9] Frigeni B, Piatti M, Lanzani F, et al. Chemotherapy-induced peripheral neurotoxicity can be misdiagnosed by the National Cancer Institute Common Toxicity scale. J Peripher Nerv Syst. 2011; 16: 228-36.
- [10] Smith EM, Cohen JA, Pett MA, et al. The reliability and validity of a modified total neuropathy score-reduced and neuropathic pain severity items when used to measure chemotherapy-induced peripheral neuropathy in patients receiving taxanes and platinums. Cancer Nurs. 2010; 33: 173-83.
- [11] Cavaletti G, Frigeni B, Lanzani F, et al. The total neuropathy score as an assessment tool for grading the course of chemotherapy-induced peripheral neurotoxicity: comparison with the National Cancer Institute-Common Toxicity Scale. J Peripher Nerv Syst. 2007; 12: 210-5.
- [12] Cavaletti G, Jann S, Pace A, et al. Multi-center assessment of the Total Neuropathy Score for chemotherapy-induced peripheral neurotoxicity. J Peripher Nerv Syst. 2006; 11: 135-41.
- [13] Calhoun EA, Welshman EE, Chang CH, et al. Psychometric evaluation of the Functional Assessment of Cancer Therapy/Gynecologic Oncology Group-Neurotoxicity (Fact/GOG-Ntx) questionnaire for patients receiving systemic chemotherapy. Int J Gynecol Cancer. 2003; 13: 741-8.
- [14] Kuroi K, Shimozuma K, Ohashi Y, et al. Prospective assessment of chemotherapy-induced peripheral neuropathy due to weekly paclitaxel in patients with advanced or metastatic breast cancer (CSP-HOR 02 study). Support Care Cancer. 2009; 17: 1071-80.
- [15] André T, Boni C, Navarro M, et al. Improved overall survival with oxaliplatin, fluorouracil, and leucovorin as adjuvant treatment in stage II or III colon cancer in the MOSAIC trial. J Clin Oncol. 2009; 27: 3109-16.
- [16] Vaidyanathan G, Groman A, Wilding G, et al. Stop and go FOLFOX plus bevacizumab chemotherapy in the first-line treatment of metastatic colorectal cancer. Oncology. 2010; 79: 67-71.
- [17] Hershman DL, Lacchetti C, Dworkin RH, et al. Prevention and management of chemotherapy-induced peripheral neuropathy in survivors of adult cancers: American Society of Clinical Oncology clinical practice guideline. J Clin Oncol. 2014; 32: 1941-67.
- [18] Hanai A, Ishiguro H, Sozu T, et al. Effects of cryotherapy on objective and subjective symptoms of paclitaxel-induced neuropathy: prospective self-controlled trial. J Natl Cancer Inst. 2018; 110: 141-8.
- [19] Smith EM, Pang H, Cirrincione C, et al. Effect of duloxetine on pain, function, and quality of life among patients with chemotherapy-induced painful peripheral neuropathy: a randomized clinical trial. JAMA. 2013; 309: 1359-67.

［髙橋秀和，加藤俊介］

2-1 がん治療に関連する運動器疾患

3 がん患者の廃用症候群
―がんロコモにおける特徴―

廃用症候群とは

　廃用症候群とは，日常的な活動低下あるいは活動が制限される状況で生じる様々な症状のことであり，日本リハビリテーション医学会では不動による合併症（disuse syndrome）としている❶．様々な疾患や外傷などでの治療で安静期間が増え，活動性が低下することにより，脳を含め身体を使用しないことで生じる諸症状群で，身体や精神に様々な不都合な変化が起こった状態であり，その進行は早く特に高齢者ではその現象が顕著である．介護が必要な高齢者や脳卒中などで寝たきりになった人に多く起こるが，疾患の程度や手術などによる長期間の安静などにより，もともと元気な大人や子どもでも起こることもある．多くは二次的障害であり予防可能であるが，一度生じると新たな障害の拡大を招き，回復への労力は倍増する．特に高齢者が一度廃用症候群になると，元の状態まで改善させることは難しいことから，治療よりも予防が重要となることから早期にリハビリテーション治療を行うことが重要となる．

　これら廃用症候群によって起こりうる諸症状，あるいは生理的な変化として，以下の症状が挙げられる．
① 筋萎縮：不動により筋肉が萎縮し，筋力が落ちる．
② 関節拘縮：関節の可動域が制限され，関節の動きが悪くなる．
③ 骨萎縮：不動により骨代謝回転が落ち，骨がもろく弱くなる．
④ 心肺機能低下：心拍出量などの心機能が低下する，あるいは肺活量や1秒率などの肺の機能が低下する．
⑤ 起立性低血圧：自律神経障害をきたし，血圧の調整が弱くなり，急に立ち上がると血圧が低下する．
⑥ 誤嚥性肺炎：嚥下機能が低下し誤嚥しやすくなり，肺炎を起こす．
⑦ 血栓塞栓症：不動により血管に血栓ができやすくなる．
⑧ うつ状態：気分的な落ち込みが顕著に現れてうつ状態になったり，前向き

に取り組むやる気が減退したりと，精神的な機能低下が起こる．
⑨ せん妄：軽度の意識混濁の上に目には見えないものが見えたり，混乱した言葉づかいや行動を行ったりする．
⑩ 見当識障害：今はいつなのか，場所がどこなのかわからない状態になる．
⑪ 圧迫性末梢神経障害：寝ていることにより局所の神経が圧迫され，麻痺が起きる．
⑫ 逆流性食道炎：不動により，胃から内容物が食道に逆流し炎症が起きる．
⑬ 尿路結石・尿路感染症
⑭ 褥瘡　　など

　このように，廃用症候群では単に筋力が落ちて動きにくくなるだけではなく，様々な症状が起きる．廃用症候群の予防には，可能であればできるだけ早く元の生活に戻すことが重要で，入院により廃用症候群になった場合は，入院のきっかけとなった病気が治ったら速やかに自宅に戻ることで廃用症候群を防ぐことも可能となる．

　いったん廃用症候群になってしまった場合，心機能の低下や誤嚥性肺炎などの内科疾患，褥瘡などの皮膚科疾患，せん妄など精神疾患などの際は投薬や外科的治療などを中心に治療を行っていくことになるが，筋力低下や関節拘縮などの運動器の障害では主にリハビリテーション治療が行われる．精神疾患や骨萎縮についても，身体の活動性を上げ寝たきりの状態を少なくすることで精神機能が向上することが期待でき，また骨代謝回転が上がることで骨萎縮の改善も期待できる．しかし，単純に活動量や運動量を増やすのみでは新たな障害が生じる危険もあり，それぞれの症状の病態を踏まえた治療が必要となる．

がん患者における廃用症候群

　がん患者では，がんそのものや治療に伴う後遺症や副作用などによって様々な身体的・心理的な障害が生じ，活動性が低下することで二次的に廃用症候群を併発してしまうことが多い．がん患者での活動性の低下の原因は大きく分けて3つ考えられる．① がんそのものによる障害，すなわち骨転移やがんそのものの痛みや麻痺によって活動性が低下する場合，② 手術や抗がん剤治療（化学療法など），放射線治療など，がんの治療の過程で生じる障害，すなわち食欲低下，息苦しさ，だるさ，末梢神経障害などによって活動性が低下する場合，

③がん患者が併せ持つ運動器疾患により活動性が低下していること，となる．

がんとは関係なく，がん発症以前よりあった変形性関節症などの運動器疾患により疼痛があり，移動能が落ちて活動性が低下する場合がある．多くのがんの患者ではこれら単独あるいは複合的な要因で活動性が低下し廃用症候群に陥りやすいので，それぞれ活動性の低下の原因を明らかにすることが重要である．特に，がんそのものにより活動性が低下しているかと思っていたら，運動器疾患による疼痛で活動性が低下しているだけのこともあるので注意を要する．また，がんの進行により経口摂取の減少と代謝異常による負のタンパク，エネルギーバランスを特徴とする複合的な代謝障害である，がん悪液質の状態になることもある．炎症性サイトカイン，腫瘍産生物質，腫瘍壊死因子などにより骨格筋の喪失が生じ，さらに治療中の倦怠感や全身状態の悪化による安静臥床がさらなる骨格筋の喪失を助長し，廃用症候群に陥る可能性がより高くなってしまう．

これらがん患者において廃用症候群を併発することが多いことから，廃用症候群併発予防に，がんリハビリテーションが行われるようになってきた．がん治療が始まる前あるいは治療早期から体力維持向上のためのリハビリテーションや十分な栄養管理が重要となってくる．これは1981年にDietzが提唱した「予防，回復，維持，緩和」という分類をもとに考えられている[2]．すなわち，予防的リハビリテーションは，がんと診断された後，早期に開始し，手術，放射線・化学療法の前もしくは後すぐに施行することで機能障害の発生予防を目的とし，回復的リハビリテーションは，治療されたが残存する機能や能力を持った患者に対して，最大限の機能回復を目指した包括的訓練を行う．維持的リハビリテーションは，がんが増大しつつあり，機能障害，能力低下が進行しつつある患者に対して，セルフケアの能力や移動能力を増加させ，拘縮，筋萎縮，筋力低下，褥瘡のような廃用を予防していく．また，緩和的リハビリテーションでは，末期がん患者に対し，その要望を尊重しながら身体的，精神的，社会的にQOLの高い生活が送れるようにし，物理療法やポジショニング，呼吸介助，リラクセーション，補装具の使用などにより，疼痛，呼吸困難，浮腫などの症状緩和や拘縮，褥瘡の予防などを目指していく．特にがん患者の状態は，治療経過で変化していることからリハビリテーションのゴール設定が難しいときが多いが，予測される患者の生命予後からDietzの分類を参考として，その患者が予防的リハビリテーション，回復期リハビリテーション，維持期リ

表1 がん患者のリハビリテーション中止基準

1. 血液所見：ヘモグロビン 7.5 g/dL 以下，血小板 50,000/μL 以下，白血球 3,000/μL 以下
2. 骨皮質の 50% 以上の浸潤，骨中心部に向かう骨びらん，大腿骨の 3 cm 以上の病変などを有する長管骨の転移所見
3. 有腔内臓，血管，脊髄の圧迫
4. 疼痛，呼吸困難，運動制限を伴う胸膜，心嚢，後腹膜への滲出液貯留
5. 中枢神経系の機能低下，意識障害，頭蓋内圧亢進
6. 低・高カリウム血症，低ナトリウム血症，低・高カルシウム血症
7. 起立性低血圧，160/100 mmHg 以上の高血圧
8. 安静時脈拍 110/分以上の頻脈，心室性不整脈
9. リハ実施前にすでに動悸，息切れ，胸痛のある場合，座位でめまい，冷や汗，嘔気などがある場合
10. 安静時体温 38℃以上や SpO_2 が 90%以下

(辻 哲也, 編. がんのリハビリテーションマニュアル. 東京：医学書院；2011 より改変)

ハビリテーション，緩和的リハビリテーションのいずれに該当するかを考慮し，予後，許容される負荷に応じた訓練と現実的なゴール設定を臨機応変に決めていく必要がある．

　一方で，がんリハビリテーションの対象者はすべてのがん患者であるが，全身状態の管理からどうしてもリハビリテーションを中止せざるを得ないことも多い．特にがん患者は治療の過程で，化学・放射線療法に伴う骨髄抑制による易感染性など，リハビリテーションを行う上で様々なリスクを抱えていることが多く，がんリハビリテーションでのリスク管理が重要となり，リハビリテーションプログラムの作成やリハビリテーションを行う際には，それらのリスクを踏まえて個々の症例に応じてきめ細かい対応を行う必要がある（表1）．

がんロコモ患者における特徴

　がん患者におけるロコモティブシンドロームに着目したがんロコモは，がん自体あるいはがんの治療によって，骨・関節・筋肉・神経などの運動器の障害が起きて移動機能が低下した状態をいう．進行すると，日常生活活動に影響が起き要介護に陥るリスクが高くなる．がん患者で運動器に障害が起きる原因として，① 骨転移などがんそのものによる運動器の問題，② がんの治療によって起きる運動器の問題，③ がんと併存する運動器の疾患の問題，と3つあげたが，特に併存する運動器疾患（変形性関節症，腰部脊柱管狭窄症，骨粗鬆症

など）の障害については，がん患者の平均年齢は75歳といわれ，変性疾患を合併しロコモ度1以上に該当している患者も多いことが十分考えられる．そのため，本来のがんによる痛みのため活動性が落ちているのか，変性疾患の痛みにより活動性あるいは移動能が低下しているのか評価されていないことも多く，適切な疼痛コントロールと運動機能の維持が必要となってくる．がんの治療に伴う有害事象が運動器に影響を及ぼす可能性が高いことからも，ロコモティブシンドロームに陥っているがん患者において，治療に伴う有害事象は運動器の低下をさらに加速させる可能性がある．

がん患者でのロコモ度の把握，ロコモ度テストの実施❸はがん患者の移動能を把握する上でリハビリテーション治療を行っていく中でも重要となり，がんを慢性疾患ととらえた上でがん患者の運動機能の維持を目指していくためにも重要となる．ロコモ度テストは実際にがん患者の運動機能を把握できる評価であり簡便であることから，がん患者に対してリハビリテーション治療を行う上で，移動能あるいは運動機能を把握するために行われるべき検査の一つであると考える．特に移動能低下に着目している点で，移動能低下によるがんの治療方針転換にも影響を及ぼすことから，がん患者における移動能の把握は重要となる．がんの治療による入院期間の長期化のみならず，がん治療の過程で活動性が落ちつつあるがん患者での下肢筋力の低下は進行していく可能性が高く，治療中あるいは退院後を含めたがんロコモの増悪防止に努める必要がある．

これまでがんの治療に伴う有害事象が，ロコモティブシンドロームに陥ったがん患者の運動器にどのような影響を及ぼすのかは明らかにされていないが，がんの治療で入院した患者のほとんどすべてがロコモティブシンドロームに陥っており，ロコモ度とがんのパフォーマンスステータス（PS）に関連性があることが明らかとなってきている（未発表データ）．

廃用症候群と同様に，がんに罹患してからロコモティブシンドロームは進行していくが，廃用症候群のように不動による合併症を予防するのではなく，がん患者の移動能と運動器の障害を把握していくことが重要となる．廃用症候群の予防を含めたがんリハビリテーションを行っていく上で，がん患者の高齢化に伴い，ロコモティブシンドロームをはじめとしたがんに由来しない運動器の合併症の鑑別が重要であり，がん患者の運動器を適切に把握した上でがんロコモの概念を普及させていくことである．今後，がんロコモ対策に合わせたリハビリテーションプログラムを構築し，さらには廃用症候群に陥る前のがん患者

のロコモ度を把握してリハビリテーション治療を進めていくことも重要となる．

文献

1. 日本リハビリテーション医学会，編．リハビリテーション医学・医療用語集．第8版．東京：文光堂；2019.
2. Dietz JH. Rehabilitation Oncology. New York: John Wiley & Sons; 1981.
3. ロコモチャレンジ！推進協議会：ロコモを知ろう．https://locomo-joa.jp/locomo

［緒方直史］

2-1 がん治療に関連する運動器疾患

4 がんとリハビリテーション
―がんロコモへの取り組み―

　悪液質の状態では腫瘍から産生されたTNF-α，IL-1β，IL-6，アンギオテンシンⅡなどの炎症性サイトカインが筋線維の分解を促進し，悪液質の進行とともに，全身筋量は減少する．さらに不動や活動性の低下による廃用が拍車をかけ，筋萎縮をさらに進行させてしまう[1]．筋力低下，特に下肢筋力の低下はバランス機能や移動機能の低下を招き，歩行困難，いわゆるがんロコモをきたすことになる．一方，がん患者に対するリハビリテーションは，がんのステージによって，まだ治療が開始されていない段階での「予防的」リハビリテーション，がんの治療中や治療後の後遺症に対する「回復的」リハビリテーション，身体にがんが存在している担がん状態の「維持的」および「緩和的」リハビリテーションに分けることができる．それぞれのステージによってリハビリテーションの処方は異なってくるが，ここでは周術期がん患者を対象とした予防的リハビリテーション，抗がん剤治療による副作用を伴った血液がん患者を対象とした回復的リハビリテーション，在宅がん患者に対する維持的および緩和的リハビリテーションなど，がん治療に関連したがんロコモ予防のための運動療法について述べたい．

がん周術期患者に対するリハビリテーション

　がん患者に対する運動療法効果については，周術期がん患者に対する報告がいくつかみられる．Huangら[2]は胃癌患者173例の前向き調査により，30%に筋量・筋力の低下があると診断され，筋量・筋力の低下は術後1年以内死亡の独立予後因子であったと報告している．また，大腸癌に対する中強度以下の有酸素運動でデオキシリボ核酸の損傷を抑制する効果や炎症反応を抑制する効果が報告されている[3]．その他，消化器癌患者を対象とした29の研究をメタアナリシスした結果，術前に筋量・筋力が低下していたものは12～78%であり，術後の感染症や肺炎，縫合不全などの主要な合併症のリスク因子であっ

表1 Borg スケール

スケール	心拍数	状態	運動強度目安*
6	60	疲労を感じない	30%
7		非常に楽である	
8	80		
9		かなり楽である	
10	100		
11		楽である	60%
12	120		
13		ややきつい	
14	140		
15		きつい	80%
16	160		
17		かなりきつい	
18	180		
19		非常にきつい	
20	200	限界	

*概ね 30〜59%は低強度，60〜79%は中等強度，80%以上は高強度の運動強度とされる

（Borg GA, et al. Mid Sci Sports Exerc. 1982; 14: 377-81[9]より）

たとしている[4]．また，肺癌患者においても術前の有酸素運動が術後の呼吸機能や身体機能に良い結果をもたらしたという報告がある[5]．我々は消化器癌の周術期患者に対し術後合併症に与える因子を検討したところ，術前の活動量が独立因子として抽出され，術前に活動量を増やすことで合併症発生リスクを軽減できる可能性があると考えている[6]．開胸・開腹手術を行う患者においては術前のインセンティブスパイロメトリを使用した呼吸訓練や起居動作などの日常生活動作（ADL）指導とともに，手術前および手術後において，筋量・筋力を維持増強しておく必要がある．運動療法としては有酸素運動と筋力トレーニングの両方を行うのがよいと考えられ，有酸素運動では中等度〜高強度の強さで 20〜45 分，週 3 回程度行う．運動強度については Borg スケール[7]（表1）を用いて心拍数から強度を調整し，中等度〜高強度の運動を目標とする．中等度〜高強度の運動の指標としては（220−年齢）×0.60〜79 の心拍数を目標にし，40 歳では 108〜144/分，50 歳では 102〜136/分，60 歳では 96〜128/分，70 歳では 90〜120/分が目安となる[8]．筋力トレーニングでは四肢，体幹の筋肉でバランスよく行う必要があり，それぞれ 10 セットを目標とし，週 3 回程度行う．おしり上げ運動，SLR 運動，足こぎ運動，足踏み運動，立ち上がり運動や片脚立ち，スクワット，ヒールレイズ，フロントランジなどのロコモ

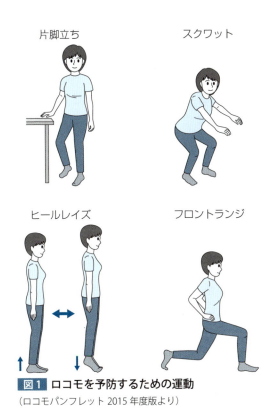

図1 ロコモを予防するための運動
（ロコモパンフレット 2015 年度版より）

予防運動（ロコトレ）[9]（図1）は体幹や下肢の筋力アップに有効である．退院時には入院前の評価に基づき退院後に実施する運動内容を患者にフィードバックするのがよい．入院中はリハビリテーションを積極的に行っていても退院後は持続できなくなることがあるため，退院後も継続的にリハビリテーション介入をしていくことが重要である．

抗がん剤治療患者に対するリハビリテーション

　化学療法は手術療法・放射線療法と並ぶがん治療の一つであり，手術療法や放射線療法と併用して補助的に用いられたり，血液腫瘍のような手術療法が適応とならないがんに対する治療として選択される．化学療法は dose-intensity の考え方によって最適と考えられる投与量と投与期間が計画されるが，抗がん

剤による骨髄抑制，腎機能障害，心機能障害，間質性肺炎，倦怠感，嘔気・嘔吐，末梢神経障害，筋痛，関節症などの様々な有害事象を生じることになる．このような有害事象によって身体活動量は低下し，筋力や運動耐容能の低下をきたすことになる．さらに，廃用症候群を引き起こすことで生活の質の低下をもたらすことになる[10]．また重篤な有害事象やその遷延化，寝たきりになるなどの身体機能の悪化により化学療法を中止もしくは投与量減少や休薬期間を延長せざるを得ない場合も生じることになる．がんのリハビリテーションガイドラインにおいて，化学療法中・治療後の乳癌，前立腺癌，血液腫瘍患者に運動療法は安全に実施できエルゴメーターやトレッドミルを用いた有酸素運動，ストレッチや筋力トレーニング，また，それらを組み合わせた運動療法を実施することは運動耐容能や筋力などの身体機能の改善がみられるため行うよう強く勧められるとされている[11]．

一方，入院での化学療法中の血液腫瘍患者に対するリハビリテーションにおいては，強力な化学療法によって治癒を目指す中で骨髄抑制の改善が遅延する患者や筋力・運動耐容能低下を伴った全身状態の不良の状態により，高強度の運動ができないことが多い．化学療法中の血液腫瘍患者の回復的リハビリテーションに対しては中等度の運動療法（予測最大心拍数の 40〜60％）から開始するのがよいと思われる．離床，着座や立ち上がり，車椅子乗車などの ADL 訓練や足踏みや歩行練習を中心とした運動耐用能訓練，また，ADL が改善すれば，片脚立ち，スクワット，ヒールレイズ，フロントランジなどロコトレも取り入れるとよい．いずれも様々な運動療法を組み合わせて行う必要があり，パンフレットなどでリハビリテーションの時間以外における運動指導を行っていく必要がある．

悪液質とリハビリテーション

がん患者において治療初期の段階からがんの進行期や終末期に至るまで，悪液質の状態は様々であり，それに伴ってリハビリテーションの介入法も変わってくる．担がん状態の進行がん患者に対して，病状の進行に合わせた包括的なリハビリテーションが推奨されている[12]が，ここでは在宅がん患者に対する維持的および緩和的リハビリテーションについてパフォーマンスステータス（PS）[13]別に呈示する．

🖉 PS 1 および PS 2 のリハビリテーション

　状態が概ね安定しているため身体機能の向上と ADL の拡大を目指す．筋の柔軟性の維持向上を図るためにハムストリングスや下腿三頭筋などを中心にした下肢ストレッチや，股関節，足関節を中心とした下肢関節可動域訓練，転倒予防を目的としたバランス訓練（片脚立位保持，閉脚立位保持，タンデム立位保持，ステップ動作など）が ADL を維持する上で有用である．また，下肢筋力訓練は臥位では下肢屈曲・伸展運動，股関節外転運動，SLR，ブリッジ，座位では股関節屈曲運動，膝関節伸展 5 秒保持運動，立ち上がり訓練，立位では片脚立ち，スクワット，ヒールレイズ，フロントランジなどのロコトレを組み合わせて行うのがよいと思われる．その他，移動機能の維持・向上を目的に屋外歩行など，継続可能な負荷での自主トレーニングを指導していく必要がある．

🖉 PS 3 および PS 4 のリハビリテーション

　コンディション調整や症状緩和を行いつつ，可能な限りの身体機能や ADL の維持を図る．ただし，PS 4 では全身状態が不安定であることが多いために，特にリハビリ中の疲労には注意が必要である．

　車椅子やポータブルトイレ移乗能力の確保を目的とした立位訓練や臥床による廃用性筋萎縮の予防のための上下肢可動域訓練は可能な範囲で行い，呼吸困難感を訴える場合には胸郭可動域訓練や呼吸筋マッサージが有用である．また，四肢体幹の浮腫の生じている場合には疲労のない範囲で浮腫マッサージを行うのもよいと考える．PS 4 の終末期の患者では，精神的なサポートを含め，負荷に注意した，より個別性の高いリハビリが必要となる．

まとめ

　がんロコモ患者に対するリハビリテーションは様々な運動療法を組み合わせて行う必要があるが，特別なものではなく，運動量や運動強度を変えることで対応が可能である．また，がん患者では全身状態が変化しやすいために状況に応じたリハビリテーション介入が重要であり，予防的，回復的，維持的リハビリテーションにおいて，ロコモ予防運動（ロコトレ）を取り入れるのもよい．

文献

1. Inui A. Cancer anorexia-cachexia syndrome: current issues in research and management. CA Cancer J Clin. 2002; 52: 72-91.
2. Huang DD, Chen XX, Chen XY, et al. Sarcopenia predicts 1-year mortality in elderly patients undergoing curative gastrectomy for gastric cancer: a prospective study. J Cancer Res Clin Oncol. 2016; 142: 2347-56.
3. Allgayer H, Owen RW, Nair J, et al. Short-term moderate exercise programs reduce oxidative DNA damage as determined by high-performance liquid chromatography-electrospray ionization-mass spectrometry in patients with colorectal carcinoma following primary treatment. Scand J Gastroenterol. 2008; 43: 971-8.
4. Simonsen C, de Heer P, Bjerre ED, et al. Sarcopenia and postoperative complication risk in gastrointestinal surgical oncology: a meta-analysis. Ann Surg. 2018; 268: 58-69.
5. Cavalheri V, Granger C. Preoperative exercise training for patients with non-small cell lung cancer. Cochrane Database Syst Rev. 2017; 6: CD012020.
6. 右高沙妃，柳澤卓也，帆 澪子，他．消化器がん術後合併症の有無が身体機能に与える影響．第7回日本がんリハビリテーション研究会．2018; S54.
7. Borg GA. Psychophysical bases of perceived exertion. Med Sci Sports Exerc. 1982; 14: 377-81.
8. 日本がんリハビリテーション研究会，編．がんのリハビリテーションベストプラクティス．東京：金原出版；2015．p.244-5.
9. ロコモ チャレンジ！推進協議会．ロコモパンフレット2015年度版．
10. 三浦靖史，井上順一郎．化学療法・放射線療法中のリハビリテーション．J Clin Rehabil. 2015; 24: 26-35.
11. 日本リハビリテーション医学会．がんのリハビリテーション診療ガイドライン．第2版．東京：金原出版；2019．p.202-10.
12. 日本リハビリテーション医学会．がんのリハビリテーション診療ガイドライン．第2版．東京：金原出版；2019．p.263-8.
13. Eastern Cooperative Oncology Group: ECOG performance status. http://ecog-acrin.org/resources/ecog-performance-status.

［杉浦英志］

2-2　運動器疾患としての骨転移

1 骨転移の疫学
―がん時代をむかえて―

骨転移の発生頻度

　日本国内での骨転移症例数や発生頻度については確かなデータはない．日本整形外科学会および国立がんセンターによる全国骨腫瘍登録では 2015 年に 1,461 例の転移性骨腫瘍が登録されているが❶，これは国内で発生する骨転移の一部しか登録されていない．医学統計が本邦に比べて進んでいる米国の研究をみると 2008 年において全米人口 3 億 472 万人中約 28 万人の骨転移患者がいると推測されている❷．2019 年の日本の人口は約 1 億 2,600 万人であるので，同様の率で骨転移が存在すると仮定して計算すると約 11.6 万人の計算になる．しかし米国に比べ日本は高齢化が進んでいているため，年齢構成を考慮するとさらに多いと推測される．

　病理解剖での骨転移の頻度について 1999 年に森脇らは四国がんセンターでの結果を報告している．それによると全体として 2,012 例中 612 例（30.4％）に骨転移を認めたとされている❸．興味深いのは剖検での骨転移率が経時的に上昇していることで，今から 20 年前の時点で「治療による長期生存例が増加するほど骨転移の頻度は高率になる」と予想していたことである．現在，毎年約 100 万人ががんに罹患し，38 万人ががんにより死亡するといわれている❹．森脇らの骨転移率を用いて単純計算すると約 11 万 5,000 人が死亡時に骨転移があると推計される．しかし現実的には骨転移を持ち生存する患者も多数いるため患者数はさらに多いことは想像に難くない．

　また米国で 2004 年以降の 56 万 9,000 人以上のデータベースを解析した結果では，骨転移の発生頻度はがんの種類だけでなくそのステージ（病期）によっても違いがあり，当然どのがんにおいてもステージが上がるにつれ骨転移の発生頻度も増加している．すべての固形がんを含むとステージⅠでは 5 年

後の骨転移発生率は1.5%であるがステージⅣでは23.7%である．がんの種類別に5年後の骨転移発生率をみると，乳癌ではステージⅠは1.2%に過ぎないがステージⅣでは50.6%の高率に，前立腺癌でもステージⅠでは7.7%であるがステージⅣでは61.5%に達する．肺癌でもステージⅠでは3.6%であるがステージⅣでは35.8%である．一方，消化管癌や婦人科癌では5年後の骨転移率はステージによる差が小さく，ステージⅠでは1%台でありステージⅣであっても5.8〜6.8%にすぎない[5]．

　乳癌は手術後経過観察中に骨転移が発生した頻度を報告している文献がある．Liedeらは1987〜2000年にステージⅠ〜Ⅲで手術を行った症例では診断後5年，10年および15年での骨転移発生率は8.4%，12.5%，および13.6%であったと報告している[6]．そしてフォローアップの中央値（12.5年）においては13.2%の患者に骨転移が生じていたとしている．本邦からも同様の報告があり1990〜1996年に手術を受けた乳癌695例中，10年間で24.7%に骨転移が発生したと報告されている[7]．

骨転移の原発

　剖検でのがんの種類別の骨転移発生率は過去に複数の文献がある．森脇らによると剖検での骨転移率は乳癌75.2%，前立腺癌75%，次いで肺癌54.3%，甲状腺癌50%，腎癌31%，頭頸部癌31%である[3]．海外のデータでは剖検時に乳癌と前立腺癌は約7割に骨転移があったと報告されていることは森脇ら

表1 剖検で認められた主要がんの骨転移頻度

原発巣	骨転移頻度	
	森脇ら（%）[3]	Galaskoら（%）[8]
乳癌	75	73
前立腺癌	75	68
肺癌	54	36
甲状腺癌	50	42
腎細胞癌	31	35
食道癌	25	
胃癌	23	5*
大腸癌	23	

*Gastrointesitinalとして5%

と同様であるが，消化管癌では 5％と低い率が報告されている[8]（表1）．実際の臨床での症例数は母集団となる各がんの発生数が異なるためこの順番とは異なる．当院で 2005 年からの 3 年間に治療を要した骨転移の原発巣は肺癌が 26％と最も多く，次いで乳癌が 17％，大腸直腸癌が 9％，胃癌が 6％であった．前立腺癌は剖検では 7 割に骨転移を認めると報告されているが実際の骨転移の原発巣として占める割合は 5.2％であった[9]（表2）．骨転移を有する前立腺癌は実際にはもっと多いと考えるが，骨硬化型の転移であるために治療を要さない場合が少なくなかったためと推測する．大腸直腸癌や胃癌の骨転移の症例が意外に多かったのは，がんの発生数として胃癌や大腸癌が多いためであろう．

先述した全国骨腫瘍登録について骨転移症例数は参考にならないものの原発巣の割合については複数の施設からのデータであり信頼度は高い．これによると肺癌 26％，乳癌 14％，腎癌 10％，前立腺癌 8％，大腸癌 6％，肝癌 6％，胃癌 4％であり，やはり消化器癌が意外に多いことがわかる（表2）．

表2 骨転移症例の原発巣の頻度

	全国骨腫瘍登録[1]		静岡がんセンター登録[9]	
	患者数	％	患者数	％
肺癌	379	26％	210	26％
乳癌	198	14％	141	17％
腎癌	143	10％	22	3％
前立腺癌	121	8％	42	5％
大腸癌	91	6％	72	9％
肝癌	85	6％	40	5％
胃癌	58	4％	47	6％
原発不明	56	4％	16	2％
甲状腺癌	39	3％	13	2％
食道癌	35	2％	22	3％
膵癌	35	2％	27	3％
膀胱尿管癌	35	2％	24	3％
子宮癌	29	2％	19	2％
肉腫	29	2％	12	1％
その他	128	9％	101	13％
合計	1,461		808	

表3 骨転移の部位別頻度（全国骨腫瘍登録 2006-2015）

軸骨/四肢骨	部位および数	転移骨	数	%
軸骨	骨盤 982（22%）	腸骨	499	11%
		坐骨	119	3%
		恥骨	118	3%
		仙骨	246	5%
	脊椎 1,257（28%）	頸椎	205	5%
		胸椎	571	13%
		腰椎	481	11%
	その他の軸骨 557（12%）	胸骨，肋骨等	557	12%
四肢骨	上肢 509（11%）	上腕骨	448	10%
		その他	61	1%
	下肢 1,250（27%）	大腿骨	1,092	24%
		その他	158	3%
合計			4,555	100%

（日本整形外科学会骨軟部腫瘍委員会，編．全国骨腫瘍登録一覧表 平成27年度．国立がんセンター；2015.）

骨転移部位

　全国骨腫瘍登録（2006〜2015）によると，全身的転移を除外すると骨転移部位については脊椎が28%と最も多く，次いで大腿骨27%，仙骨を含めた骨盤が22%である[1]（表3）．大腿骨が多いのは手術を必要とする症例が多いため整形外科を受診する機会が多く，整形外科医が窓口である全国骨腫瘍登録に登録されやすかったためと推測する．

Skeletal related event（SRE）と治療

　どのようなSREがどれくらいの頻度で発生するのかという点については，ゾレドロン酸やデノスマブといった骨修飾薬の臨床試験の研究からわかる．乳癌，前立腺癌を除いた固形がん骨転移をゾレドロン酸群とプラセボ群にランダマイズした研究ではゾレドロン酸4 mg投与群では38%に，プラセボ群では47%に何らかのSREが発生した．SREの中でも臨床的に重要である病的骨折と脊髄圧迫，骨転移に対する手術についてはゾレドロン酸4 mg群では各々

表4 文献上のSREと行われていた治療

	当院[9]	全国骨腫瘍登録[1]	Liptonら[11]	Rosen[10]	
全症例数	808	1,461	5,723	257	250
骨修飾薬	不明	不明	全例BMA投与*	ゾレドロン酸#	偽薬
放射線治療数	623	不明	2,288[†]	139	81
手術数	59	362	165[†]	25	9
病的骨折数	261	不明	1,786[†]	40	53

*ゾレドロン酸：デノスマブ＝1：1，[†]初回および2回目のSREを含む．
#ゾレドロン酸 4mg 4週毎

16％，3％，4％に発生し，一方プラセボ群では21％，4％，4％に発生している．つまりゾレドロン酸投与により，手術を要さない脊椎病的骨折や放射線治療は減少するものの，脊髄圧迫や手術といった深刻なSREの頻度は大差がないことがわかる[10]．したがって診療においては骨修飾薬（BMA）投与中でもSREに関して注意が必要である．

またゾレドロン酸とデノスマブの比較研究では初回および引き続いて発生したSREまで含めて調べると，5,723例中放射線治療のイベント数が2,288，手術のイベント数が165である．イベントが重複している症例もあるので厳密な値ではないが，約40％が放射線治療を受け，手術が3％に行われており，放射線治療は手術の13倍の頻度で行われていた[11]（表4）．

当院で2005年からの3年間に何らかの治療を受け登録された症例では，808例中623例(77％)は照射を受け，59例(7％)が手術を受けており，上述の研究と同様に放射線治療は手術の11倍の頻度で行われていた[9]．全国骨軟部腫瘍登録では放射線治療を受けた症例数は不明であるが手術を受けた症例は362例25％であり，手術治療を受ける患者は少数であることがわかる[1]（表4）．

まとめ

骨転移の診療を行う上で重要な疫学として発生頻度，原発巣の内訳，骨転移部位，SREと治療について記述した．今世紀の化学療法の進歩は著しく，担がん状態での生存期間は長期化したため骨転移は想像しているよりも多く発生していると思われるが，本邦での発生数は不明である．正確な骨転移の患者数や罹患数，年齢や原発巣別の発生率を明らかにする臨床研究が近いうちに行われることを期待する．

📖 文献

❶ 日本整形外科学会骨軟部腫瘍委員会,編.全国骨腫瘍登録一覧表 平成27年度.国立がんセンター;2015.

❷ Li S, Peng Y, Weinhandl ED, et al. Estimated number of prevalent cases of metastatic bone disease in the US adult population. Clin Epidemiol. 2012; 4: 87-93.

❸ 森脇 昭介,万代 光一,山上 啓太郎.癌の骨髄転移の病理形態と問題点.病理と臨床.1999; 17: 28-34.

❹ がんの統計 '18 CANCER STATISTICS IN JAPAN — 2018. https://ganjoho.jp/data/reg_stat/statistics/brochure/2018/cancer_statistics_2018_app_J.pdf

❺ Hernandez RK, Wade SW, Reich A, et al. Incidence of bone metastases in patients with solid tumors: analysis of oncology electronic medical records in the United States. BMC Cancer. 2018; 18: 44.

❻ Liede A, Jerzak KJ, Hernandez RK, et al. The incidence of bone metastasis after early-stage breast cancer in Canada. Breast Cancer Res Treat. 2016; 156: 587-95.

❼ Oka H, Kondoh T, Seichi A, et al. Incidence and prognostic factors of Japanese breast cancer patients with bone metastasis. J Orthop Sci. 2006; 11: 13-9

❽ Plunkett TA, Rubens RD. Clinical features and prognosis of bone metastases. In: Jasmin C, Coleman RE, Coia LR, et al, eds. Textbook of bone metastases. West Sussex: Wiley; 2005. p.66-75.

❾ Katagiri H, Okada R, Takagi T, et al. New prognostic factors and scoring system for patients with skeletal metastasis. Cancer Med. 2014; 3: 1359-67.

❿ Rosen LS, Gordon D, Tchekmedyian S, et al. Zoledronic acid versus placebo in the treatment of skeletal metastases in patients with lung cancer and other solid tumors: a phase III, double-blind, randomized trial — the Zoledronic Acid Lung Cancer and Other Solid Tumors Study Group. J Clin Oncol. 2003; 21: 3150-7.

⓫ Lipton A, Fizazi K, Stopeck AT, et al. Superiority of denosumab to zoledronic acid for prevention of skeletal-related events: a combined analysis of 3 pivotal, randomised, phase 3 trials. Eur J Cancer. 2012; 48: 3082-92.

［片桐浩久］

2-2 運動器疾患としての骨転移

2 骨転移の病態とメカニズム

　骨は一見，静的な組織であるが，実際は旺盛な代謝が行われている臓器であり，運動器としての機能のみならず，造血，血液幹細胞の維持，カルシウム代謝などにおいても重要な機能を担う．また骨は，がんの遠隔転移の好発部位でもあり，この点からも骨が極めて動的な臓器であることが裏付けされる．本稿では，骨転移の病態とメカニズムを，主に骨代謝学の観点から概説する．

なぜ腫瘍細胞は骨に転移するのか

　原発巣を離れ，血管腔内に侵入した腫瘍細胞が，血流に乗り拡散すると考えると，腫瘍細胞の漂着先は，血行動態を基に確率論的に決まると予想される（血流依存説）．しかしながら，実際には，転移臓器とその頻度はがん種ごとに偏りがあり，血行動態だけでは説明が困難である．腫瘍細胞が転移巣を確立するには，遠隔地の微小環境と腫瘍細胞との適合性が重要であり，必ずしも確率論的には生じないことが，広く受け入れられている．これが，いわゆる"種と土壌（seed and soil）説"である[1]．骨への転移を制御する遺伝子として，腫瘍細胞に発現するケモカイン受容体，細胞接着因子，増殖因子など，様々な報告がなされているが，これまでのところ，骨転移能を規定する単一因子の同定には至っていない．このことからも，骨転移能には複数の遺伝子が関与しており，腫瘍細胞と骨組織との相互作用が重要であると考えられる．また，骨が，がん遠隔転移の好発臓器であることを考えると，骨は腫瘍細胞にとって増殖・生存に適した環境が整っていると予想される．しかしそれでも，骨に到達した腫瘍細胞のうち，実際に転移巣を成立させるのは，そのごく一部であり[2]，腫瘍細胞が安定して骨で増殖するには，様々な障害を克服する必要があると考えられる．

🖉 骨のリモデリングとカップリング

　骨組織では，破骨細胞による骨吸収と，骨芽細胞による骨形成が，絶え間なく行われており（骨のリモデリング），様々な外的・内的因子によってその活性が調節されている❸．破骨細胞は血球系由来の多核巨細胞であり，骨吸収ができる生体内で唯一の細胞である．一方，骨芽細胞は未分化間葉系細胞由来の細胞であり，活性化した骨芽細胞は骨基質を産生し，その一部が骨細胞に分化し，骨基質内に残存する．興味深いことに，破骨細胞と骨芽細胞の活性は，両者の相互作用にても直接的・間接的に調整を受けており，骨吸収と骨形成のバランスは能動的に制御される．これは骨代謝のカップリングとよばれ，これが機能することで，骨吸収と骨形成のバランスが保たれ骨量が維持される．リモデリングとカップリングは，骨転移巣においても機能しており，骨転移を理解する上でも重要な概念である．

🖉 腫瘍細胞と骨組織内の増殖因子

　骨組織は主にリン酸カルシウムとコラーゲンをはじめとした細胞外マトリックスタンパク質で構成されているが，そのほか，骨基質中には TGFβ，血小板由来増殖因子（PDGF），インスリン様成長因子（IGF）などの増殖因子が骨芽細胞によって産生され，骨基質に包埋される．破骨細胞による骨吸収が生じると，これらの増殖因子は周囲に放出され，骨芽細胞を誘導することから，この一連の流れはカップリングのメカニズムの一つと考えられている❹．骨組織に到達した腫瘍細胞にとって，これらの増殖因子を取り込むことが転移巣を確立する第一歩になるが，腫瘍細胞がそのような状況に遭遇する可能性は比較的稀と推測される．実際，リモデリングがなされているのは骨表面の約20%程度であり，さらに骨吸収が行われているのは骨表面の約1～2%とされている❺．このことから，腫瘍細胞が骨に到達したとしても，必ずしも生存・増殖に最適な条件が整っているわけではなく，転移巣の確立は容易でないことが推測される．

🖉 血液幹細胞ニッチと腫瘍細胞

　骨に漂着した腫瘍細胞が，たまたまリモデリングが開始された骨表面に遭遇する可能性は高くないと推測されることから，腫瘍細胞はそのような機会が得られるまで，代謝を抑え，休眠状態（dormancy）に入る必要がある．骨髄に

は血液幹細胞を維持するニッチ（niche；骨芽細胞，間葉系細胞で形成される）が存在するが，腫瘍細胞はこのニッチに入り込むことで，休眠状態を獲得すると考えられている[5]．この休眠状態から，腫瘍細胞が再び活性化されるメカニズムは十分解明されていないが，リモデリングが引き金になるとの仮説が提唱されている[6,7]．すなわち，骨のリモデリングに伴いニッチが破壊されると，腫瘍細胞が休眠状態から覚醒し，さらにニッチ周囲から放出された栄養因子・成長因子を取り込むことで，腫瘍細胞が活性化すると考えられている（図1A）．活性化された腫瘍細胞は，周囲の破骨細胞，骨芽細胞を制御し，いわゆる骨転移の"vicious circle（悪循環）"（図1B）を形成する．この骨転移のvicious circle は，腫瘍増殖に対するポジティブフィードバック機構であり，腫瘍細胞が骨転移巣を成立・維持させるのに極めて重要である．また，この腫瘍細胞と骨のニッチの仮説は，造血能が維持されている（血液幹細胞ニッチが機

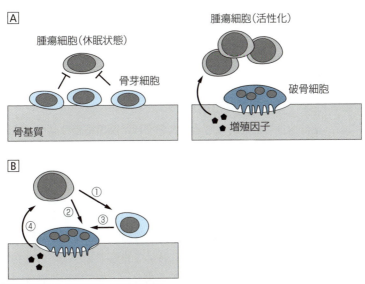

図1 腫瘍細胞と骨組織との相互作用
A：ニッチにおける腫瘍細胞の休眠状態の維持と活性化．腫瘍細胞の休眠状態は，血液幹細胞と同様に骨芽細胞によって維持される（左図）．骨のリモデリングに伴い，ニッチが破壊され，骨から増殖因子が放出されると，腫瘍細胞は覚醒し増殖を始める（右図）．
B：骨転移の vicious circle．腫瘍細胞は様々なホルモン，サイトカインを分泌し骨芽細胞，破骨細胞の活性を刺激する（①，②）．活性化された骨芽細胞は主に RANK リガンドを介して破骨細胞を分化誘導し，骨吸収活性を亢進させる（③）．活性化された破骨細胞は骨に包埋された増殖因子を放出し，腫瘍細胞を活性化し，増殖を促進させる（④）．その結果，腫瘍細胞は骨芽細胞，破骨細胞をさらに活性化する．

能している）骨盤や椎骨で骨転移の頻度が高いこと，骨代謝回転が高い状態だと骨転移が生じやすいこと，などを説明しうると考えられる．

腫瘍細胞による骨代謝への干渉

　腫瘍細胞自体は骨吸収も骨形成もできないことから，骨転移巣における骨組織の変化はすべて破骨細胞，骨芽細胞を介した作用の結果である．骨転移巣では，骨吸収が優位に活性化され，マクロでは溶骨性病変を呈する場合が多いが，通常はカップリングが働き，骨代謝回転は高い状態（骨吸収，骨形成ともに亢進した状態）になる．実際，骨転移患者は溶骨性病変，造骨性病変にかかわらず，骨吸収マーカー，骨形成マーカーの双方が高値を示すのが通常である．現在，臨床の場では骨吸収阻害薬（ビスホスホネート製剤，抗RANKリガンド抗体製剤）が広く利用されているが，骨代謝のカップリングの結果，骨形成も同時に抑制し，骨代謝回転は著しく低下する．これらの薬剤が，溶骨性病変だけでなく硬化性病変においても，骨転移病巣の進展を抑制する効果を示すのはこのためである．

溶骨性転移巣（骨吸収＞骨形成）

　乳癌など，主に溶骨性病変を生じるがん種では，腫瘍細胞は副甲状腺関連ペプチド（PTHrP），インターロイキン（IL-6），TGF-β，IL-8，TNF-αなどのホルモン，サイトカインを分泌し，直接的・間接的に破骨細胞の動員，分化，活性を促進させ，局所の骨吸収を著しく亢進させる[8]．特に，PTHrPは骨芽細胞・骨細胞におけるRANKリガンドの発現を強力に誘導することが知られている．RANKリガンドは破骨細胞前駆細胞，破骨細胞に発現するRANK受容体に結合し，破骨細胞の分化誘導，活性化に極めて重要であり，溶骨性病変において中心的な役割を担うと考えられている．また，一部の腫瘍細胞は，骨吸収を促進するだけでなく，スクレロスチンやDKK1を分泌し，WNTシグナルを抑制することで，骨芽細胞の活性を阻害することが報告されている[9,10]．骨芽細胞におけるWNTシグナルはメカニカルストレスを伝達する分子機構であり，骨形成促進に重要な機能を担う．このWNTシグナルに対し，スクレロスチン，DKK1はともに抑制的に機能し，骨形成を低下させる．このように骨芽細胞の活性が直接阻害された場合は，骨のカップリングが破綻をきたすため

（カップリングに伴う骨形成の活性化が阻害される），骨吸収が骨形成と比べて著しく優位となり，高度な溶骨性病変が形成される．

🖉 造骨性転移巣（骨形成＞骨吸収）

　前立腺癌や，一部の乳癌で認められる造骨性病変のメカニズムに関しては未だ十分解明されていないが，腫瘍細胞から分泌される因子が骨形成を直接活性化しているものと考えられている．前立腺癌細胞から分泌される因子として，BMP，TGFβ，IGF，PDGF，線維芽細胞増殖因子（FGF），WNT，endothelin 1，ウロキナーゼ型プラスミノゲンアクチベータ（uPA），前立腺特異抗原（PSA）などが同定されており，これらの因子が骨芽細胞の分化，活性を促進し，骨形成が優位な転移巣が形成されると考えられている[11,12]．また，近年，前立腺癌細胞から分泌されるエクソソームに含まれるマイクロ RNA が，骨芽細胞に直接作用し骨形成を促進することが報告されている[13]．前述のごとく，骨形成が優位となった状態においても，骨吸収はカップリングに伴い亢進しており，局所の骨代謝回転は高い状態にある．このことから骨吸収阻害薬が造骨性の転移病変に対しても，骨転移巣の進展に対し抑制効果を示すものと考えられる．

まとめ

　骨転移が成立するには，腫瘍細胞と骨の微小環境の相互作用が重要であり，骨転移能が高い乳癌や，前立腺癌は，骨髄内のニッチに対する適合性を有し，さらに骨代謝回転を刺激する能力が高いと推測される．現在，骨吸収阻害薬以外に，骨転移に対する薬物療法の選択肢が存在しないものの，骨吸収阻害薬は骨転移のメカニズムに鑑みても，理に適った薬剤であると考えられる．今後，抗スクレロスチン抗体などの新規薬剤と組み合わせることで，骨関連事象に対し，より高い予防効果が得られる可能性もあり，今後の研究が期待される．

📄 文献

❶ Paget S. The distribution of secondary growths in cancer of the breast. 1889. Cancer Metastasis Rev. 1989; 8: 98-101.
❷ Croucher PI, McDonald MM, Martin TJ. Bone metastasis: the importance of the neighbourhood. Nat Rev Cancer. 2016; 16: 373-86.
❸ Sims NA, Gooi JH. Bone remodeling: multiple cellular interactions required for coupling of bone formation and resorption. Semin Cell Dev Biol. 2008; 19: 444-51.

❹ Baylink DJ, Finkelman RD, Mohan S. Growth factors to stimulate bone formation. J Bone Miner Res. 1993; 8 Suppl 2: S565-72.
❺ Wang H, Yu C, Gao X, et al. The osteogenic niche promotes early-stage bone colonization of disseminated breast cancer cells. Cancer Cell. 2015; 27: 193-210.
❻ Ottewell PD, Wang N, Brown HK, et al. Zoledronic acid has differential antitumor activity in the pre- and postmenopausal bone microenvironment in vivo. Clin Cancer Res. 2014; 20: 2922-32.
❼ Lawson MA, McDonald MM, Kovacic N, et al. Osteoclasts control reactivation of dormant myeloma cells by remodelling the endosteal niche. Nat Commun. 2015; 6: 8983.
❽ Johnson RW, Suva LJ. Hallmarks of bone metastasis. Calcif Tissue Int. 2018; 102: 141-51.
❾ Mendoza-Villanueva D, Zeef L, Shore P. Metastatic breast cancer cells inhibit osteoblast differentiation through the Runx2/CBFbeta-dependent expression of the Wnt antagonist, sclerostin. Breast Cancer Res. 2011; 13: R106.
❿ Tian E, Zhan F, Walker R, et al. The role of the Wnt-signaling antagonist DKK1 in the development of osteolytic lesions in multiple myeloma. N Engl J Med. 2003; 349: 2483-94.
⓫ Logothetis CJ, Lin SH. Osteoblasts in prostate cancer metastasis to bone. Nat Rev Cancer. 2005; 5: 21-8.
⓬ Park SH, Keller ET, Shiozawa Y. Bone marrow microenvironment as a regulator and therapeutic target for prostate cancer bone metastasis. Calcif Tissue Int. 2018; 102: 152-62.
⓭ Hashimoto K, Ochi H, Sunamura S, et al. Cancer-secreted hsa-miR-940 induces an osteoblastic phenotype in the bone metastatic microenvironment via targeting ARHGAP1 and FAM134A. Proc Natl Acad Sci U S A. 2018; 115: 2204-9.

［堀内圭輔，須佐美知郎，千葉一裕］

2-2 運動器疾患としての骨転移

3 骨転移の臨床症状とがんロコモ

骨転移による臨床症状

骨転移の症状は主に骨転移部の痛みであるが，脊椎転移では麻痺（運動障害，知覚障害）や膀胱直腸障害が生じることがある[1～3]．また，部位に応じて以下の症状を呈することがある．

- 頸椎：後頭部の痛み，上肢の痛み・しびれ，肩甲帯部の痛み
- 胸椎：側胸部痛，側腹部痛
- 腰椎・仙椎：臀部痛，下肢痛

骨転移によるがん性骨痛（cancer-induced bone pain）は，骨転移患者の60～84％に発生する[4,5]．

骨転移による痛みは，侵害受容性疼痛（体性痛）と神経障害性疼痛である（図1）[6,7]．侵害受容性疼痛（nociceptive pain）は，腫瘍細胞や免疫細胞など（マクロファージ，好中球，T細胞など）から放出されるサイトカインやヒスタミン，プロスタグランジンなどによる炎症や，酸性環境による，受容体を介した痛みである．神経障害性疼痛（neuropathic pain）は，腫瘍による周囲組織への浸潤や圧迫（機械的刺激）により，神経が損傷されることが原因である．

骨髄，骨皮質，骨膜だけでなく，神経や，周囲の関節を構成する組織（靱帯

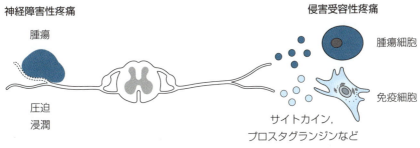

図1 がん性骨痛のメカニズム

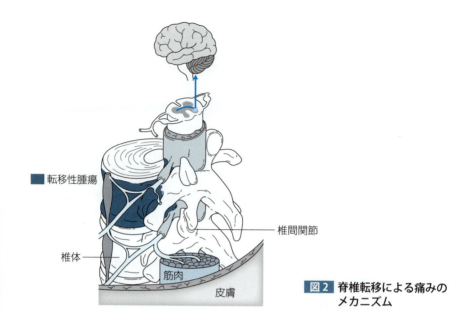

図2 脊椎転移による痛みのメカニズム

など)・筋肉も痛みの原因となる．椎骨に転移した腫瘍が増大すると微小骨折が起き，骨皮質を破壊し骨外に腫瘤を形成すると，骨膜が伸展される．腫瘍がさらに増大すると周囲の組織〔神経や，関節を構成する組織（靱帯など），筋肉〕にも浸潤する．これらの刺激は感覚神経から脊髄を介して脳に伝達され，痛みとして認識される（図2）．

骨転移の痛みは，体動で増悪し，治療効果がない場合，次第に増悪する．

骨転移による痛みに対しては緊急対処が必要な場合がある

四肢長管骨転移では病的骨折が生じ，脊椎転移では脊柱管内に腫瘍が進展して脊髄を圧迫し（malignant spinal cord compression：MSCC），麻痺が生じることがある．このため，ADL（日常生活動作），QOLは著しく低下する[1]~[3]．骨折や麻痺によりパフォーマンスステータス（PS）が低下すれば，化学療法などの積極的な治療が行えず，予後改善が困難となる場合が多い．したがって，骨転移患者の診察を行う時は，痛みの有無に注目し，痛みがあれば早急に画像検査，治療を行うべきである[8]~[10]．

また，骨転移に対する治療は転移部のコントロールが重要であり，腫瘍の増

大を抑えるためには放射線治療（radiotherapy：RT）が第一選択である．脊椎不安定性を認める脊椎転移では，安定性を獲得するためには，麻痺がない場合はほとんどの症例は装具で十分であり，著明な不安定を認める場合は手術が必要になる[11~14]．

鎮痛剤は補助的に使用するが，鎮痛剤単独では腫瘍の増大や破壊された骨の不安定性をコントロールできず，かえって痛みがマスクされ，麻痺・骨折リスクが増加する可能性がある．したがって，主診療科医師は，RTや手術の必要性を放射線科医，整形外科医に相談し，適切な治療方針を立てるべきである．

四肢長管骨転移の症状：痛みは骨折の危険信号である

四肢長管骨の転移巣が増大し骨破壊が進行すると痛みが出現し，病的骨折が発生することがある．痛みは骨折の危険信号である．画像検査で切迫骨折を認めた場合，免荷とする．手術は予後やがん種も考慮し，髄内釘や通常の人工骨頭，腫瘍用人工関節などが用いられる．特に髄内釘は，腫瘍を専門としない整形外科医も積極的に行うべきである．

脊椎転移による背部痛を見逃さないために：痛みは麻痺の危険信号である（red flag）

脊椎転移による麻痺により患者のADLは著しく低下し，がんロコモの原因となる．したがって骨転移の診療で最も重要な目標の一つは，麻痺の予防である．

麻痺は突然発生するわけではなく，多くの場合，何日も前から前駆症状として背部痛や知覚異常が出現している[15]．したがって，脊椎転移を有する患者に背部痛が出現した場合，脊椎SRE（skeletal related events）の発生も念頭におき（red flag），早急に画像検査（CTやMRI）を行うべきである（図3）．また，早急に画像検査が行えない場合，直近のCTなどを見直し，椎体破壊の有無を確認すべきである．Red flagに対して早急に対処し，麻痺が出現する前に治療が開始できれば，麻痺発生数を減らすことができる（preventable paralysis）．

骨転移診療ガイドラインには，がん患者の背部痛に感覚異常などを伴う場合，腫瘍が脊髄を圧迫している可能性があり，注意すべきであると記載されて

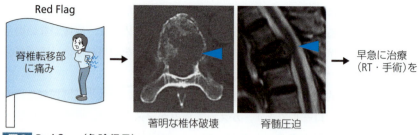

図3 Red flag（危険信号）
脊椎転移部に痛みあり
→脊椎SREの発生を念頭におき，早急に画像検査を行う．
→痛みの原因となる椎体破壊や脊髄圧迫を認めた場合，早急に治療を行う．

いる[13]．また，腰痛診療ガイドライン2019では，がんの既往を有する患者に腰痛を認める場合，（脊椎転移が原因である可能性を考え）年齢や安静時痛なども考慮し（red flags；危険信号），MRIなどの画像検査を行うことが推奨されている[16]．主治医は，脊椎SREに伴う背部痛を見逃さず，早期診断・早期治療により麻痺を予防することが重要である．

早期診断・早期治療のキー：患者指導

麻痺を予防するためには，脊椎SRE発生後，患者の受診の遅れ（patient's delay）や医師の診断・治療の遅れ（doctor's delay）をなくすことが重要である．

患者の受診の遅れ（patient's delay）を減らすためには，骨転移患者に対する啓発活動が必要である．筆者らは，四国がんセンターで，骨転移部に痛みが出現したら早期に主治医に連絡するよう指示した用紙を作成した（図4）．この用紙をSRE発生リスクの高い患者さんに配布し，骨転移部の痛み，麻痺症状出現時，医師に連絡するよう指示した．

図4 患者への指導書の例

まとめ

- 骨転移部の痛みは骨折，麻痺が発生する危険信号である（red flag）．
- 脊椎転移を有する患者に背部痛が出現した場合，脊椎 SRE の発生も念頭におき，早急に画像検査・治療を行うべきである．

文献

1. Solberg A, Bremnes RM. Metastatic spinal cord compression: diagnostic delay, treatment, and outcome. Anticancer Res. 1999; 19: 677-84.
2. Loblaw DA, Perry J, Chambers A, et al. Systematic review of the diagnosis and management of malignant extradural spinal cord compression: the Cancer Care Ontario Practice Guidelines Initiative's Neuro-Oncology Disease Site Group. J Clin Oncol. 2005; 23: 2028-37.
3. National Collaborating Centre for Cancer (UK). Metastatic spinal cord compression: diagnosis and management of patients at risk of or with metastatic spinal cord compression. Cardiff (UK): National Collaborating Centre for Cancer (UK); 2008.
4. van den Beuken-van Everdingen MH, de Rijke JM, Kessels AG, et al. Prevalence of pain in patients with cancer: a systematic review of the past 40 years. Ann Oncol. 2007; 18: 1437-49.
5. Coleman RE. Skeletal complications of malignancy. Cancer. 1997; 80(8 Suppl): 1588-94.
6. Falk S, Dickenson AH. Pain and nociception: mechanisms of cancer-induced bone pain. J Clin Oncol. 2014; 32: 1647-54.
7. Middlemiss T, Laird BJ, Fallon MT. Mechanisms of cancer-induced bone pain. Clin Oncol (R Coll Radiol). 2011; 23: 387-92
8. 中田英二, 杉原進介, 菅原敬文, 他. 脊椎転移の早期診断・早期治療による麻痺予防と RT の治療成績. 整外最小侵襲術誌. 2017; 84: 29-41.
9. 中田英二, 杉原進介, 尾﨑敏文. 骨転移診療システム—脊椎転移による麻痺や廃用症候群予防を目的とした取り組み. 関節外科. 2016; 35: 38-51.
10. 中田英二, 杉原進介, 尾﨑敏文. 脊椎転移による麻痺を予防する取り組み. 腫瘍内科. 2016; 18: 362-70.
11. 中田英二, 杉原進介, 尾﨑敏文. 麻痺の無い脊椎の骨関連事象（SRE）に対する RT の治療成績. 整・災外. 2017; 66: 921-5.
12. Nakata E, Sugihara S, Kataoka M, et al. Early response assessment of palliative conventional radiotherapy for painful uncomplicated vertebral bone metastases. J Orthop Sci. 2018; 23: 912-7.
13. Nakata E, Sugihara S, Kataoka M, et al. Early response assessment of re-ossification after palliative conventional radiotherapy for vertebral bone metastases. J Orthop Sci. 2019; 24: 332-6.
14. 中西一夫, 射場英明, 加納健司, 他. 転移性脊椎腫瘍に対する最小侵襲脊椎固定術（MISt）を用いたリエゾン治療. 整・災外. 2014; 57: 1557-63.
15. 日本臨床腫瘍学会. 骨転移ガイドライン. 東京: 南江堂; 2015. p.13.
16. 腰痛患者が初診した場合に必要とされる診断の手順は. In: 腰痛診療ガイドライン策定委員会. 腰痛診療ガイドライン 2019. 改訂第 2 版. 東京: 南江堂; 2019. p.22-3.

[中田英二，国定俊之，尾﨑敏文]

2-2 運動器疾患としての骨転移

4 骨転移の画像診断
―良性骨病変との鑑別・麻痺や骨折リスクなど―

　がん治療の進歩により長期生存する担がん患者が増加し，同時に骨転移の発生率も増加した．骨転移を生じた状態で長期にわたり生活する患者はもはや珍しいものではなくなった結果，骨転移の積極的モニターと介入による日常生活動作（ADL）維持が重要な課題となってきている．骨転移の早期発見に重要な画像診断の役割を，
　① 骨病変の指摘
　② 質的診断
の二段階に分けて考える．

骨病変の指摘

　がん患者の骨病変が発見される経緯は大別して「症状が発生する前にスクリーニングで指摘される」場合と「症状があるため画像検査を施行したことで骨病変が指摘される」場合の2つといえる．適する画像モダリティはかなり異なるため意識的に選択する必要がある．
　前者の「スクリーニング」としては，単純写真は症状が出る前のような小さい病変を指摘することはほぼ不可能であり，適切でない．一般に撮像範囲に限界がある MRI も適切でない．がんの種類によって相違はあるが，主に CT，骨シンチグラフィー，FDG-PET（CT）などが推奨される．CT は短時間で広範囲の撮像が可能で，骨病変が指摘された場合に破壊のパターンも評価でき，脊柱管内進展を含めた骨外病変も評価できるため非常に有用な検査である．多くのがんで定期的な全身スクリーニングとして使用されており，そのまま骨を観察することができる．しかし骨梁間型転移や非常に小さい病変など，同定困難な骨病変が一定数存在する．骨シンチグラフィは全身骨の検索が可能で感度は 86.0％と比較的高いが，MRI には及ばない．また，特異度は 81.4％と他のモダリティ（FDG-PET 96.8％，CT 94.8％，MRI 95.4％）より低い❶（図1）．つ

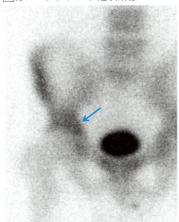
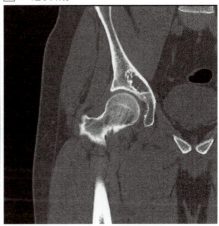

A 骨シンチグラフィ 冠状断像　　B CT 冠状断像

図1 40歳男性
A: 右臼蓋に淡い集積が指摘される（→）．
B: CTでは境界明瞭で硬化縁を有し良性病変と考えられる．

まり骨シンチで指摘された異常集積を安易に骨転移と決めつけることは避け，MRI，CT，FDG-PETなどでさらに質的な評価を行う必要がある．FDG-PETは骨シンチグラフィと比較して感度と特異度が高いと報告されることが多い．しかし現実には核医学検査単独で質的診断は困難なことが多く，病変が指摘された場合，そこにfocusしたさらなる精査が必要となることが多い．MRIは全身撮影が可能な装置も徐々に増え，スクリーニング目的に使用することもできる場合もあり，FDG-PETとほぼ同程度の検査精度との報告がある❶．その場合は拡散強調画像の併用が推奨される❷．被曝がないことや造影剤を使用せずとも骨の異常を同定しやすい点は大きな利点である．しかし対応機器が現時点では限定されるため，無症状スクリーニングに関しての汎用性は低く，全国津々浦々で多数発生する骨転移スクリーニングに使用するのは現時点では適切ではない．

後者の「症状に対する精査」では撮像範囲が限られるためMRIが使用しやすくなる．MRIは骨シンチグラフィと比較して高い感度と特異度で骨転移が指摘でき，骨破壊がないためにCTでは指摘できない骨梁間型の病変も指摘できる（図2）．脊柱管や神経孔との関連も評価できるため，骨転移だけでなく類似した症状を呈しうると考えられる硬膜転移や髄内転移も評価でき，神経症

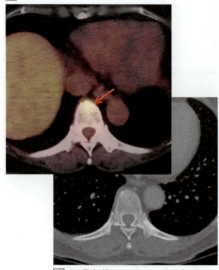
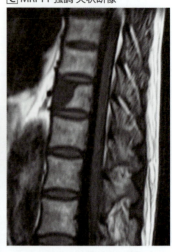

図2 63歳女性, 肺小細胞癌
A: 椎体前方に集積がみられる（→）.
B: 骨破壊がなく集積に一致した病変を指摘できない.
C: 正常骨髄の消失があり病変を同定できる.

状がある場合は必須である．また，担がん患者に骨関節領域の症状が生じても腫瘍性病変が原因とは限らない．非腫瘍性病変（特に頻度が高いのは，変形性関節症や脊椎症など）が原因である可能性についても MRI であれば正確に評価できる．

質的診断

骨転移の画像所見は溶骨型，造骨型，混合型，骨梁間型という分類で考えられることが多いが，厳密な分類ではない．CT，単純写真などの形態評価の画像所見はがん細胞の直接浸潤ではなく，がん細胞が侵入したことによる環境の変化をすべて反映した結果をみている．骨に到達したがん細胞は PTH 関連タンパク（parathyroid hormone related protein）を産生して骨芽細胞を刺激する．これにより骨芽細胞は RANKL（receptor activator of nuclear factor-κB ligand）を発現し，破骨細胞を成熟・活性化させる．この破骨細胞により骨吸

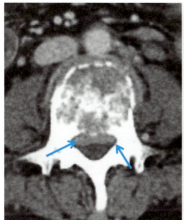 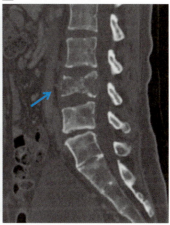

A 造影CT 横断像   B CT 骨条件 矢状断像

図3 30歳女性，卵巣癌．溶骨型に生じた圧迫骨折
A：溶骨性転移があり脊柱管に病変が膨隆（→）．
B：溶骨性転移のある腰椎椎体高が減少しており圧迫骨折を示す（→）．

収＝溶骨性変化が生じる．増殖が速いとがんがさらに増殖し溶骨が拡大するが，遅い場合は溶骨に対応して生じるリモデリングにより造骨が生じる．画像所見はこれらの変化が混在した結果であり，がんの増殖スピード，リモデリングの程度，さらには治療によって生じた諸々の変化が混在した非特異的なものである．しかし，原発巣によって取りやすいパターンはある．それを把握した上でさらに鑑別すべき疾患を検討することで診断を行う．

　溶骨型を示すことが多いがんとして肺癌，甲状腺癌，腎細胞癌，肝細胞癌などが代表的である（図3）．病変の増加スピードが速く破骨細胞の増加が優位とされる．圧迫骨折のリスクが高いため早い時期からの画像での指摘，注意喚起が重要である．治療が奏効すると硬化するため治療効果判定が容易である．鑑別に多発性骨髄腫，悪性リンパ腫，変性の強い線維性骨異形成症，巨細胞腫などがあがる．

　造骨型を示す代表は前立腺癌である．PSA（prostate specific antigen）に破骨細胞抑制や骨芽細胞活性化作用があるとされ[3]，骨転移は造骨型を示す．そのほか乳癌（図4），消化器癌（胃癌）などが造骨型を示す傾向にあるがこれらは混合型を示すことも多い．造骨による硬化像はびまん性に生じる場合も結節状に生じる場合もある．治療後の硬化拡大が治療効果なのか腫瘍拡大か判断

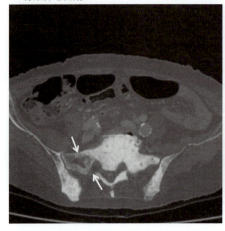

図4 93歳女性，乳癌．混合型骨転移
正常骨よりも硬化が強く造骨性転移が生じている．仙骨左側にはわずかに溶骨性変化があり混合型と考えられる．

つかず，画像での効果判定は困難とされている．鑑別に骨島，Paget病があげられる．

骨梁間型は骨梁が保たれた状態で腫瘍細胞の浸潤が生じているパターンである．CTで溶骨も硬化もはっきりしないがMRIでは正常骨髄信号の消失として容易に確認され（図2），PETでも指摘されることが多い．肺小細胞癌，胃の印環細胞癌などに認められる．所見は特徴的であるが，全脊椎転移の約1/3を占めるとする報告もあり[4]，疾患特異的とはいえない．鑑別に悪性リンパ腫をはじめとする血液腫瘍，Ewing肉腫などの小円形細胞腫瘍，血管腫があがる．転移とは治療方針が異なる疾患が鑑別となるため生検は躊躇すべきでない．また過形成骨髄はFDG集積を示し骨破壊がないことから骨梁間型転移を疑われてMRI検査を依頼されることが多い（図5）．chemical shift imageで信号が抑制されれば脂肪を含むことが示唆されるので骨髄であることに言及できるが，広範囲な場合は血液腫瘍やその前駆病変である可能性があり，精査の必要性を提言する必要がある．

骨折リスク

骨転移が生じた場合，常に病的骨折に注意を払う必要がある．パフォーマンスステータス（PS）への影響がより大きいものは荷重骨であり，脊椎，大腿骨，脛骨への転移が特に臨床的に重要で，読影も同部を重点的に行う必要がある．

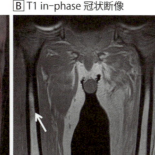
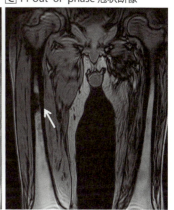

図5 72歳男性，赤色髄．後腹膜肉腫治療中
A： 右大腿骨骨髄にFDG集積がある．
B： T1 in-phaseでは軽微な信号低下のみ．
C： out-of-phaseでは強い信号低下を示し脂質の含有を示す．

　Mirelsのスコアリングシステムは骨転移から骨折に至るリスク評価に使用されてきたが，最近では過剰治療の原因となりうるとされ，CTでの剛性解析やひずみ解析によるリスク評価を推奨する流れがみられる[5,6]．現時点では実臨床への応用は難しいかもしれないが有用なツールになる可能性がある．

　骨折で発症して受診するケースも経験する．この場合，腫瘍の画像所見が骨折により修飾されており質的診断が困難になることが多い．骨病変が多発していれば転移を強く疑うことができ，原発巣の検索をCT，PETで行う．単発である場合や原発となる病変が指摘できない場合は生検が不可避となる．

　椎体転移に伴う骨折リスクは病変が大きいほど上昇する．骨の不安定性は骨粗鬆症がない症例の方がより強い悪影響を受けるとされており[7]，正常骨と転移部の強度差がリスクに関わっている可能性もある．

麻痺リスク

　脊椎転移は脊柱管内進展による脊髄圧迫，麻痺のリスクを常に考慮する必要がある．MRIが有用であることは説明不要だが，多くの症例で多発病変があること，骨転移だけでなく髄膜転移や脊髄内転移も評価対象とすべきであることから[8]，可能な限り造影MRIが推奨される．病変による硬膜や脊髄圧迫が疑

A MRI 脂肪抑制 T2 強調 矢状断像　B MRI 脂肪抑制 T2 強調 横断像　C MRI 脂肪抑制 T2 強調 横断像

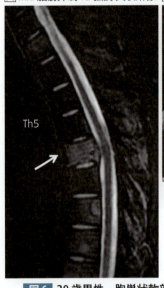
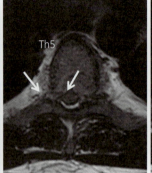
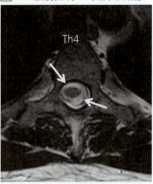

図6 30歳男性．胞巣状軟部肉腫．骨転移
A，B：Th5の骨転移が脊柱管内に膨隆，CSF space が消失し胸髄が圧迫されている（→）．
C：病変のない Th4 では CSF space が容易に確認できる（→）．

われる領域では T2 強調画像横断像にて脊髄周囲の硬膜下腔が残存しているか，脊髄が圧迫されているか注意深く確認する必要がある（図6）．腫瘍が大きい場合，椎体後縁だけでなく両側椎弓や棘突起に及ぶような広い範囲で硬膜嚢に接する病変がある場合は特に注意が必要である．Oshima らは転移性の脊髄圧迫症例の治療前 MRI 所見を治療後の機能との関連を調査し，脊髄の外周で 50%以上の範囲で圧迫されている場合は治療後の歩行機能が有意に低下したと報告しており[9]，早急な治療を推奨する根拠となり得るとしている．

文献

[1] Yang HL, Liu T, Wang XM, et al. Diagnosis of bone metastaseis:a meta-analysis comparing 18FDG PET, CT, MRI and bone scintigraphy. Eur Radiol. 2011; 21: 2604-17.
[2] Wu LM, Gu HY, Zheng J, et al. Diagnostic value of whole-body magnetic resonance imaging for bone metastases: a systematic review and meta-analysis. J Magn Reson Imaging. 2011; 34: 128-35.
[3] Yonou H, Aoyagi Y, Kanomata N, et al. Prostete-specific antigen induces osteoplatic

changes by an autonomous mechanism. Biochem Biophys Res Commun. 2001; 289: 1082-7.
4) 山口岳彦．脊椎転移の臨床病理学的特徴 – 画像診断の信頼性を中心に．整形外科．2010; 61: 893-7.
5) Stemheim A, Glladi O, Gortsak Y, et al. Pathological fracture risk assessment in patients with femoral metastases using CT-based finite element methods. A retrospective clinical study. Bone. 2018; 110: 215-20.
6) Villa-Camacho JC, Iyoha-Bello O, Bherouzi S, et al. Computed tomography-based rigidity analysis: a review of the approach in preclinical and clinical studies. Bonekey Rep. 2014; 3: 587.
7) Salvatore G, Berton A, Glambini H, et al. Biomechanical effects of metastasis in the osteoporotic lumber spine: a finite element analysis. BMC Musculoskelet Disord. 2018; 19: 38.
8) Louchrey GJ, Collins CD, Todd SM, et al. Magnetic resonance imaging in the management of suspected spinal canal disease in patients with known malignangcy. Clin Radiol. 2000; 55: 849-55.
9) Oshima K, Hashimoto N, Sotobori T, et al. New magnetic resonance imaging features predictive for post-treatment ambulatory function: imaging analysis of metastatic spinal cord compression. Spine (Phila Pa 1976). 2016; 41: E422-9.

［植野映子］

2-2 運動器疾患としての骨転移

5 造骨性と溶骨性骨転移
─組織像から見た骨折リスク─

　腫瘍が骨に転移を生じると，罹患骨は様々な反応を示す[1~6]．溶骨や造骨反応が生じたり，あるいは全く骨梁に変化を生じないまま骨梁間に腫瘍が浸潤増殖したりすることも多い．原発巣が異なる種類の腫瘍であっても，骨の反応は骨梁間型・溶骨型・造骨型・混合型に分類できる[2~6]．本稿ではがん骨転移における骨反応と骨折に関して，私が病理解剖で経験し理解してきたことを基に論じてみたい．

がん骨転移と骨折

　骨が脆弱化すれば骨折を生じやすくなる．転移性骨腫瘍も例外ではなく，しばしば病的骨折を生じ，痛みやQOL障害を生じる．転移を生じた骨すべてに骨折のリスクがあり，脊椎椎体，大腿骨頚部，上腕骨頚部，肋骨に好発する．このような病的骨折の多くはX線で明らかに確認できる完全骨折である．剖検症例では，がん骨転移に関連する微小骨折の評価も可能であり，これらは臨床的な完全骨折に先行する痛みと関係するといわれている．

転移性癌腫に対する骨組織反応

　前述したように，罹患骨の反応により骨梁間型・溶骨型・造骨型・混合型の4型に大別される．骨梁間型は罹患骨梁に変化を生じないもの，溶骨型は骨梁破壊の目立つもの，造骨型は新生骨形成反応あるいは既存骨梁の肥厚が目立つもの，混合型は溶骨像と造骨反応が混在するものと定義される[2~6]．極端に言えば，骨梁間型を除く転移性骨腫瘍は混合型であり，溶骨反応が目立つものが溶骨型，造骨反応の顕著なものが造骨型ということになる．骨では常に恒常性が保たれ，骨破壊が生じればその骨欠損を補うため骨芽細胞による造骨反応が生じ，造骨が生じると破骨細胞の活性も上昇する．つまり，溶骨反応と造骨反

応は相互排他的な現象ではなく，どちらか一方だけの反応は正常な生体では生じ得ない．溶骨や造骨は骨代謝活性が亢進することで生じるため，骨梁間型は骨代謝活性が活性化されない病態と理解できる．転移腫瘍細胞や罹患骨基質から分泌されるサイトカインなどの液性因子が，骨芽細胞と破骨細胞を活性化させると考えられている．そのため，原発腫瘍の種類によっては特定の組織反応が生じやすいことが知られており，腎癌は溶骨型を，前立腺癌は造骨型を高率に生じる[7,8]．それぞれの組織型には厳密な境界はなく，その判断は観察者の主観に任されている．骨梁間型・溶骨型・造骨型・混合型は，あくまでも罹患骨の組織反応による分類であり，その所見はX線やCT所見と相関する．

がん骨転移による骨折リスク

　組織像による厳密な骨折リスクの評価は困難である．どのような組織所見を示すにせよ，病変が小さければ病的骨折は生じにくい．「組織像から見た骨折リスク」という副題ではあるが，生検検体所見は病変の部分像に過ぎないことから骨折リスク評価には適せず，切除検体から骨折のリスクを評価すること自体意味をなさない．むしろ画像検査の方が骨折のリスク評価に適している．実際，骨折リスクの評価は画像検査により行うのが一般的である．そこで，組織型別の骨折の可能性について考えてみたい．
　少し古い文献[9]ではあるが，荷重骨である大腿骨を例に考えられた骨折準備状態に関する記述を引用する．
　① 大腿骨頚部の骨転移で骨皮質に及んでいる病変
　② 大腿骨転子部の骨転移で骨の横断面の60％を超えている病変
　③ 大体骨骨幹部の骨転移で骨皮質の50％を超える病変
　これらの基準は現在でも通用すると考えられる．組織型に関する言及はないが，これらの基準の前提は骨量が減少する溶骨型転移であろう．骨折は骨が脆弱になることにより生じるため，溶骨型転移に生じやすいであろうことは容易に想像できる．

溶骨型転移での骨折

　溶骨型転移では，罹患骨の骨量が絶対的に減少するため病的骨折をきたしや

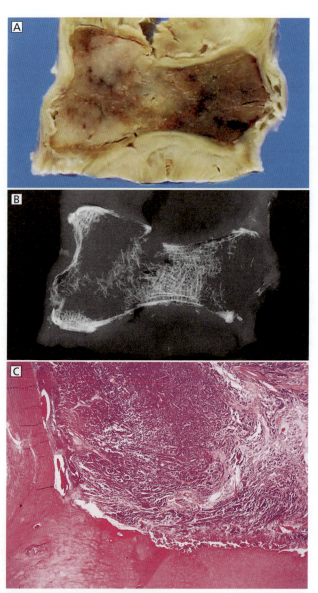

図1 69歳男性，肺小細胞癌脊椎転移症例

A：L5 矢状断肉眼像．椎体高が減少し，圧迫骨折を生じている．椎体内は，灰白色〜褐色の腫瘍に置換されている．B：L5 矢状断 X 線像．圧迫骨折を生じた椎体の前方および後方の骨梁構造は消失しており，組織学的な溶骨型転移に相当する．肉眼的に腫瘍が増殖しているにも関わらず，中部の骨梁は保たれており，この領域は組織学的な骨梁間型転移に相当する．C：HE 染色切片弱拡大像．椎間板と靱帯に囲まれた椎体隅角部に腫瘍が増殖し，既存の骨梁構築を認めない（溶骨型転移）．

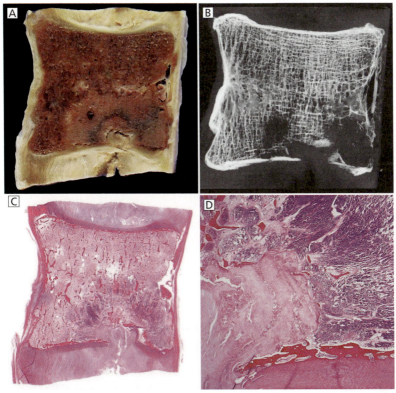

図2 69歳男性，肺小細胞癌脊椎転移症例

A：L3 矢状断肉眼像．後方寄り 1/3 の下面の椎体終板が破綻し，椎体内に椎間板が脱出している（Schmorl 結節）．脱出椎間板を中心とした半円形の淡褐色領域は転移性腫瘍に相当し，その外側には褐色の正常骨髄を認める．B：L5 矢状断 X 線像．肉眼的腫瘍領域の前方および後方の骨梁が消失している（溶骨型転移）．C：HE 染色切片ルーペ像．脱出椎間板周囲の好塩基性腫瘍領域に一致して，好酸性の骨梁が消失している（溶骨型転移）．D：HE 染色切片弱拡大像．破綻した椎体終板から椎間板が椎体内に脱出し，その周囲には既存の骨梁構造を欠く腫瘍増殖を認める．

すい（図1）．その前段階である不全骨折の頻度も当然高いと考えられる．実際，病的骨折を生じる多くの病変は溶骨型を示し，脊椎椎体，大腿骨頚部，上腕骨頚部，肋骨に生じる．臨床的に注意を要する溶骨型転移による特異な骨折の形態として，Schmorl 結節がある（図2）．Schmorl 結節は椎間板の椎体内脱出（ヘルニア）であり，その先行病変として骨転移もあがる．中高年者の突然の痛みにより発症する Schmorl 結節では，がん骨転移が先行病変である可能性

を考慮する必要がある．腫瘍を先行病変としない急性の Schmorl 結節は，MRI にて脱出椎間板周囲に浮腫性骨髄を認めるのみであるが，転移性腫瘍が先行する例では，中心から① 脱出椎間板，② 転移性腫瘍，③ 浮腫性骨髄を示す半円形の 3 層構造を呈する[10]．

混合型転移での骨折

混合型転移は，文字通り溶骨像と造骨像が混在するため，溶骨部では溶骨型転移に準じた骨折が生じる．脊椎椎体骨折などでは，比較的小さな溶骨型転移に骨折が生じると，過剰な反応性骨形成により混合型と評価せざるを得ないこともある．

造骨型転移での骨折

造骨型転移は骨量が増加することから，一見病的骨折を生じにくいと思われがちである．確かに長管骨の完全骨折は溶骨型に比し少ないが，造骨型転移を生じた脊椎椎体を観察すると，しばしば椎体高が減少していることに気がつく（図 3）．なぜ椎体高が減少するのかに関する論文は見当たらないが，繰り返された微小骨折によると考えられる．硬化した骨梁が骨折を生じるとはにわかには信じられないかもしれないが，すでに触れたように造骨型転移であっても，必ず溶骨反応を伴う．その際，荷重負荷により微小骨折が生じるであろうことは想像できる．少数の微小骨折のみでは椎体高の減少を生じることはないが，がん細胞が椎体全体に浸潤する過程で，微小骨折が重積するとこのような現象が生じるのではないかと考えられる．骨が硬化することにより易骨折性を生じる現象は大理石骨病で知られており，長管骨の骨幹部に横骨折を生じる．大理石骨病では，破骨細胞の分化不全により骨吸収が生じないため，一方的に骨形成が進行する．そのため骨の一様な硬化により可塑性は著しく減少する．そのため，荷重負荷による剪断力に抗しきれず横骨折を生じる．同じ骨硬化であっても，転移性骨腫瘍では，骨代謝が亢進し破骨細胞による骨吸収が生じるため，転移巣に一致した不規則かつ限局的な骨硬化を生じる．そのため，大理石骨病での機序による横骨折は生じにくく，むしろ骨硬化病変と正常骨の境界部での骨折が生じやすい．これは，硬化骨と正常骨の境界部が力学的な弱点になるた

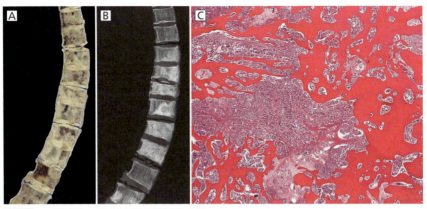

図3 71歳男性，前立腺癌脊椎転移症例

A：脊椎矢状断肉眼写真（Th5-L2）．L1椎体前方1/2に既存骨髄が残っている領域（褐色領域）を除き，椎体全体に灰白色の転移性腫瘍が増殖している．B：脊椎矢状断X線写真（Th5-L2）．Th5, 6, L1骨梁に溶骨・造骨像を認めず，骨梁間型転移と判断できる．一方，他の椎体には著しい造骨像がみられ，造骨型転移に相当する．Th8には前方の椎体高が軽度減少した楔状変形を，Th9には椎体高の減少を認める．造骨型転移にもかかわらず椎体圧迫骨折を生じている．C：HE染色切片弱拡大像．造骨反応により生じた肥厚したあるいは繊細な骨梁を認める．しかし，造骨型転移ではあっても，部分的には既存骨梁構築を欠く溶骨像もみられる．

めである．なお造骨型転移では，骨量増加と骨髄腔の著しい狭小化の結果造血骨髄が減少し，著しい貧血を生じることがあるため注意を要する．

骨梁間型転移での骨折

骨梁間型転移は，骨梁に溶骨像も造骨像も生じないため病的骨折が発生しにくいように思える．しかし，椎体圧迫骨折を示す症例にしばしば遭遇する．そのような例での骨折は胸腰椎移行部に多く，転移性腫瘍による骨折であるのか，背景因子の骨粗鬆症によるものであるかの判断は難しい．椎体全体に転移が及ぶ椎体ではしばしば広範な壊死を伴う．骨梁が壊死に陥ると骨代謝も失なわれるため骨の改築が障害される．その結果，長期の過重負荷により壊死骨が圧壊する可能性も考えられる．

転移性骨腫瘍の背景疾患

　転移巣における骨量の減少が病的骨折の大きな要因と考えられるが，加齢による骨粗鬆症，腫瘍による高カルシウム血症，腎不全患者においては長期の血液透析による合併症なども骨折のリスクを増加させる．転移性骨腫瘍の組織診断時には，非腫瘍領域の骨組織の形態評価も重要である[11]．骨粗鬆症を背景因子とした椎体圧迫骨折は胸腰椎移行部に好発する．

まとめ

　転移性骨腫瘍は，罹患骨梁の反応により骨梁間型・溶骨型・造骨型・混合型に大別され，当然溶骨型では病的骨折のリスクは高い．しかし，骨折が生じにくい印象のある造骨型転移であっても，病的骨折を生じる．

文献

[1] Galasko CSB. 4 Development t of skeletal metastases. In: Galasko CSB. Skeletal metastases. London: Butterworths; 1986. p.22-51.
[2] Yamaguchi T, Tamai K, Yamato M, et al. Intertrabecular pattern of tumors metastatic to bone. Cancer. 1996; 78: 1388-94.
[3] Yamaguchi T. Intertrabecular vertebral metastases: metastases only detectable on MR imaging. Semin Musculoskelet Radiol. 2001; 5: 171-5.
[4] 山口岳彦．転移性骨腫瘍診断の病理と画像所見．臨床画像．2001；17（増刊）：115-20.
[5] 森脇昭介．骨転移総論．In：森脇昭介．骨転移の病理―基礎と臨床のはざまで―．東京．杏林書院；2007．p.22-127.
[6] 山口岳彦．脊椎転移の臨床病理学的特徴：画像診断の信頼性を中心に．整形外科．2010；61：893-7.
[7] 森脇昭介．泌尿器系腫瘍の骨転移．In：森脇昭介．骨転移の病理―基礎と臨床のはざまで―．東京．杏林書院；2007．p.249-60.
[8] 森脇昭介．男性器腫瘍の骨転移．In：森脇昭介．骨転移の病理―基礎と臨床のはざまで―．東京：杏林書院；2007．p.261-75.
[9] 内田淳正．2 病的骨折と痛み．In：松本俊夫，他編．癌と骨病変．東京：メディカルレビュー社；2004．p.105-10.
[10] Yamaguchi T, Suzuki S, Ishiiwa H, et al. Schmorl's node developing in the lumbar vertebra affected with metastatic carcinoma: correlation Magnetic Resonance imaging with histological findings. Spine. 2003; 28: E503-5.
[11] 山口岳彦．第 10 章 骨関節．In：吉野 正，他編．カラーアトラス病理組織の見方と鑑別診断．6 版．東京：医歯薬出版；2018．p.507-36.

［山口岳彦］

2-2 運動器疾患としての骨転移

6 骨転移患者に対する装具治療の基本
―がんロコモを防ぐには―

基本的な考え方

　骨転移に対する装具療法の目的は，ADL（日常生活動作）やQOLの改善である．ADLやQOLが改善すると予想される場合に使用することが原則であり，局所の評価だけではなく病勢や全身状態，予後を把握した上で，補装具を処方すべきである．生命予後が長いと予測される患者の場合は，長期的な局所予後を想定した上で，長期間の厳密な局所の安静が必要なことがある．一方，予後が短い患者の場合には，患者の安楽のために処方することが原則であり，つけたくない装具を無理強いするべきではない．骨転移診療ガイドライン，がんのリハビリテーションガイドラインのいずれにおいても，補装具の使用が推奨されている❶❷が，補装具を使用することにより，骨関連事象（skeletal related event：SRE）の発生頻度の減少やADL，QOLの改善が得られたとするエビデンスは存在しない．装具を処方する際には，装具をしていても骨折や麻痺を生じうる旨を説明しておく必要がある．

装具療法の適応

　骨転移に対する補装具療法の目的は，①メカニカルな疼痛の改善，②骨折や麻痺の予防や治療（もしくは悪化の予防）である．装具により，力学的に固定し，変形を軽減，支持性を補強することで骨折や麻痺を予防するとともに，疼痛を改善し，ADLを向上させる．いずれの場合も，全身療法，放射線治療，手術による局所の制御を併用しなければ長期的な機能の維持・改善を得ることは難しい．手術を行わない場合は，治療が奏効しても，骨強度が回復するまでに2〜3カ月以上を要するため，その間は装具治療を継続する必要がある．

体幹装具

　脊柱運動の抑止と安定化による局所の安静，炎症や疼痛の軽減，患者に対する心理的効果と注意喚起，などを目的とする．疼痛が強い場合，脊椎の不安定性が強い場合，麻痺または切迫麻痺の場合に処方を検討する．上位から中位胸椎に病変がある場合には装具装着による制動効果は限られており，当院ではT3-T8の胸椎病変に対して胸腰仙椎装具は使用していない．脊椎の不安定性の評価には，spinal instability neoplastic score（SINS）を用いる[3]．不安定性が強いと判断した場合は脊椎固定術を検討するべきだが，放射線治療や全身治療により期待できる効果を勘案した上で適応を決めるべきである．手術を行う場合には，原則として手術を行うまでは症状が悪化しないように安静度の制限を厳しくすることが多い．放射線治療を行う場合には，放射線治療が終了する時期に合わせてコルセットを作成し，痛みに応じて，麻痺の悪化がないことを確認しながら安静度の制限を緩和する．

　頚椎装具は，当院では主にフィラデルフィアカラーとソフトカラーを用いることが多い．いずれも固定性は低く，頚椎の屈曲や伸展をわずかに制限する程度であり，局所の安静が目的となる．特に，終末期の患者においては，患者がつけていると楽と感じれば使用するが，不快だけで楽と感じない場合には，無理には使用させていない．頚胸椎装具は不安定な病変による頚髄損傷や，不安定性のため頭部の重みで強い疼痛を生じる場合などに検討する．SOMIブレースやハロー装具などがあるが，当院では固定術を行う際の周術期に使用するのみであり，終末期に保存治療を行う場合にはソフトカラーで代用することが多い．

　胸椎や腰仙椎に対しては，軟性コルセット（ダーメンコルセット），ジュエット型腰仙椎装具，硬性コルセットを用いることが多い．軟性コルセットは，腹圧を上昇させることで，横隔膜を押し上げ骨盤底筋を押し下げる力として働き，支持に必要な背筋群筋力を減少させ，脊柱を体軸方向に伸張させることで，腰椎にかかる力学的負担を軽減すると考えられている[4,5]．したがって，胸水や腹水がたまっている患者では，体幹装具を装着すると呼吸が苦しくなることが多く，基本的には適応にならない．ジュエット型装具は，脊椎の前屈を制御し後屈を補助し，胸椎から胸腰椎移行部の病変で脊椎の前屈を制限したい時に用いる．いずれの装具も回旋を制限する効果は少ない．硬性コルセットは屈伸，

側屈，回旋のすべての方向を強固に固定するので，強い固定が必要な場合に用いられる．骨転移による下肢麻痺を生じた症例で，不安定性が強い病変に対して適応があると考えられるが，制動効果が強い分不快感が強くコンプライアンスが悪いため，当院では骨転移の患者に対してはほとんど用いていない．

四肢骨転移に対する装具

　下肢荷重骨の骨折や切迫骨折に対しては，放射線治療を行っても骨強度が回復するまでに時間がかかり長期間の免荷が必要になるため，全身状態が許せば手術治療を行うべきである．特に大腿骨近位部は装具治療の効果が得られないことが多く，基本的には手術により荷重歩行を目指すことが原則である．四肢長管骨骨転移の手術適応や骨折リスクについては Mirels スコア[6]（p.90）や皮質骨への浸潤の程度[7]を参考にする．保存治療の場合に装具を処方するが，下腿以遠の荷重部骨折に対して patella tendon bearing（PTB）装具などを用いることが多い．

　上肢の骨折の場合には，疼痛なく上肢を使用できることを第一の目標と考える．上腕骨近位部骨折の場合は三角巾やバストバンドを用いた固定と放射線治療のみで対応できるケースも多く，疼痛が改善すれば必ずしも手術は必要ではない．ただし，下肢の麻痺がある場合や下肢の骨転移により免荷が必要な場合には，杖に荷重したり，ベッド上でのプッシュアップ動作を行ったりする必要があり，上肢の骨強度が要求されるため，積極的に手術を検討すべきである．上腕骨骨幹部骨折の場合は，髄内釘を第一選択とするが，手術ができない場合にはファンクショナルブレースによる固定と放射線治療を行う．この場合は肘の自動屈曲や自動伸展を行うと，血行が促進され，筋萎縮や骨萎縮の予防，骨折部への圧迫力による骨癒合の促進，などの効果が期待される．ただし，局所での治療が奏効しない限りは骨癒合を得られることはなく，保存治療で疼痛の軽減が得られない場合には手術を考慮するべきである．

歩行補助具

　下肢や骨盤の荷重部の骨転移症例で，手術治療の有無にかかわらず免荷が必要な場合には杖や歩行器を処方する．骨盤の骨強度に関する明確な指標はない

ため，当院では，臼蓋に粗大な骨転移がある場合にはCTの再構成を行い，臼蓋荷重部の軟骨下骨の連続性をみて免荷の程度を決定している．

若年者ではT-caneや松葉杖，ロフストランド杖を用いるが，高齢者では使いこなせない場合が多いので歩行器を用いることが多い．① 局所の骨強度，② 全身の骨病変の分布と強度，③ 予後，④ 年齢や理解力，⑤ 生活環境，を考慮に入れた上でゴール設定や免荷の程度，歩行補助具の種類を決定する．歩行補助具の機能としては，下肢の免荷，立位・歩行時のバランス向上，歩行時の重心移動の代償，があげられる．

基本的には片側の病変で3/4 WB以上荷重してもよい場合はT-caneを用いる．T-caneが不安定な場合は，ロフストランド杖を用いたり，3点杖や4点杖など多点杖を用いたりするが，多点杖を用いる場合はスペースが必要になり歩行スピードも遅くなる．3/4 WB以下の荷重しかかけられない場合には，松葉杖やロフストランド杖を用いるが，現実的には高齢者が多く，使いこなせない場合が多いので，歩行器を用いることが多い．

歩行器には，フレーム型歩行車，pick-up式歩行器，交互式歩行器，車輪付き交互式歩行器など多数の種類があるが，フレーム型歩行車は段差やスペースの問題で自宅では使えないことが多い．一方，pick-up式歩行器や（車輪付き）交互式歩行器は，比較的狭いスペースでも使用可能であり，歩行器を推進するために持ち上げることができれば，自宅で使用可能なことが多い．

歩行補助具を処方する際に重要なポイントは，免荷の程度を1/2 WBなど具体的な数字で示し本人と家族によく説明し，院内ではセラピストのみならず主治医や病棟看護師に伝えることである．そうしないと，病室内のベッドから廊下にある歩行器まで全荷重歩行を行ってしまう場合がある．また，骨折リスクはあるが疼痛がないため荷重できてしまう場合は，本人のADLやQOLを優先し荷重を許可する場合もある．その際には，患者や家族と密にコミュニケーションをとり，あらかじめリスクをよく説明しておく必要がある．特に，鎮痛剤の効果で疼痛が消失している場合は骨折リスクが高くなるので，注意が必要である．

車椅子

原則として荷重歩行を目標として治療を行うが，全身状態，体力や運動能力，

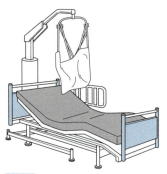
図1 リフター

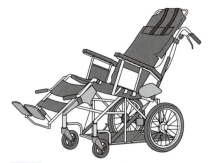
図2 リクライニング・ティルト式車椅子

局所の状態，など総合的に判断して車椅子をゴールとせざるを得ないこともある．しかし，歩行できずに意欲が低下した患者が，車椅子に乗ることで意欲が高まったり，車椅子を用いれば移動が自立したりすることもある．まずは移乗自立を目標とするが，介助が必要な場合でもスカートガード跳ね上げ式の車椅子やトランスファーボードを用いることで移乗が自立することがある．自宅での介助下の移乗が困難と予想される場合は，リフターをレンタルして移乗することも可能である（図1）．座位での移乗や座位保持が困難な場合には，リクライニング・ティルト式車椅子を用いることもある（図2）．大きさを考えると自宅での使用は困難なことが多いが，ベッド上で過ごさなければならない患者が，車椅子で外出できることはQOL向上に非常に役に立つ．

文献

1. 日本臨床腫瘍学会，編．骨転移診療ガイドライン．東京：南江堂；2015．p.22-3．
2. 日本リハビリテーション医学会，がんのリハビリテーションガイドライン策定委員会，編．がんのリハビリテーションガイドライン．東京：金原出版；2013．p.91．
3. Fisher CG, DiPaola CP, Ryken TC, et al. A novel classification system for spinal instability in neoplastic disease: an evidence-based approach and expert consensus from the Spine Oncology Study Group. Spine（Phila Pa 1976）. 2010; 35: E1221-9.
4. Morris JM, Lucas DB, Bresler B, et al. Role of the trunk in stability of the relieving the pressure on the lumbar intervertebral discs. J Bone Joint Surg Am. 1961; 43: 327-51.
5. Bartelink DL. The role of abdominal pressure in discs. J Bone Joint Surg Br. 1957; 39: 718-25.
6. Mirels H. Metastatic disease in long bones: a proposed scoring system for diagnosing impending pathologic fractures. Clin Orthop. 1989; 249: 256-64.
7. Van der Linden YM, Dijkstra PD, Kroon HM, et al. Comparative analysis of risk factors for pathological fracture with femoral metastases. J Bone Joint Surg Br. 2004; 86: 566-73.

［篠田裕介］

2-2 運動器疾患としての骨転移

7 病的骨折の治し方
―がん患者が動けるために―

病的骨折を治すとはどういうことか

　骨折治療のバイブルである"Rockwood and Green's fractures in adults"に「病的骨折」の章があり，病的骨折とは「異常に弱くなった骨に生じた骨折であり，日常生活動作や極めて小さな外力などの，骨が折れるはずのない状況で生じる骨折である」と記載されている[1]．病的骨折の代表格は，骨粗鬆症によって生じる骨折である．超高齢社会を迎えた本邦で働く整形外科医の多くが，毎日のように何らかの形で骨粗鬆症によって生じた病的骨折に関わっているはずである．高齢者の大腿骨近位部骨折では，できる限り早期の手術が推奨されている．これは「低くない手術リスクを負っても，早期に手術し早期に離床させることで得られるメリットが大きい」との考えが背景にある．すなわち「骨粗鬆症性病的骨折を治す」際の治療コンセプトは，若年者に生じた一般的な骨折の治療コンセプトとは異なることが，整形外科医の中で広く認知されている．

　では，転移性骨腫瘍によって生じた「病的骨折を治す」とはどういうことか．このことを理解するためには，がん患者の身体機能を把握するための指標とし

表1 パフォーマンスステータス（PS）

Score	定義
0	全く問題なく活動できる．発病前と同じ日常生活が制限なく行える．
1	肉体的に激しい活動は制限されるが，歩行可能で，軽作業や座っての作業は行うことができる．例：軽い家事，事務作業
2	歩行可能で自分の身の回りのことはすべて可能だが作業はできない．日中の50％以上はベッド外で過ごす．
3	限られた自分の身の回りのことしかできない．日中の50％以上をベッドか椅子で過ごす．
4	全く動けない．自分の身の回りのことは全くできない．完全にベッドか椅子で過ごす．

〔Eastern Cooperative Oncology Group（ECOG）の定義を日本臨床腫瘍研究グループが日本語訳〕

てパフォーマンスステータス（PS）（表1）の重要性を知る必要がある[2]．固形がんに対する化学療法の適応有無を判断する場合，PSが重要視されている．すなわちPS 0，1であれば化学療法の適応になるが，PS 3，4の場合，適応外とされる場合がある．この判断の背景として，PS低下は原病の病勢進行に伴う全身状態の悪化を反映しているという考えがある．ここで問題になるのが病的骨折によって生じた「見かけ上のPS低下」である．昨日までPS 0，1であった患者が，下肢の病的骨折を生じた瞬間に，動けなくなり，ベッド上安静となりPS 3，4まで低下する．このPS低下は全身状態悪化を反映した本来のPS低下ではなく，運動器の問題が解決されれば改善が期待できる，運動器局所の問題による「見かけ上のPS低下」であるため，本来のPS低下と区別されるべきものである．「病的骨折を治す」ということは，病的骨折によって生じた疼痛を軽減し，局所の不安定性を改善させることで，患者の見かけ上のPS低下を改善することである．「病的骨折を治す」ことは，がん患者の生活の質の向上のみならず，がん治療の継続，治療選択肢を広げる重要な役割がある．

誰が転移性骨腫瘍によって生じた病的骨折を治すのか

再び"Rockwood and Green's fractures in adults"の病的骨折の章に戻る．病的骨折の章で，転移性骨腫瘍によって生じた病的骨折・切迫骨折の評価と治療について多くのページが割かれている．それはなぜか？　章の序文に「病的骨折の多くが，一般整形外科医により治療される．よって，全ての整形外科医が，このような患者の基本的な治療原則を理解した上で，病的骨折を適切に診断し治療することが重要である」と書かれている[1]．すなわち，骨粗鬆症によって生じた病的骨折と同様，転移性骨腫瘍によって生じた病的骨折は一般整形外科医によって治療される外傷であり，一般整形外科医はその認識の上で勉強し対応する必要がある．

切迫骨折を治す

切迫骨折とはその名の通り，骨折が差し迫っていること，つまり今にも折れそうな状態のことである．切迫骨折と診断したならば，速やかに治療することが重要である．切迫骨折に対する内固定手術は，患者に与える益が多いことが

知られている．切迫骨折の時点で手術を受けた患者と，病的骨折を生じてから手術を受けた患者を比較した場合，切迫骨折患者群で入院期間が短く（平均2日），自宅退院の割合が多く（40％），速やかに除痛が得られ，手術時間が短く，出血が少なく，以前のADL（日常生活動作）へ回復し，生存率が改善し，インプラント合併症が少ないとの報告がある[3,4]．これはまさに，「病的骨折を治す」ことである．切迫骨折に対する髄内釘固定術は，「整復不要の骨折内固定材挿入手術」であるため，手技的に容易であることからも一般整形外科医が多分に介入できる領域である．ただし，切迫骨折を治療する際には，非常に小さな外力や捻れの動きで，病的骨折を生じることに注意が必要であり，手術室で体位をとる場合や消毒時には特に慎重を期す必要がある．

切迫骨折であることの診断には，Mirelsスコアが使用されている[5]．これは，部位（上肢，下肢，大腿骨転子部），疼痛の程度（軽，中，重），転移巣のタイプ（造骨性，混合性，溶骨性）と大きさ（横径に対する割合）の4つの因子それぞれに1〜3ポイントを割り当て，9点以上で切迫骨折であると考える（表2）．Mirelsスコアと実際の骨折発生率の間に解離があることや[6]，腫瘍を専門とする医師が点数付けをしたとしても，スコアの客観性や再現性が低いことが問題であると報告されている[7]．あくまで，一つの指標としてスコアを計算した上で，生命予後，併存症，病変の広がり，がん種，予定されているがんに対する治療，痛みの程度などを踏まえて手術適応を判断する．正確に予後を

表2 Mirels スコア

		スコア
部位	上肢	1
	転子部以外の下肢	2
	大腿骨転子部	3
疼痛	軽度（Mild）	1
	中等度（Moderate）	2
	重度（Functional）	3
骨転移タイプ	骨形成	1
	混合	2
	骨溶解	3
横径に対する病変の割合	<1/3	1
	1/3〜2/3	2
	>2/3	3

8点がボーダーライン，9点以上を切迫骨折とみなして手術療法を考慮する．
（Mirels H. Clin Orthop Relat Res. 1989; 249: 256-64[5]より）

決めることは必ずしも簡単なことではなく，手術を行うか否かは複数の領域の専門家を含むチームと患者，患者の家族が相談すべきである．少なくとも骨折治療を担当する整形外科医は，単独で治療適応を判断するのではなく，原発診療科の医師とコミュニケーションをとることが肝要である．

術式決定で知っておくべきこと

予後が短い場合は内固定，予後が長い場合は人工関節置換が基本である．欧州での調査によると，腫瘍を専門とする整形外科医は，原則通り予後が長い患者に対して人工関節置換術を選択する傾向がある一方，一般整形外科医は予後の長さにかかわらず髄内釘固定による内固定術を選択する傾向があった[8]．骨折に対する髄内釘固定術は一般的な手術であり，腫瘍用インプラントを用いる人工関節置換術は一般的な手術とはいえないため当然の結果である．一般整形外科医がやるべきことは，髄内釘適応となる長管骨骨幹部の病的骨折，切迫骨折を的確に抽出し，可及的速やかに髄内釘固定をすることである．言い方を変えれば，すべての病的骨折患者の手術を請け負う必要はなく，逆にすべての病

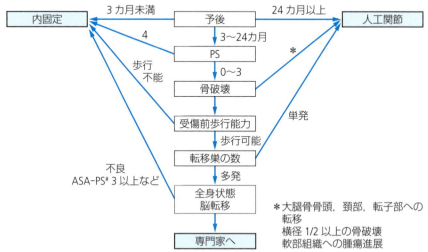

図1 術式決定のためのフローチャート

#American Society of Anesthesiologists Performance Status
（Araki N, et al. J Orthop Sci. 2017; 22: 938-45[9] より一部改変）

的骨折患者を専門家に送る必要はない．

　髄内釘の適応か否かを判断するために知っておくべきことは何か．2017年にJCOG（the Japan Clinical Oncology Group）の論文に掲載されているフローチャートが一般整形外科医が術式決定をする際に役立つ（図1）[9]．これによると，術式決定には，予後，PS，病的骨折の部位，受傷前のADL，転移巣の数，脳転移の有無，全身状態を知る必要がある．予後は原発診療科医師に聞けばよいが，同時に新片桐スコアを知っておくべきである（表3）[10]．原発巣の進行速度など，新片桐スコアを計算するために必要な情報は把握しておくべきである．これらスコアやフローチャートを用いて評価した上で，最終的には本人，家族および関わる医療スタッフと共に判断する．病的骨折診療には，多職種，多診療科専門医によるチームが必要であることは周知の事実である．整形外科医の中でそのチームに加わっているのは腫瘍を専門とする整形外科医がほとん

表3 新片桐スコア

予後因子		スコア
原発巣の種類	・slow growth ホルモン治療感受性乳癌，ホルモン治療感受性前立腺癌，甲状腺癌，悪性リンパ腫，多発性骨髄腫	0
	・moderate growth 分子標的薬使用肺癌，ホルモン治療抵抗性乳癌，ホルモン治療抵抗性前立腺癌，腎癌，子宮体癌，卵巣癌，肉腫	2
	・rapid growth 分子標的薬非使用肺癌，大腸直腸癌，胃癌，膵癌，頭頚部癌，食道癌，胆嚢癌，肝癌，泌尿器癌，悪性黒色腫，原発不明がん	3
内臓または脳転移	なし	0
	結節性転移	1
	播種性転移	2
血液検査異常	・Normal	0
	・Abnormal（下記のいずれか） LDH＞250 IU/L，CRP＞0.3 mg/dL，Alb≦3.6 g/dL	1
	・Critical（下記のいずれか） 補正後血清 Ca≧10.4 mg/dL，T.Bil≧1.4 mg/dL，Plt≦10万/μL	2
ECOG Performance Status 3〜4		1
過去の化学療法あり		1
多発骨転移		1
合計		＿／10

（Katagiri H, et al. Cancer Med. 2014; 3: 1359-67[10]より）

どである．腫瘍を専門としないが，骨折治療を担当する整形外科医がチームに入ることで，病的骨折手術の質を上げることができるかもしれない．

固定の原則

　通常の骨折手術において，骨折治癒を成功させるために術者が術前，術中に考えることは，骨折の「整復」と固定後の「安定性」である．病的骨折では，健康な骨の骨折と比べて周囲の軟部組織の損傷はわずかである．そのため，骨折の整復に用いる技術の要求度は高くないため，通常の骨折治療に慣れている整形外科医であれば大方問題は生じない．通常の骨折治療で考える「安定性」とは，骨折型や解剖学的部位に応じ選択した固定方式により決まる，「絶対的安定性」もしくは「相対的安定性」のことである．これは，骨癒合を目指す観点から重要な概念であり，放射線治療を行っても30〜40％しか癒合しない病的骨折手術では無関係である[11,12]．また，「病的骨折を治す」とは，先に述べた通り，早期に患者のPSを上げることである．すなわち，術後即座に荷重でき，骨癒合しない状態で患者の残された期間使用できる耐久性を有する内固定方法を選ぶことが理想的である．そのため，使用するインプラントは，通常の骨折では荷重制限などをしながら，骨癒合まで骨折部にかかる負荷を一時的に支える（load sharing）ことが目的となることに対し，病的骨折では最初から最後までインプラントで荷重負荷を支える（load bearing）ことが目的となる．このことから，病的骨折手術では固定強度を増すために polymethyl methacrylate（PMMA）を病変部位に充填する場合がある．また術前，術後の放射線治療や化学療法を併用する場合がある．また，通常の骨折治療と違い，骨折の解剖学的部位，骨質とともに，同一骨内での腫瘍の進展も考える必要がある．髄内釘を選択する場合には，大腿骨，上腕骨，脛骨全長にわたって固定すべきである[13,14]．特に，大腿骨骨幹部病的骨折では，手術時に大腿骨頚部に転移巣がないとしても，reconstruction nail を使用し頚部を含めて固定する．大腿骨骨幹部に転移性病変を有する患者では，術後に大腿骨頚部に病変を生じることがあり，reconstruction nail を使用することで，将来の大腿骨頚部病的骨折を予防できる可能性がある．病的骨折内固定術のリスクとして，固定力不足になること，インプラント折損が生じる可能性，局所再発する可能性があることを知っておくべきである．

まとめ

病的骨折の多くが，一般整形外科医により治療されるべきものであるとの認識を持つべきである．すべての整形外科医が，病的骨折患者の基本的な治療原則を理解した上で，手術担当医としてチームに入り，手術治療を行うことが重要である．

📄 文献

❶ Rajani R, Quinn RH. Pathologic Fractures. In: Tornetta Iii P, Ricci WM, Court-Brown CM, et al, ed. Rockwood and Green's Fractures in Adults, 9th ed. Wolters Kluwer; 2019.

❷ 日本臨床腫瘍研究グループ：ECOG の Performance Status（PS）の日本語訳. http://www.jcog.jp/doctor/tool/C_150_0050.pdf

❸ Bunting RW, Boublik M, Blevins FT, et al. Functional outcome of pathologic fracture secondary to malignant diseases in a rehabilitation hospital. Cancer. 1992; 69: 98-102.

❹ Katzer A, Meenen NM, Grabbe F, et al. Surgery of skeletal metastases. Arch Orthop Trauma Surg. 2002; 122: 251-8.

❺ Mirels H. Metastatic disease in long bones: a proposed scoring system for diagnosing impending pathological fractures. Clin Orthop Relat Res. 1989; 249: 256-65.

❻ Van der Linden YM, Dijkstra PD, Kroon HM, et al. Comparative analysis of risk factors for pathological fracture with femoral metastases. J Bone Joint Surg Br. 2004; 86: 566-73.

❼ Howard EL, Shepherd KL, Cribb G, et al. The validity of the Mirels score for predicting impending pathological fractures of the lower limb. Bone Joint J. 2018; 100-B(8): 1100-5.

❽ Willeumier JJ, van de Sande MAJ, van der Wal RJP, et al. Trends in the surgical treatment of pathological fractures of the long bones: based on aquestionnaire among members of the Dutch Orthopaedic Society and the European Musculo-Skeletal Oncology Society (EMSOS). Bone Joint J. 2018; 100-B(10): 1392-8.

❾ Araki N, Chuman H, Matsunobu T, et al. Factors associated with the decision of operative procedure for proximal femoral bone metastasis: questionnaire survey to institutions participating the Bone and Soft Tissue Tumor Study Group of the Japan Clinical Oncology Group. J Orthop Sci. 2017; 22: 938-45.

❿ Katagiri H, Okada R, Takagi T, et al. New prognostic factors and scoring system for patients with skeletal metastasis. Cancer Med. 2014; 3: 1359-67.

⓫ Brown RK, Pelker RR, Friedlaender GE, et al. Postfracture radiation effects on the biomechanical and histologic parameters of fracture healing. J Orthop Res. 1991; 9: 876-82.

⓬ Gainor BJ, Buchert P. Fracture healing in metastatic bone disease. Clin Orthop. 1983; 178: 297-302.

⓭ Weber KL, O'Connor MI. Operative treatment of long bone metastases: focus on the femur. Clin Orthop. 2003; (415 Suppl): S276-8.

⓮ Yazawa Y, Frassica FJ, Chao EY, et al. Metastatic bone disease: a study of the surgical treatment of 166 pathologic humeral and femoral fractures. Clin Orthop. 1990; 251: 213-9.

［松井健太郎，渡部欣忍，河野博隆］

2-2 運動器疾患としての骨転移

8 外科的切除を行う骨転移
―がんロコモとがん治療―

　近年，運動器の障害によりがん患者の移動能力が低下した状態を指す，「がんとロコモティブシンドローム（がんロコモ）」という疾患概念が提唱され，広く認知されつつある．

　かつては，骨転移を有する患者の生命予後は不良で，骨転移巣に対する手術治療は適応外であるとされてきた時代もあった．しかし，がんに対する薬物治療の選択肢が増え，骨転移があっても長期予後を見込める例が増加した今日，がんの原発巣や骨転移巣に対する治療だけではなく，がんロコモに陥らないよう積極的な対策をとることで，がん患者のQOLを維持，改善し，より長期にわたってがん治療を継続していくことを支援することが期待されている．したがって，がんロコモは社会的，医学的，双方の観点から重要な概念である．

　がんロコモの病態には，がん治療に関連する運動器障害や，担がん状態に起因する活動性の低下による運動機能の低下，がん以外の慢性運動器疾患の進行などが含まれるが，なかでも骨転移により引き起こされる移動能力の低下は，がん患者に与えるインパクトが非常に大きい．この事態を回避するにあたり，骨転移に対する局所治療の要否を的確に判断し，適切な治療方法を選択し実施することが求められる．

　骨転移の局所治療は，放射線治療と手術治療があり，原発巣と転移巣の所見に応じて選択される．手術治療の中でも転移巣の外科的切除は，がんロコモの予防としてだけでなく，がん治療そのものとしての役割を担うものである．

　本稿ではそのような転移巣の外科的切除術に関して，適応と治療の概略を述べる．

一般的な骨転移手術治療の適応

　一般的に骨転移に対する手術治療の適応となるのは，骨転移に起因する病的骨折や脊髄麻痺などにより疼痛や移動能力の低下を生じ，ADL（日常生活動作）

に障害をきたしてはいるものの，全身状態が良好で耐術能があり，手術治療により機能予後の改善が見込まれる例である．

手術治療には大きく分けて，根治的手術と姑息的手術がある．根治的手術はその名の通り，転移巣そのものを切除してインプラントなどによる再建を行う方法であり，本稿の主題である．一方，姑息的手術は骨転移病変に対する手術的操作を最小限にとどめ，機能的な支持性や自覚症状の改善のみを目的とした方法である．こちらに関しては別稿を参照されたい．

骨転移に対する外科的切除の適応

根治的手術，すなわち転移巣の切除の対象となるのは，
① 単発（あるいは oligometastases）の骨転移で，病変の切除による生命予後の改善が期待される場合
② 放射線抵抗性の溶骨性病変で，姑息的手術が困難，あるいは姑息的手術を行っても早期に mechanical failure を生じることが予想される場合
③ 肩甲骨，肋骨，骨盤などの扁平骨の骨転移で，病変の切除により症状とADL の改善が期待される場合

である．ただしあくまでもこれらは目安であり，個々の症例の病状を十分鑑みた上で適応を検討することが必要である．

骨転移に対する外科的切除の実際

🖉 脊椎転移

脊椎転移巣の首座として最も高頻度なのは椎体である．進行に伴い腫瘍が脊柱管内へ進展，あるいは椎体が圧潰（病的骨折）することで，脊髄麻痺（運動麻痺，知覚障害，膀胱直腸障害など）をきたす．これらの重篤な神経学的症状を生じた場合，あるいは骨転移による脊椎不安定性に伴う疼痛が強い場合には，予測される生命予後が極めて短い例を除き，速やかに手術治療が行われる．脊椎転移に対しては，術後に放射線療法を併用することも念頭において除圧固定術や除圧術のみを行い，脊椎転移巣そのものの切除を行わない姑息的手術を行うことがほとんどである．一方で，頻度としては少ないが，局所制御を目的に転移巣を全切除する根治的手術が行われることもあり，これを脊椎全摘術

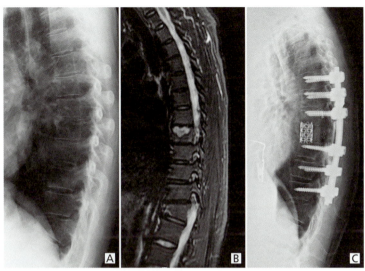

図1 甲状腺癌胸椎転移に対する TES
Th8 に孤発の骨転移を認め（A, B），TES を施行した．切除部位はケージおよび肋骨を移植した上で，Th5-7, Th9-11 に pedicle screw を挿入して後方固定した（C）．

(total en bloc spondylectomy：TES)（図1）という．
　TES が適応となるのは，
　① 病巣が2椎体以内に限局している場合
　② 原発巣が薬物療法や放射線療法に抵抗性で他に局所制御の選択肢がない場合

である．手術侵襲が大きく，出血，感染など重篤な合併症を引き起こす可能性があるため，予後に関しては2年以上あることが望ましいとされている[1]．

四肢長管骨転移

　発生部位は大腿骨，上腕骨が圧倒的に多く，病的（切迫）骨折による機能障害がしばしば問題となる．転移巣を残存させたまま単純に骨折あるいは切迫骨折部位を内固定する方法や，内固定後に転移巣を可及的に掻爬し骨セメントで固定する方法など，脊椎転移同様，姑息的手術が行われる場合が多い．しかし，転移巣を一塊に広範切除し，インプラントにより再建する局所根治的手術を行う症例もある．

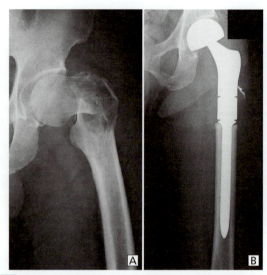

図2 腎癌大腿骨転移に対する腫瘍用人工関節置換
大腿骨転子部に溶骨性転移を認め，病的骨折をきたしていた（A）．
広範切除および腫瘍用人工関節置換を施行した（B）．

　根治的手術が適応となるのは，前述の脊椎転移同様，腎癌，甲状腺癌のように原発巣が放射線療法に抵抗性で手術による全切除以外に局所制御の選択肢がない場合である．生命予後は半年〜1年以上あることが望ましいとされている[1,2]が，四肢長管骨では外科的切除が姑息的手術と比較して必ずしも侵襲が大きいわけでなく，症例に応じて手術適応を検討すべきである．
　術式は関節部，骨幹部によって分けられる．
　関節を含む骨幹端を中心とした骨転移では，広範切除後に腫瘍用人工関節による置換術（図2）が行われる．大腿骨頭，上腕骨頭などで病変が骨頭から頸部に限局している場合には，骨セメントなどを併用し通常型の人工骨頭を用いることもある．
　骨幹部では広範切除後に髄内釘で内固定を行い，切除により欠損した皮質の代わりに骨セメントおよび金属メッシュで被覆する方法（図3）が主流である．また近年では，人工骨幹による再建術を行う施設もあり，今後の治療成績の集積が待たれている．

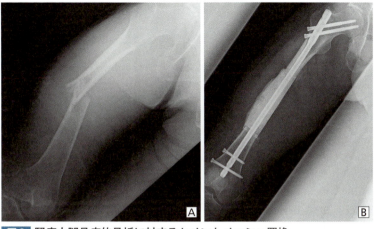

図3 腎癌大腿骨病的骨折に対するセメントメッシュ置換
大腿骨骨幹部に溶骨性転移を認め，病的骨折をきたしていた（A）．広範切除および髄内釘による内固定，セメントメッシュ置換を施行した（B）．

体幹扁平骨転移

骨盤転移

Enneking 分類 Type Ⅰ（腸骨）および Type Ⅲ（恥坐骨）は単純切除しても再建が不要で，機能予後も良好であるとされる．Type Ⅱ（臼蓋部）の病変は完全切除が困難であるため，一般的に放射線療法と免荷による保存治療が主体となるが，患者に社会復帰の希望がある場合や，乳癌，前立腺癌，腎癌，甲状腺癌，slow growing な肺癌などが原発巣で，長期の生命予後が見込まれる場合には手術治療を選択することもある．切除後は骨セメントや自家骨移植による欠損部位の補填，hip transposition や制御型の人工股関節による股関節の再建を要するが，機能予後は不良であることが多く，手術を選択した際には，患者に十分な説明をしておく必要がある．

肋骨転移

切除後の再建は不要であることが多く，根治的手術の良い適応である．

肩甲骨転移

肩甲骨の関節窩を切除した場合は，上腕骨の鎖骨吊り下げ術などによる肩関節の再建を要する（図4）．肩甲骨関節窩を温存できれば，切除後の再建は不要であることが多い．

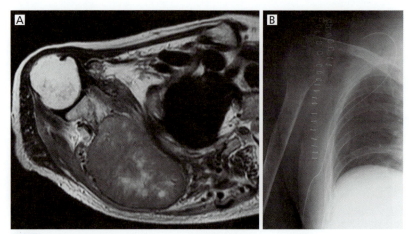

図4 肝内胆管癌肩甲骨転移に対する肩甲骨全摘術，上腕骨吊り下げ術
肩甲骨に溶骨性病変を認めた（A）．肩甲骨切除および人工靭帯による上腕骨吊り下げ術を施行した（B）．

合併症

　骨転移に対する手術治療全体で，脊椎では約22〜34％，四肢では約8〜19％の確率で，術後に何らかの周術期合併症を生じるとされている[3,4]．

　脊椎転移における術後合併症の1/4は心筋梗塞，肺炎，深部静脈血栓症，敗血症などの全身性合併症であり，周術期死亡の大きな原因となっている[4]．TES施行症例に限った報告では，周術期の全身性合併症発生率が12〜19％，局所合併症では神経損傷が4％，感染が1％とあり[5,6]，他の姑息的手術に比較して高い発生率となっている．また，放射線照射が術前に実施されていた場合，術中の硬膜損傷，術後の髄液漏，胸水貯留，創癒合の遷延などが高率に生じるようになり，合併症の総発生率は32〜78％と飛躍的に上昇するため[5,6]，放射線照射歴のある場合はより慎重に手術的治療の要否を検討すべきである．

　四肢骨転移においては，全身性合併症の発生率は1〜9.6％とやや少ないものの[7]，局所合併症は8〜19％と多い[3]．なかでも，治療上の問題となる感染は5％で生じ，特に人工関節置換例に多い[8]．また晩期合併症として10％にloosening，1.7〜20％に人工関節の術後脱臼をきたし，再手術を要する場合もある[8,9]．

　このように，骨転移に対する手術合併症の発生頻度は決して低いものではな

く，特に本稿で扱ってきたような骨転移巣の完全切除を目的とした根治的手術において高くなる傾向にある．担がん状態であることから，各々の合併症は重篤化しやすく[5]，合併症に対する治療が長期に及ぶと，原発巣に対する治療の遅れを招く．手術の適応，術式に関しては慎重に検討した上で，患者に対し十分な術前説明を行うことが必須である．また，麻痺や骨折など緊急性の高い場合を除いては，原発巣に対する治療を可能な限り妨げることのないよう手術治療の時期を検討することも重要である．

おわりに

骨転移に対する外科的切除の適応は限られるが，適切な判断のもとに手術が行われれば患者のQOLや生命予後に改善をもたらすことが期待できる．

がんロコモ診療の現場で，骨転移による症状を呈した患者に対する治療を検討する際には，放射線療法や姑息的手術を一様に第一選択とするのではなく，根治的手術すなわち外科的切除の適応の有無についても熟慮し，適応がある例では積極的に手術加療を提案することが望ましいといえる．

文献

[1] 片桐浩久．転移性骨腫瘍の手術．In：岩瀬哲，他編．運動器マネジメントが患者の生活を変える！ がんの骨転移ナビ．東京：医学書院；2016．p.35-42．
[2] 大隈知威．長管骨骨転移の治療．In：大森まいこ，他編．骨転移の診療とリハビリテーション．東京：医歯薬出版；2014．p.147-56．
[3] 日本臨床腫瘍学会，編．骨転移診療ガイドライン．東京：南江堂；2015．
[4] Patil CG, Lad SP, Santarelli J, et al. National inpatient complications and outcomes after surgery for spinal metastasis from 1993-2002. Cancer. 2007; 110: 625-30.
[5] Yokogawa N, Murakami H, Demura S, et al. Perioperative complications of total en bloc spondylectomy: adverse effects of preoperative irradiation. PLoS One. 2014; 9: e98797
[6] Yao KC, Boriani S, Gokaslan ZL, et al. En bloc spondylectomy for spinal metastases: a review of techniques. Neurosurg Focus. 2003; 15: E6
[7] Janssen SJ, Kortlever JTP, Ready JE, et al. Complications after surgical management of proximal femoral metastasis: a retrospective study of 417 patients. J Am Acad Orthop Surg. 2016; 24: 483-94
[8] Finstein JL, King JJ, Fox EJ, et al. Bipolar proximal femoral replacement prostheses for musculoskeletal neoplasms. Clin Orthop Relat Res. 2007; 459: 66-75.
[9] Khattak MJ, Ashraf U, Nawaz Z, et al. Surgical management of metastatic lesions of proximal femur and the hip. Ann Med Surg (Lond). 2018; 36: 90-5.

〔中川瑠美，山口さやか，中山ロバート〕

2-2 運動器疾患としての骨転移

9 脊椎転移外科的治療のタイミング

介護社会から自立支援社会へのパラダイムシフト

　本邦は，これから「高齢がん時代」「自立支援社会」に突入する．これまで2025年問題が取り上げられてきたが，これは団塊世代が後期高齢者（75歳以上）になる年度に過ぎず，本当の問題は，2025年以降25年間以上，高齢者人口が高いまま維持されることである．2050年には，平均寿命が92歳，人口が25％減少，1/2が50歳以上，1/3が70歳以上と予想される（図1，2）．現在は高齢者1人を2人で支える「介護」社会であるが，2065年には人口の40％が65歳以上となるため，高齢者1人を1人で支える必要がある（図3）．しかし，現実的に困難であることは目に見えている．それを示すごとく，2040年には単身世帯が40％を超えるとされる．つまり，これからは「1人で生きる」を支える社会，「自立支援」社会が求められる．

　また，3人に1人ががんで死亡し，2人に1人ががんに罹患するといわれるが，実際は，女性が47％，男性が62％の罹患率であり，いまや，男性は3人に2人ががんに罹患するがん時代となっている（図4）．一方で，全部位・全病期のがん5年生存率は68％，10年生存率は56％であり，医療の進歩も目覚ましく，がんサバイバーの数が増加していることが裏付けられる．

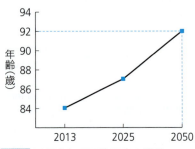

図1 予想される平均寿命の推移
(International Osteoporosis Foundation データより)

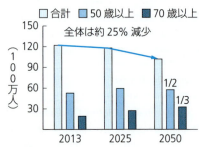

図2 予想される人口の推移
(International Osteoporosis Foundation データより)

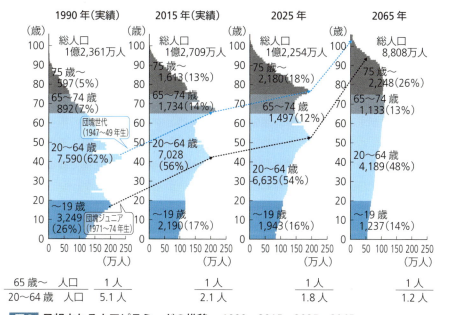

図3 予想される人口ピラミッドの推移—1990, 2015, 2025, 2065（平成29年中位推計）

（総務省 国立社会保障・人口問題研究所）

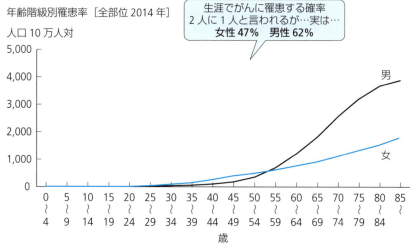

図4 がん罹患率（年齢階級別）

（国立がん研究センター がん情報サービス）

がん診療に必要とされるのは"専門領域＋α"（アサーティブコミュニケーション）

このような背景から，がんロコモ（がん患者の運動器疾患）に対応することで，「動ける」「生活できる」を目指し，「1人で生きる」ことができるようにすることが求められており，運動器疾患を専門とする整形外科医の担うところは大きい．これまで，がん治療医は骨折や麻痺などの運動器疾患に不慣れ，整形外科医はがんに不慣れで，お互いに手を出せていないのが実情である．しかし，これからは，専門性を重ね合わせ，アサーティブコミュニケーションを図ることで，生活機能の改善を目指さなければならない．がん診療にチーム医療が大切であることは周知の事実であるが，チーム医療を多職種，多診療科が関わった効率的な医療であると勘違いしている医療者が少なくない．2010年に上野直人氏（MDアンダーソンがんセンター腫瘍内科専門医）ががんのチーム医療（ABC概念）を提唱したように，チーム医療とは患者の健康と満足度を高めることを目的とする，多くのプロが重なり合う手間のかかる医療であると示している．がん診療は，がんを治すこと（診断や治療）に終始するのではなく，人を診ること（がんをケアすること）にも目を向ける，専門領域プラスアルファを要する医療である．

脊椎転移のケアがなぜ必要か？

脊椎転移は，脊髄麻痺につながりうる疾患であり，痛みやしびれ，麻痺により，普段の当たり前の生活に大きな支障をきたす．つまり，「動けない」状態となる．確かに，「動けない」ことがすぐに生命に関わるわけではないが，致死的合併症につながり，とても大きなADL（日常生活動作）障害をもたらし，QOLを著しく低下させることは火を見るより明らかである．この観点から，脊椎転移のケアや外科的治療（手術）のタイミングがとても重要になることはおわかりいただけるだろう．

ある一症例を提示する（図5）．60歳，男性．1年前に肺癌を指摘されるも，自覚症状なく，検査に苦痛を感じると治療を拒否していた．いつも通りの日常生活を過ごしていたが，腰痛にて救急搬送され，腰椎に腫瘍性病変を認め，同部位の圧潰と診断された（図5A）．安静臥床，鎮痛剤投与により，自己体交可

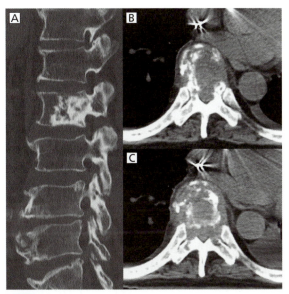

図5 提示症例（60歳男性，肺癌）のCT画像
A: 腰椎病変.
B: 救急搬送時の胸椎病変.
C: 麻痺出現時の胸椎病変.

表1 Frankel分類（脊髄麻痺の評価）

A	運動・知覚ともに完全麻痺
B	知覚は残存も，運動は完全麻痺
C	運動は残存も，実用性がない
D	実用性のある運動が残存，歩行可能
E	神経学的に脱落なし

能となるまで改善したが，離床までは至らず，肺癌の原発部位の進行も認めたため，治療希望にて受診した．MRI非対応の心臓ペースメーカーが留置されていたため，CTにて評価を行うと，既知の腰椎病変だけでなく，胸椎転移を認めた（図5C）．同部位に脊柱管内進展病変も認めたため，放射線治療（RT）適応と判断した（Frankel C，表1）．RT開始当日に精神症状（せん妄）を認め，危険行動により両下肢完全麻痺（Frankel A）となった．病態として緊急手術の適応と判断したが，同意を得られずステロイド投与を行った．精神症状が落

ち着いた数日後，両下肢の感覚を認め（Frankel B），手術の適否を話したが，本人は希望しなかった．

　本症例にて，治療のタイミングは多々あり，治療医により様々な意見が出るであろう．当該患者は，最期まで「動けない」寝たきりであり，相当の介護を要した．

脊椎転移の手術のタイミングはいつか？

　脊椎転移による痛みやしびれは，安静や装具，薬物療法，放射線治療により緩和することは可能かもしれない．しかし，「動ける」「生活できる」ことを目標とする時，手術は大いに力になる．他の治療で緩和できない苦痛を緩和し，他の治療で獲得できないADLを獲得し，早期に次治療（がん治療）につなぐことができる．治療方針や手術適応が妥当であれば，手術は緩和外科として価値が高い．では，そのタイミングはいつなのであろうか？

　まず，「動けない」「生活できない」ならば，あらゆる手段を講じ，総力戦で臨むべきである．特に，脊髄麻痺は経時的に不可逆的となる病態であるため，オンコロジーエマージェンシーとして早急な対応を要する．

なぜ「動けない」「生活できない」のか？

　がん（脊椎転移）だからと安易に判断するのではなく，がんのどのような病態で「動けない」「生活できない」のかを診なければならない．単純明快にすると，痛みなのか麻痺なのかを見分けることから始まる．

　手や足は動くが，首，背中，腰が痛いために「動けない」「生活できない」のであれば，脊椎転移による脊柱（支持）の不安定性が原因であり，緊急性はない．しかし，手や足が動かないために「動けない」「生活できない」のであれば，脊椎転移による神経麻痺が原因であり，それが脊髄性となれば，緊急性がある．単刀直入に言えば，膝立てができるかできないかである．昨日まで膝立てできていたのに，今日から膝立てできないのは異常事態であり，緊急事態である（自分の身に置き換えてみるとわかる）．

　いずれにせよ，「動けない」「生活できない」のであれば，手術は考慮されるべきである．不安定性が原因であるならば，支持性を獲得するために手術が適

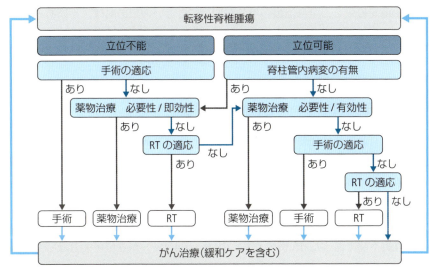

図6 脊椎転移に対する治療アルゴリズム

応になり，麻痺が原因であるならば，圧迫因子を解除するために手術が適応となる．

脊椎転移に対する治療アルゴリズムを示す（図6）．

近年のがん治療は目覚ましい進歩を遂げており，次々に分子標的治療，ホルモン療法や免疫療法が登場している．既存の細胞障害性抗がん剤治療に比し，短時間で効果を発揮するため，脊椎転移による脊髄麻痺が改善することも多い．特に未治療の前立腺癌，乳癌，肺癌，腎癌には即効性が期待でき，チャンスがある．一方で，様々な治療をしてきた上での脊椎転移による脊髄麻痺は，薬物療法による即効性が期待できないため，積極的に手術を考慮すべきである．

また，「動ける」「生活できる」ために，「動けない」「生活できない」ことにならぬようケアしなければいけない．つまり，膝立てができても立てないのであれば，脊柱管内病変の有無をみる．脊柱管内に進展する病変があれば，薬物療法の即効性があるかないかで，薬物療法か放射線治療かを決める．薬物療法の即効性があるかないかを判断するための病理組織検査の結果が出るまでに時間を要する場合（2週間以上）には，30 Gy/10 Fr など（2週間以内に終了可能な）放射線治療を先行すべきである．脊柱管内に進展する病変がなければ，

全身治療を優先し，全身治療の奏効が期待できないのであれば，手術あるいは放射線治療を考慮する．

> 脊椎転移による脊髄麻痺は，
> 除圧が早ければ早いほど機能予後が良い！

　先に，脊髄麻痺は経時的に不可逆的となる病態であるため，オンコロジーエマージェンシーとして早急な対応を要すると述べた．脊椎転移による脊髄麻痺にはタイムリミットが存在するが，外傷性の脊髄損傷（48時間以内）とは異なる．自験例ではあるが，立位不能，Frankel分類A〜Cに対する手術症例45例（男性32例，女性13例）の治療成績によると，手術により75.6％が改善し，立位不能であった45例のうち，29例（64.4％）が立位可能となった（表2）．65％が軽介助で離床できるようになり，9割以上が介助で車椅子移乗できるようになった．また，脊髄麻痺にて立位不能となった45症例を解析すると，立位不能となってから24時間未満に除圧すると75.0％が立位可能となり，24時間から2週間未満では65.6％，2週間以降では40.0％であった（図7）．つまり，脊髄の救済が早ければ早いほど，機能予後が良いことになる．逆

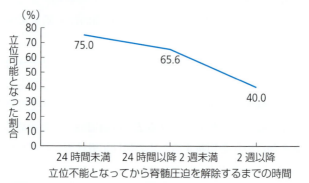

表2 脊椎転移による脊髄麻痺にて立位不能に対する手術成績

	立位不能	立位可能
術前	45	0
術後	16	29 (64.4％)

図7 脊椎転移による脊髄麻痺にて立位不能に対する手術成績

に，立位不能となってから2週経過しても，回復する可能性があることも示している．

脊椎転移の手術はPSを改善する！

ここまで脊髄の救済にこだわるわけは，「動ける」「生活できる」，あるいは人生の最期の生活機能に大きく関わるからであり，「動ける」「生活できる」ことで，パフォーマンスステータス（PS）を大きく変えることができるからである．脊椎転移による痛みや麻痺でPSが低下している症例は数多あり，人知れず回復不能，治癒不能のものとして自然経過が妥当とされている実情がある．自験例にて，入院を要した脊椎転移症例56例を解析すると，脊髄圧迫が強ければ強いほど，独歩達成率が有意に低下しており（図8）❶，脊椎転移症例84例のうち，半年以上Follow up可能であった45例を解析すると，独歩可能であれば生命予後も有意に延長していた（図9）．つまり，「動ける」「生活できる」ことで機能予後が改善するばかりか，生命予後も改善するのである．

脊椎転移による脊髄麻痺にて歩行不能，つまりFrankel C以上となった31例に手術を行ったところ，52％に抗がん剤治療が，61％に放射線治療が行われ，創部感染や肺炎，DVTなどの合併症を35％に認めた（表3）❷．また，術後の生命予後に関わる因子として，徳橋スコア，抗がん剤治療の可否，歩行の可否，合併症の有無があがった（表4）❷．術後に，抗がん剤治療を行ったか否

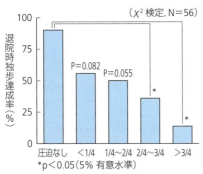

図8 脊髄圧迫程度（術前）に応じた独歩達成率

(Oshima K, et al. Spine. 2016; 41: E422-9 ❶)

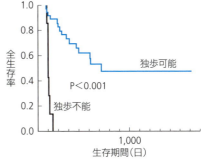

図9 独歩可否による脊椎転移症例の生命予後

表3 脊椎転移による脊髄麻痺の術後転帰と合併症

因子		n（%）
機能転帰		
	Frankel 分類改善	21（68%）
	歩行可能（Frankel D）	17（55%）
抗がん剤治療（術後）		16（52%）
放射線治療（術後）		19（61%）
合併症		11（35%）
	創部感染	4（13%）
	肺炎	3（10%）
	深部静脈血栓症	2（7%）
	深部静脈血栓症＋肺塞栓症	1（3%）
	中心静脈カテーテル感染	1（3%）

（Tateiwa D, et al. J Orthop Sci. 2019; 24: 347-52 [2]）

表4 脊椎転移による脊髄麻痺の術後生命予後に関わる因子

因子	P値
年齢（<65歳 vs ≧65歳）	0.510
性別（男 vs 女）	0.115
内臓転移（有 vs 無）	0.208
改訂徳橋スコア（<4点 vs ≧4点）	<0.05*
抗がん剤治療/術後（有 vs 無）	<0.001***
放射線治療/術後（有 vs 無）	0.263
歩行状態/術後（可能 vs 不能）	<0.001***
合併症/術後（有 vs 無）	<0.01**

*5%有意水準，**1%有意水準，***0.1%有意水準
（Tateiwa D, et al. J Orthop Sci. 2019; 24: 347-52 [2]）

か（図10），歩行可能か否か（図11），合併症があるか否か（図12）のKaplan-Meier曲線をみると[2]，手術により合併症を起こさず歩行可能となれば，PSが上がり抗がん剤治療が行われ，生命予後を改善することがみえてくる．

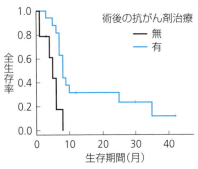

図10 術後の抗がん剤治療の有無による生存曲線
(Tateiwa D, et al. J Orthop Sci. 2019; 24: 347-52[9])

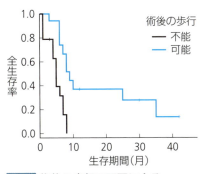

図11 術後の歩行の可否による生存曲線
(Tateiwa D, et al. J Orthop Sci. 2019; 24: 347-52[9])

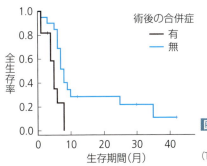

図12 術後の合併症の有無による生存曲線
(Tateiwa D, et al. J Orthop Sci. 2019; 24: 347-52[9])

Frankel A は実用性の回復が困難であり，早期離床を目標とすべき

　歩行可能（PS 0〜2）にならずとも，離床できるか（PS 3），できないか（PS 4）は大きな違いであり，脊椎転移に対する外科的治療のタイミングはここにポイントがあると考える（表5）．自験例から，Frankel A は早期の実用性の回復が困難である．そのため，Frankel A の目標は介護が必要ではあるが早期の離床となる．一方，Frankel A 以外は早期の自立が目標となる．適切な治療目標を立て，時間を浪費せず，次のがん治療（緩和ケアを含む）へバトンをつなぐことが大切であり，そこにこれからの社会が求める姿（自立支援社会）がある（図13）．

表5 パフォーマンスステータス (PS)

0	全く問題なく活動できる. 発病前と同じ日常生活が制限なくできる.
1	肉体的に激しい活動は制限されるが,歩行可能で,軽作業や座っての作業は行うことができる. 例:軽い家事,事務作業
2	歩行可能で,自分の身の回りのことはすべて可能だが作業はできない. 日中の50%以上はベッド外で過ごす.
3	限られた自分の身の回りのことしかできない. 日中の50%以上をベッドか椅子で過ごす.
4	全く動けない. 自分の身の回りのことは全くできない. 完全にベッドか椅子で過ごす.

〔Eastern Cooperative Oncology Group (ECOG) の定義を日本臨床腫瘍研究グループが日本語訳〕

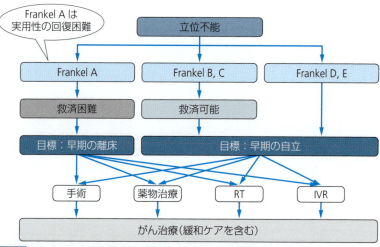

図13 Frankel分類(脊髄麻痺程度)に基づく治療目標

脊椎転移の治療において大切なこと(予後予測ではない)

さて,先の提示症例に戻るが,腰椎病変は良性病変であった(図5A).つまり,腰痛を主訴に救急搬送されたわけであるが,腰痛の部位は人により様々であることから,当初より胸椎転移による腰背部痛であった可能性は否定できない(図5B).見分け方は,痛い部位を触診により同定することである(問診と触診が異なることを肝に銘じたい).脊椎転移の痛みは,① じっとしていても感じ,② 徐々に強くなり,③ 鎮痛剤(NSAIDsなど)が奏効しない痛みである.

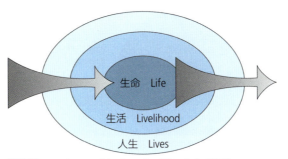

図14 人において大切なこと（様々な価値観）

がん患者がこのような痛みを訴える場合は，再発や転移がなくとも，脊椎転移を疑い，触診を大切にしていただきたい．

脊椎転移の治療にあたり，予後予測を重視する傾向がある．しかし，大事なことは患者や家族の価値観（生命，生活，人生の何に重きを置くか）をもとに（図14），"いかに早期に「動ける」「生活できる」を獲得できるか"である．つまり，移動機能を改善する武器を持っている運動器のプロフェッショナルである整形外科医の腕にかかっていると言っても過言ではない．「動ける」「生活できる」を獲得できるまでの期間（医療者次第）が生命予後よりもわずかでも長いと予測されるならば，積極的に治療を行うことが医療者の使命ではなかろうか．

がん診療において症状緩和が大切とされるが，苦痛をとることだけが症状緩和ではない．がん患者の望みは，痛みや苦しみをとり，「動ける」「生活できる」ようになることである．これが，がん診療の緩和医療であり，そこに運動器のプロフェッショナル，緩和外科の介入の意義がある．

患者の健康と満足度を高める QoS

様々な治療法や新薬が開発され，がんであっても長期生存が可能となっている．がん治療において，QOL維持とOS（overall survival）延長のどちらも重要であることは認識されつつあり，QoS（quality of survival）という概念により，そのバランスをとった，患者の満足度を重視した治療方針を立てることが求められている．

QoSを考える上では，医療経済評価も重要である．この指標の一つがQALY

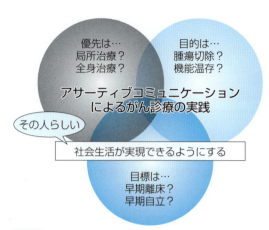

図15 アサーティブコミュニケーションによる QoS 向上のために

(質調整生存率＝健康に関する効用値×生存年数) であり，生存年数や QALY 1 単位を獲得するのに必要な費用が ICER（増分費用効果比）である．手術は費用がかかる治療であるため，費用対効果を含めた QoS を重視した医療が提供されなければならない．これは，運動器障害の改善による QOL 向上を担う整形外科だけで判断するものではなく，ケア連携による複合的判断を要する．ケア連携のゴールは，患者のニーズと希望に合致する質の高い医療を提供することであるが，医療・保健・介護の分業化と細分化が進み 1 人の患者に複数のサービスが関わるようになったため，逆に患者不利益をもたらしていることも事実である．これからは，チーム医療に謳われるごとく，医療者間のアサーティブコミュニケーションの質の改善と活性化に加え，そのパーツとして整形外科が加わることが QoS の高いがん診療を提供できることにつながる（図15）．

文献

❶ Oshima K, Hashimoto N, Sotobori T, et al. New magnetic resonance imaging features predictive for post-treatment ambulatory function: imaging analysis of metastatic spinal cord compression. Spine. 2016; 41: E422-9.
❷ Tateiwa D, Oshima K, Nakai T, et al. Clinical outcomes and significant factors in the survival rate after decompression surgery for patients who were non-ambulatory due to spinal metastases. J Orthop Sci. 2019; 24: 347-52.

［大島和也］

2-2 運動器疾患としての骨転移

10 脊椎転移に対する低侵襲治療
─新しい取り組み─

　脊椎はがんの骨転移の約50％を占める骨転移の最多好発部位であると同時に[1]，進行した場合は強い疼痛や神経麻痺などによりQOLに大きな影響を及ぼす部位でもある．近年本邦で提唱されたMISt（minimally invasive spine stabilization：最小侵襲脊椎安定術）に代表される脊椎手術の低侵襲手技は，がん患者の負担軽減と治療成績の向上につながっている[2]．本稿では転移性脊椎腫瘍に対する脊椎外科手術の現状について，低侵襲手術を中心に概説する．

姑息的手術

　転移性脊椎腫瘍に対する手術治療の大部分は姑息的手術である．溶骨性の変化による病的骨折から不安定性を生じているため，多くの場合はインプラント

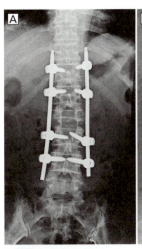
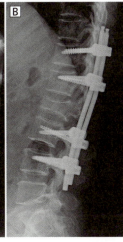
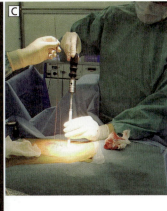

図1　姑息的手術例
第2腰椎の病的骨折に対してPPSを用いたMIStを行った（A，B）．ガイドワイヤーに沿ってPPSを挿入．挿入時の出血はごく少量である（C）．
（磯貝宜広，他．整・災外．2019; 62: 895-900[3]より一部改変引用）

を用いた固定術が必要となる．手術は罹患椎体の上下に最低2椎体ずつのアンカーを必要とすることが多い（図 1A，B）．脊髄の圧迫が高度な場合には，同部位の除圧を追加する．また，腎癌や甲状腺癌などでは易出血性が予想されるため，時間的猶予があれば術前に腫瘍栄養血管の塞栓術も考慮すべきである．

手術適応と低侵襲化の必要性

　転移性脊椎腫瘍の手術適応はいまだに議論の余地のあるところである．生命予後については徳橋スコア[3]，片桐スコア[4]，富田分類[5]などにより簡易的に予測し手術適応の基準としてきた．また脊椎の不安定性を評価する指標としてspinal instability neoplastic score（SINS）も広く用いられている[6]．

　しかし，これらのスコアリングには年齢や併存疾患が反映されていないことは留意しなければならない．高齢者に対する手術療法では呼吸器合併症や術後せん妄が増加し[7]，糖尿病の合併により周術期合併症の頻度が高くなる[8,9]．姑息的手術においても27%と高い周術期合併症率が報告されており[10]，手術の低侵襲化により合併症率を下げる試みは避けては通れない命題である．

脊椎手術の低侵襲化

　MIStの代表的な手技である経皮的椎弓根スクリュー（percutaneous pedicle screw: PPS）を用いる方法は，転移性脊椎腫瘍の手術において標準的な治療となりつつある．手技の詳細は成書に譲るが，X線透視下に小切開にてJamshidi®ニードルを刺入してガイドワイヤーを設置して，ワイヤー沿いにタッピングを行いスクリューを挿入するのが一般的である（図 1C）．PPSの特徴は，小切開により周囲の軟部組織のダメージを最小限にして経皮的にスクリューが刺入できることである．本法は周術期の出血量を大幅に減少し，死腔を減少させることによる術後感染の発生率の低減にも寄与する[11]．

低侵襲化の利点と問題点

　自験例において，従来のOpen法（C群）とPPSを用いたMISt法（M群）

25例ずつの治療成績を比較した．その結果，神経機能の回復，固定椎間数，手術時間に両群間で差を認めなかったが，術中出血量（M群340.1 mL，C群714.3 mL），術後ドレーン総排液量（M群130.6 mL，C群627.0 mL）においてM群で有意に少なかった．また，離床までの日数もM群2.0日に対してC群3.6日であり，M群で有意に短かった．これらの結果より，MISt法は従来法と同等の神経機能の回復が得られ，より出血量を減少させ，早期離床を可能にする低侵襲手術であると考えられた[12]．

また，医療費についても従来法15例（Open群）とMISt法10例（MISt群）についても比較検討を行った．興味深いことに医療費は平均総入院費用（Open群4,737,241円，MISt群4,175,065円），平均手術費用（Open群2,614,850円，MISt群2,285,242円）ともにMISt群で低い結果であった．要因としてはクロスリンクコネクターを使用しないことによるインプラント代の差，多量出血における輸血，止血剤の使用，循環動態の変化に対応する麻酔薬剤の使用が関与していると考えられた．したがって，転移性脊椎腫瘍に対するMISt法は，医療費の面でも負担の少ない治療法であると考えられた[13]．

一方で，低侵襲化にはガイドワイヤーや透視などによる特有の問題もある．特にガイドワイヤーによる前壁穿破は最も重篤な結果を招く可能性がある合併症である[11]．手技上の原因としては，タッピングやPPS挿入の際にガイドワイヤーの軸方向からずれて力が加わると，刺入に伴ってワイヤーが前方に進むことがあげられる．椎体高位によって大血管をはじめとする様々な重要臓器の損傷の可能性がある．転移性脊椎腫瘍の症例では，溶骨性の変化が生じている椎体にPPSを挿入する際には椎体穿破のリスクが高まるため注意が必要である．

また，X線透視下でのPPS手技では医療従事者の放射線被曝が問題となる．適切なプロテクターと放射線防護用眼鏡の使用は必須であるが，我々は連続照射を避けてone shot imagingを行うことで被曝線量を有意に低減している[14]．

PPSの進歩

PPSも手技の進歩に伴い適応の拡大が図られている．罹患椎体が下位腰椎から仙骨にまたがる場合は，従来腸骨スクリューを使用する方法が用いられてきたが，近位の椎弓根スクリューとの連結が課題であった．しかし仙腸関節を貫通するS2 alar-iliac screwは強固な固定力とロープロファイルな連結を可能と

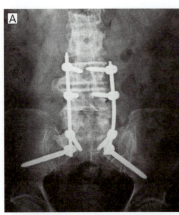
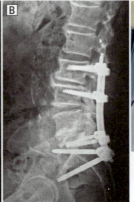
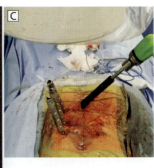

図2 第5腰椎転移性脊椎腫瘍の症例
強固な骨盤アンカーとしてのS2 AIS screw（A，B）．透視やナビゲーションを用いた経皮的挿入も可能（C）．
（船尾陽生，他．整外最小侵襲術誌．2018: 69-79[16]より一部改変引用）

し[15]，さらに経皮的に行うことで，さらなる低侵襲化が可能となっている（図2）[16]．転移性脊椎腫瘍は術後も進展することが考えられる病態のため，このような強固な固定力を持つアンカーの開発は今後も重要であると考えられる．

根治的手術

転移性脊椎腫瘍が孤発性で，同部の切除により根治が期待できる症例には，脊椎腫瘍骨全摘術（total en bloc spondylectomy：TES）が適応となる[17]．姑息的手術に比較して侵襲の大きい高難度な手術であることは否めないが，以前に比較すれば治療の低侵襲化は大きく進んでおり[18]，最近では画像技術の進歩により，mixed realityを用いた術前計画や術中使用の有用性も報告されている（図3）[19]．したがって，安易に姑息的手術を選択するのではなく，根治が期待できる症例においては考慮すべき選択肢である．

おわりに

がん治療は今後ますます発展が期待される分野であるが，それと同時に転移性脊椎腫瘍により引き起こされるがんロコモに対する脊椎外科のニーズも増加することが予想される．しかし，担がん患者は本来compromised hostであり，

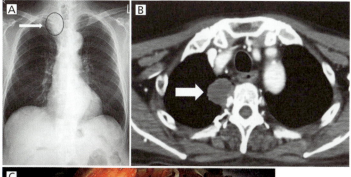
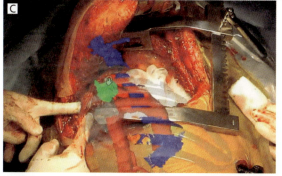

図3 Mixed reality の術中使用による脊椎腫瘍骨全摘術
単純X線（A），造影CT（B）にて第2胸椎に直接浸潤する腫瘍を認める．左側臥位・右開胸でアプローチした後に mixed reality 技術により術野に3D-CT 画像を投影した（C）．中央の腫瘍（緑色）と周囲臓器との関係を三次元的に把握することが可能である．
（磯貝宜広，他．整・災外．2019; 62: 895-900[6]より一部改変引用）

手術合併症の問題は看過できない問題である．手術の低侵襲化による適応の拡大および適正化について，今後も引き続き検討が必要である．

文献

1. Aebi M. Spinal metastasis in the elderly. Eur Spine J. 2003; 12 Suppl 2: S202-13.
2. 石井 賢，有薗 剛，蜂谷裕道，他．手術手技シリーズ　最小侵襲脊椎安定術（MISt）．Bone Joint Nerve. 2014; 4: 541-6.
3. Tokuhashi Y, Matsuzaki H, Oda H, et al. A revised scoring system for preoperative evaluation of metastatic spine tumor prognosis. Spine（Phila Pa 1976）. 2005; 30: 2186-91.
4. Katagiri H, Okada R, Takagi T, et al. New prognostic factors and scoring system for patients with skeletal metastasis. Cancer Med. 2014; 3: 1359-67.

❺ Tomita K, Kawahara N, Kobayashi T, et al. Surgical strategy for spinal metastases. Spine (Phila Pa 1976). 2001; 26: 298-306.

❻ Fourney DR, Frangou EM, Ryken TC, et al. Spinal instability neoplastic score: an analysis of reliability and validity from the spine oncology study group. J Clin Oncol. 2011; 29: 3072-7.

❼ Murakami H, Kawahara N, Demura S, et al. Perioperative complications and prognosis for elderly patients with spinal metastases treated by surgical strategy. Orthopedics. 2010. 33. doi: 10.3928/01477447-20100129-10.

❽ Arrigo RT, Kalanithi P, Cheng I, et al. Charlson score is a robust predictor of 30-day complications following spinal metastasis surgery. Spine (Phila Pa 1976). 2011; 36: E1274-80.

❾ 磯貝宜広，八木 満，西村空也，他．転移性脊椎腫瘍に対する姑息的手術の周術期合併症発生率とリスク因子の検討．Spine Res. 2018; 9: 701.

❿ Luksanapruksa P, Buchowski JM, Zebala LP, et al. Perioperative Complications of Spinal Metastases Surgery. Clin Spine Surg. 2017; 30: 4-13.

⓫ 磯貝宜広，松本守雄，石井 賢．【低侵襲脊椎手術の合併症と Revision Surgery】経皮的椎弓根スクリュー（PPS）を用いた MISt 手技，MIS-TLIF の合併症と対策，Revision．整外最小侵襲術誌．2016; 21-2.

⓬ Hikata T, Isogai N, Shiono Y, et al. A retrospective cohort study comparing the safety and efficacy of minimally invasive versus open surgical techniques in the treatment of spinal metastases. Clin Spine Surg. 2017; 30: E1082-7.

⓭ 磯貝宜広，船尾陽生，前田祥宏，他．転移性脊椎腫瘍に対する姑息的後方除圧固定術の医療費— OPEN 法と MISt との比較研究—．Presented at the 第 21 回日本低侵襲脊椎外科学会学術集会．2018.

⓮ Funao H, Ishii K, Momoshima S, et al. Surgeons' exposure to radiation in single- and multi-level minimally invasive transforaminal lumbar interbody fusion; a prospective study. PLoS One. 2014; 9: e95331.

⓯ Sponseller P. The S2 portal to the ilium. Semin Spine Surg. 2007; 2: 83-7.

⓰ 船尾陽生，磯貝宜広，笹生 豊，他．S2 alar-iliac（S2AI）screw 法の MISt への応用（特集 最小侵襲脊椎安定術 MISt の最前線）．整外最小侵襲術誌．2018: 69-79.

⓱ Tomita K, Kawahara N, Baba H, et al. Total en bloc spondylectomy for solitary spinal metastases. Int Orthop. 1994; 18: 291-8.

⓲ Ishii T, Murakami H, Demura S, et al. Invasiveness reduction of recent total en bloc spondylectomy: assessment of the learning curve. Asian Spine J. 2016; 10: 522-7.

⓳ 磯貝宜広，船尾陽生，杉本真樹，他．MR 技術の脊椎手術への応用の実際．Presented at the 第 21 回日本低侵襲脊椎外科学会学術集会．2018.

⓴ 磯貝宜広，船尾陽生，石井 賢．がん治療における脊椎外科の役割—転移性脊椎腫瘍を中心に—．整・災外．2019; 62: 895-900.

〔磯貝宜広，船尾陽生，石井　賢〕

2-2 運動器疾患としての骨転移

11 骨転移に対する放射線治療
―がんロコモ対策を中心に―

脊髄圧迫や骨折などの骨関連事象をきたすと，患者のADL（日常生活動作）およびQOLは著しく低下する．がん患者の増加と生存期間の延長に伴い，骨転移患者の骨関連事象に対する診療の重要性が高まっている．本稿では骨関連事象の予防，緩和における放射線治療の役割について述べる．

脊髄圧迫症状（麻痺）の予防・改善を目的とした放射線治療

手術 対 放射線治療

Patchellらは生命予後3カ月以上が見込める1部位での脊髄圧迫症例101名を対象に放射線単独治療群と除圧術＋術後照射群とのランダム化比較試験を行い，試験が途中で中止になるほどの大差をもって除圧術＋術後照射群で機能予後および生命予後で有意に良好な結果が得られた（表1）[1]．ただし，この試験のサブグループ解析では高齢者になるほど除圧術の優越性が少なくなることが示されており[2]，英国コクランのシステマティック・レビューでは65歳未満の患者に対してのみ除圧術が推奨されている[3]．

除圧術の適応外と判断された患者に対しては放射線治療が適応となる．

表1 脊髄圧迫に対する放射線単独治療と除圧術＋術後照射のランダム化比較試験の成績（期待予後3カ月以上の患者が対象）

	放射線単独治療 （n=51）	除圧術＋術後照射 （n=50）	P値
歩行可能割合（治療終了時）	57%	84%	0.001
歩行可能期間（中央値）	13日	122日	0.003
生存期間（中央値）	100日	126日	0.033

(Patchell RA, et al. Lancet. 2005; 366: 643-8 [1])

適切な治療開始時期

　放射線治療開始時の運動機能が放射線治療後の機能予後因子であることが知られており[4]，麻痺出現後には可及的早期に放射線治療を開始することが望まれる．英国国立医療技術評価機構（National Institute for Health and Clinical Excellence：NICE）のガイドラインでは脊髄圧迫症状を疑った場合は24時間以内に全脊椎MRIを施行し，MRIで診断後24時間以内に放射線治療を開始するように推奨している[5]．ただし，麻痺出現後24～48時間以上が経過すると急速に機能予後が悪化する，いわゆる"ゴールデンタイム"の存在が示されているわけではなく，麻痺出現後一定時間が経過したからといって放射線治療の適応がなくなるわけではない．

早期治療開始に向けた取り組み

　早期治療開始のためには，休日の対応も含めて患者来院後速やかに全脊椎MRIの実施と放射線治療の開始が必要であるが，それ以上に患者に麻痺発症後速やかに来院してもらうことが重要である．麻痺発症後何日も経過した後に患者が来院したのでは，来院後早急に放射線治療を開始したとしても有効性が損なわれてしまう．また，改善の余地が大きいのも麻痺発症から来院までの時間である[6]．

　早期来院のための重要な取り組みとして患者教育がある．患者教育とは脊椎

以下のような症状が出現したら、できるだけ早くかかりつけの医療機関に相談しましょう。

- 夜眠れないほどの背中の強い痛み
- 横になったり、立ち上がったり、重いものを持ったときに強くなる背中の痛み
- 背中から始まりお胸、お腹、あるいは手足まで達する痛み
- 手足に力が入りにくい、しびれる
- お小水やお通じが出にくい

図1 脊髄圧迫発症時早期受診のための患者教育用カードの一例
（https://www.nice.org.uk/guidance/cg75/[5]）

転移を有する患者および家族に対し，脊髄圧迫のリスク，初期症状，および症状出現時の連絡先について予め周知しておくことである．英国 NICE では脊椎転移を有する患者に対し図1のようなカードを渡し，また症状出現時の連絡先を決めておくように推奨している❺．一方で，脊椎転移を有する患者において脊髄圧迫を発症する割合はさほど高くないことから，患者が不安になるような情報を与えることに否定的な意見もあり，脊髄圧迫発症の高リスク患者の選別の必要性が示唆されている．

画像スクリーニングの重要性も認識されている．これは，非症候性の段階で画像的脊髄圧迫（脊柱管内に進展している状態）を発見し，早期治療を施行するものである．費用対効果の問題もあるため，より一層高リスク患者の選別が必要とされる．

🔎 線量分割

ランダム化比較試験などで 8 Gy 単回，20 Gy/5 回，30 Gy/10 回，40 Gy/20 回など様々な線量が用いられてきたが，報告されている機能予後はどの線量でも同程度である❼．ただし，8 Gy 単回や 20 Gy/5 回などの 1 週間以内に治療を終了する短期レジメでは 2 週間かけて照射する長期レジメと比較して照射野内再発が多く❽，6 カ月程度以上の生命予後が見込まれる症例では 30 Gy/10 回などの長期レジメを用いることが推奨される．生命予後が 6 カ月未満と予測される症例では 8 Gy 単回照射を選択してもよい❾．放射線治療設備を有さない施設から脊髄圧迫症状を有する患者を紹介され，社会的な理由などから転院受け入れが困難な場合に，8 Gy 単回照射を行って紹介元に戻っていただくことは悪くない選択肢だといえる．

🔎 ステロイド併用に関する知見

放射線治療にステロイドを併用することで，非併用の場合と比較して機能予後が改善することがランダム化比較試験にて示されている❿．この試験で用いられたのは高用量（96 mg/日）のデキサメタゾンを 3 日間投与し，2 週間かけて漸減する方法であるが，その有害事象が問題となるため，日常診療では 16 mg/日程度の中等量のデキサメタゾンを使用することが多い．

プレドニゾロンなどデキサメタゾン以外のステロイドを使用した前向き試験は存在しない．

遡及的な報告にて，非症候性の画像的脊髄圧迫に対する放射線治療においてはステロイドを併用しなくても機能予後が良好であることが報告されている[11]．

🖉 再照射

　全身療法などの進歩により骨転移患者の生存期間が延長するに伴い，再照射の必要性に迫られる機会が増加している．その際に脊髄の耐容線量が問題となる．脊髄過線量により放射線脊髄炎をきたし，医原性の麻痺症状をきたす事態は避けなければならない．初回照射から6カ月以上の間隔をあけた再照射において，累積生物学的等価線量（biological equivalent dose：BED）が120 Gy$_2$以下の場合では放射線脊髄炎発生は報告されておらず，再照射時の線量処方の目安となる[12]．ここで，8 Gy単回，20 Gy/5回，30 Gy/10回，40 Gy/20回のBEDはそれぞれ40 Gy$_2$，60 Gy$_2$，75 Gy$_2$，80 Gy$_2$であり，30 Gy/10回後に8 Gy単回照射を行った場合の累積BEDは115 Gy$_2$となる．

骨折の予防を目的とした放射線治療

🖉 適応選択

　長管骨の溶骨性骨転移で，骨皮質が3 cm以上あるいは50％以上破壊されている場合には，放射線治療を行っても高率に骨折をきたすことが報告されており[13]，予防的固定術（＋術後照射）を行うことが推奨される．
　全身状態などから手術適応のない骨折の高リスク患者に対しては骨折予防目的の放射線治療を検討するが，放射線治療にて骨折リスクが低減できるかどうかに関してはコンセンサスがなく[14]，注意が必要である．

🖉 骨の再石灰化

　放射線治療により溶骨性骨転移が高率に再石灰化することが知られている．Koswigらによるランダム比較試験によれば，放射線治療後6カ月時点で骨の再石灰化を認めた症例は8 Gy単回群（52人）で25％，30 Gy/10回群（55人）で58％あり，30 Gy/10回群にて8 Gy単回群よりも有意に良好な石灰化を示した[15]．ただし，この研究では放射線治療後の骨折割合は調査されていない．

過去に行われた 8 Gy 単回と 30 Gy/10 回のランダム化比較試験のうち放射線治療後の骨折割合を報告したものが 3 つ存在する．Kaasa らの試験では放射線治療後の骨折割合は 8 Gy 単回群（186 人）で 4％，30 Gy/10 回群（190 人）で 11％であり，30 Gy/10 回群でむしろ高い骨折発生割合を認めた[16]．その他の試験では両群の骨折割合に有意差を認めていない[17,18]．また，メタアナリシスでも単回照射と分割照射で放射線治療後の骨折割合に有意差を認めていない[19]．

これらの知見からは，再石灰化を得ることが必ずしも骨の強化を意味しているとはいえず，注意が必要である．骨の再石灰化を得ることが骨折割合の低下など QOL の向上に貢献するかどうかは現時点では不明である．

骨関連事象の予防，緩和における放射線治療の役割について概説した．放射線治療，手術のいずれを選択するかなど治療法の決定においては患者ごとの検討が必要であり，キャンサーボードなどにおいて多職種で協議の上で決定することが望ましい．

文献

[1] Patchell RA, Tibbs PA, Regine WF, et al. Direct decompressive surgical resection in the treatment of spinal cord compression caused by metastatic cancer: a randomised trial. Lancet. 2005; 366: 643-8.
[2] Chi JH, Gokaslan Z, McCormick P, et al. Selecting treatment for patients with malignant epidural spinal cord compression-does age matter?: results from a randomized clinical trial. Spine (Phila Pa 1976). 2009; 34: 431-5.
[3] George R, Jeba J, Ramkumar G, et al. Interventions for the treatment of metastatic extradural spinal cord compression in adults. Cochrane Database Syst Rev. 2015; CD006716.
[4] Loblaw DA, Perry J, Chambers A, et al. Systematic review of the diagnosis and management of malignant extradural spinal cord compression: the Cancer Care Ontario Practice Guidelines Initiative's Neuro-Oncology Disease Site Group. J Clin Oncol. 2005; 23: 2028-37.
[5] Metastatic spinal cord compression in adults: risk, assessment, diagnosis and management. https://www.nice.org.uk/guidance/cg75/
[6] Tsukada Y, Nakamura N, Ohde S, et al. Factors that delay treatment of symptomatic metastatic extradural spinal cord compression. J Palliat Med. 2015; 18: 107-13.
[7] Agarawal JP, Swangsilpa T, van der Linden Y, et al. The role of external beam radiotherapy in the management of bone metastases. Clin Oncol (R Coll Radiol). 2006; 18: 747-60.
[8] Rades D, Lange M, Veninga T, et al. Final results of a prospective study comparing the local control of short-course and long-course radiotherapy for metastatic spinal cord compression. Int J Radiat Oncol Biol Phys. 2011; 79: 524-30.

⑨ Maranzano E, Trippa F, Casale M, et al. 8 Gy single-dose radiotherapy is effective in metastatic spinal cord compression: results of a phase III randomized multicentre Italian trial. Radiother Oncol. 2009; 93: 174-9.

⑩ Sorensen S, Helweg-Larsen S, Mouridsen H, et al. Effect of high-dose dexamethasone in carcinomatous metastatic spinal cord compression treated with radiotherapy: a randomised trial. Eur J Cancer. 1994; 30A: 22-7.

⑪ Maranzano E, Latini P, Beneventi S, et al. Radiotherapy without steroids in selected metastatic spinal cord compression patients. A phase II trial. Am J Clin Oncol. 1996; 19: 179-83.

⑫ Nieder C, Grosu AL, Andratschke NH, et al. Update of human spinal cord reirradiation tolerance based on additional data from 38 patients. Int J Radiat Oncol Biol Phys. 2006; 66: 1446-9.

⑬ van der Linden YM, Kroon HM, Dijkstra SP, et al. Simple radiographic parameter predicts fracturing in metastatic femoral bone lesions: results from a randomised trial. Radiother Oncol. 2003; 69: 21-31.

⑭ Groenen KH, Pouw MH, Hannink G, et al. The effect of radiotherapy, and radiotherapy combined with bisphosphonates or RANK ligand inhibitors on bone quality in bone metastases. A systematic review. Radiother Oncol. 2016; 119: 194-201.

⑮ Koswig S, Budach V. Remineralization and pain relief in bone metastases after after different radiotherapy fractions (10 times 3 Gy vs. 1 time 8 Gy). A prospective study. Strahlenther Onkol. 1999; 175: 500-8.

⑯ Kaasa S, Brenne E, Lund JA, et al. Prospective randomised multicenter trial on single fraction radiotherapy (8 Gy x 1) versus multiple fractions (3 Gy x 10) in the treatment of painful bone metastases. Radiother Oncol. 2006; 79: 278-84.

⑰ Hartsell WF, Scott CB, Bruner DW, et al. Randomized trial of short- versus long-course radiotherapy for palliation of painful bone metastases. J Natl Cancer Inst. 2005; 97: 798-804.

⑱ Price P, Hoskin PJ, Easton D, et al. Prospective randomised trial of single and multifraction radiotherapy schedules in the treatment of painful bony metastases. Radiother Oncol. 1986; 6: 247-55.

⑲ Rich SE, Chow R, Raman S, et al. Update of the systematic review of palliative radiation therapy fractionation for bone metastases. Radiother Oncol. 2018; 126: 547-57.

［中村直樹］

2-2 運動器疾患としての骨転移

12 骨転移に対するIVR
―がん患者のQOL改善への取り組み―

　画像診断の進歩により，腫瘍が早期に発見される機会が増える一方，超高齢社会となり，併存疾患のために手術による切除が困難な症例も増えている．また，がん治療の進歩による生存率の改善は転移病巣の増加をもたらしており，がん性疼痛などに果たす緩和ケアの重要性も増し，早期から患者へ介入してQOL向上に貢献することが望まれている．

　骨は，肝，肺に次ぐ3番目に多いがん転移巣であり，がん患者の剖検例の80％に骨転移がみられたとの報告もある．

　従来，多血性腫瘍に対する切除前・後の経カテーテル動脈塞栓術（transcatheter arterial embolization：TAE）が手術時の大量出血予防目的や腫瘍出血時の緊急処置として行われ，有痛性病変への除痛目的にはTAE以外にも病的椎体骨折に対する経皮的椎体形成術（骨セメント注入術）が行われており，これらのIVR（interventional radiology）治療は保険収載がなされている．

　近年，各種腫瘍に対するラジオ波焼灼術（radiofrequency ablation：RFA）や凍結治療（cryoablation：Cryo）の経皮的ablation治療の有用性が多数報告され，低侵襲であるために数日の短期入院で加療ができ，即効性の効果が得られるため，根治目的や姑息（積極的緩和医療 aggressive palliation）目的にablationは行われており，医療費の軽減も期待されている．現時点では肝癌に対するRFA治療と，小径腎癌に対するCryo治療が国内で保険収載されているが，国内・外で骨転移に対するablation治療の有用性が報告されている．特に有痛性骨転移への即効性除痛治療効果に優れるRFAやCryoを行う際の工夫とコツについて，自験例も踏まえて概説する．

治療対象と適応基準

　国内で保険未収載である悪性腫瘍からの肺や骨への転移等や原発性骨軟部腫瘍へのRFAおよびCryo治療は主に自由診療で行われ，National Comprehensive Cancer Network（NCCN）Guidelines Version 2. 2019 では，軟骨肉腫の広範囲転移例やがん性疼痛例に ablation 治療が選択肢としてあげられており，国内の骨転移診療ガイドラインでも既存の治療法が無効な場合に考慮されるとしている．

　治療目標としては，原発性骨軟部腫瘍やオリゴ転移への根治的治療のみならず，80〜100％の有痛性骨転移患者に即効性（4 週以内）の除痛効果が得られる姑息的治療においても症状緩和，QOL の維持・改善をしながら生命予後の延長を目指しており，従来は遠隔転移をきたした多発骨転移に対する治療は予後に寄与しないとされてきたが，骨修復薬の出現により，骨関連事象を予防することで生存期間の延長が得られており，パフォーマンスステータス（PS），骨転移の個数，主要内臓臓器転移の有無，症状の有無などによる各疾患の予後予測も考慮の上，適応を決めている．原則として ablation 治療に際しては，患者因子（価値観や希望，年齢，全身状態，既往歴や合併症など）と腫瘍因子（病期，病勢，再発リスクなど）と治療因子（効果，副作用や合併症リスクなど）からリスクとベネフィットを考慮して，個々の症例に適した個別化治療を検討し，集学的治療の一つとして何度も再治療が可能な低侵襲局所治療である RFA や Cryo を積極的に施行し，他治療との相補的・相乗的治療効果を図り，他治療への橋渡し治療目的としても行ってきている．

　患者背景も含めて症例ごとに ablation 治療が適するか否かを検討すべきであり，標準治療による効果不良例の安易な best supportive care 導入やホスピスへの転院は，患者の不利益となる可能性がある．例をあげると，腫瘍が横隔膜へ浸潤すると肩への放散痛をきたすが，局所病変を治療すれば肩痛は消失する．しかしながら，術前はマスクされていた他病変からの疼痛が術後に出現することもあり，術前検討は重要である．

使用機器

　自験例では，RFA 治療初期には Le Veen 針（Boston Scientific）や RITA 針（RITA Medical System）の展開針を用いたこともあるが，複数の内蔵針（tines）を均等に展開するのが困難なことがあり，近年は穿刺が容易な直線針である Cool-tip 針（Covidien）のみを用いている．

　Cryo には CryoHit（Galil Medical Ltd.）を使用している．

CT透視ガイド下ablation治療手順とその工夫

① 前投薬はアトロピン硫酸塩（0.5 mg）を点滴静注し，症例に応じて鎮痛剤や精神安定剤の坐薬も挿肛する場合がある．

② RFA時の対極板は病変近傍に貼ってインピーダンスを下げて良好な通電を得られる工夫をする．

③ 病変の局在に応じて，仰臥位か伏臥位か側臥位で穿刺前の位置決めCTを撮像する．また，体位変換によって臓器が重力方向に移動することで，腫瘍と重要臓器との間隔を広げ，隣接する重要臓器への障害リスクを下げることが可能となる（脊髄係留や術後状態を除く健常者の脊髄において，体位変換により脊髄は脊柱管内を重力に従って移動し，脊髄円錐レベルでは4〜8 mm移動すると報告されており[1]，脊椎腫瘍の治療時には側臥位などへ体位変換をして，腫瘍と脊髄神経との間隔を空ける工夫をする．

④ 腫瘍表面や骨皮質まで十分な局所麻酔を行った後，針を腫瘍へ刺入するが，経肺穿刺を避けたり，熱傷や凍傷の合併症を防止したりするため，皮下組織へ局所麻酔薬の注入を多めに行うことがある（骨RFAの際には，針先が骨皮質に接するとインピーダンスが高く，不安定になりやすいので，できるだけRFAの針先は溶骨病変や軟部組織内に留置する）．

　もし穿刺ルートに正常骨が存在する場合，骨生検針やドリルにて事前に穿入ルートのtractを形成するかもしくは，骨生検針をガイディングに用いたcoaxial法にてablation針を留置することが可能となり，その際のRFA時には電極針先端の通電を障害しないように十分に手元まで骨生検針を引き戻しておく必要があるが，Cryo時には引き戻さずに凍結が可能である．

⑤ 通常のRFA治療時はインピーダンスモードで40〜60 Wから凝固を開始し，1分間に10〜20 Wずつ出力を上昇させ，1〜3回のbreak（インピーダンスの上昇）を入れて，10分間前後通電する．神経などの周囲器官への熱損傷が危惧される場合には10〜20 Wの低出力から凝固を開始して，5〜10 Wずつゆっくり出力を上昇させ，急激な温度上昇は避け，1〜3分間程度の短時間だけ焼灼する（類骨骨腫のRFAではマニュアルモードで1分間以上かけてゆっくりと針先が90℃前後になる5〜10 W程度まで出力を上げる[2]）．

　Cryoでは，10〜15分間の凍結後に3〜5分間の中断（解凍）をはさみ，

再度凍結を行うことでより大きなice ball（凍結領域）が形成されるが，ice ballの辺縁は0℃であり，細胞組織が壊死する−15〜−20℃以下の領域は辺縁よりも内側となるので，治療中には5 mm以上のmarginをとるように心がけている．
⑥ RFA焼灼中は強い疼痛があり，フェンタネスト（0.1 mg/2 mL）を1/3 Aずつ静注しながら術中の疼痛を制御し，Cryoには凍結麻酔効果があるもののもし疼痛が強ければ，麻薬を静注する．神経近傍の腫瘍を治療する際には脊髄神経や坐骨神経などの障害による術中の放散痛や麻痺の有無を頻回に患者に確認し，もしそれらが出現すれば直ちに治療を中止して，必要に応じてステロイド・パルス治療を行う（高リスク症例ではステロイドの予防投与も行う）．なお，Cryoでは神経が障害されても回復する可逆性障害も報告されており，実際にCryo中に神経麻痺症状が出ても直ちに治療を中断すると，すぐに麻痺が回復する一過性障害を経験し，ice ballが形成された組織が膨張することによる神経圧排か，それともice ball辺縁の0℃領域が神経に及んだ当初なら一過性に麻酔効果が発現するだけのためかのどちらかが原因と考えている．ただし，正常筋肉へ治療域が及んでいる場合に筋肉痛を訴えることもある．
⑦ 骨腫瘍へ除痛目的のpalliation治療の際は，完全腫瘍壊死が得られなくても，腫瘍の骨皮質破壊部（bone-tumor interface）を焼灼すると除痛が得られやすいと報告されている❸．

しばしば行う追加手技を伴う工夫方法

① 腫瘍が重要臓器に隣接する場合のablationに際しては，その間にバルーンカテーテルを留置したり，人工腹水を注入（hydrodissection）したり（図1），ヒアルロン酸を注入することで腫瘍からの距離を離して，臓器損傷を予防する．
② 血管や肺に隣接する腫瘍では血流や肺換気によるRFA時の「heat sink effect」やCryo時の「heat pump effect」を防止するために，また巨大な多血性腫瘍に対しても完全壊死を獲得し，出血のリスクを軽減するために，ablation前にTAEの併用を行っている．
③ 逆に「heat sink effect」や「heat pump effect」を利用して臓器損傷を防止

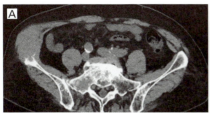
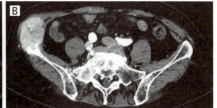
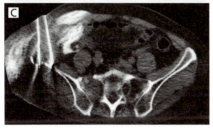

図1 肝細胞癌の右腸骨転移に対する hydrodissection 併用 Cryo
A: 治療前の単純骨盤 CT.
B: 治療前の造影骨盤 CT.
C: hydrodissection 併用 Cryo 治療時 CT.

する試みとして，胆管や腎盂・尿管・尿道に隣接する腫瘍では，チューブやカテーテルを一時留置して冷水かまたは温水の灌流下に治療する．

④ 椎体後縁を破壊し，脊柱管内へ進展している脊椎腫瘍症例では相対的に RFA 治療は禁忌であり，脊髄神経は 45℃ に加温すると 10.8 分間で，43.1℃ なら 1 時間で障害されると報告されており[4〜7]，Dupuy らは椎体の骨皮質が保たれていれば，ブタの生体を用いた椎体の RFA 中に硬膜外温度は 44℃ までしか上昇しなかったと報告し[6]，Adachi らはブタ脛骨の骨皮質欠損部では平均 51.1℃ まで上昇したと報告しており[7]，骨 RFA による神経障害の合併例が報告されているが[8,9]，Cryo 治療では ice ball が CT や MRI 画像で視認できるので，リスクを軽減できる可能性がある[10]．

　自験例では，椎体後縁が破壊されるか，または椎弓浸潤があり，脊髄神経に近接する有痛性脊椎転移例に対して，脊柱管内に八光電機製の極細温度センサー（図2）を留置してリアルタイム温度モニタリング下脊椎 RFA（図3）を行い，合併症をきたしていない[11]．

　その他に，硬膜外腔に CO_2 ガスを注入して脊椎 RFA 時の神経障害を予防する工夫が報告されている．

⑤ 自験例では，荷重負荷が加わる脊椎や骨盤骨の腫瘍が長径 3 cm 以上であれば，stability を補強して将来の病的骨折のリスクを下げる目的に，ablation 治療後に骨セメント注入を併用しており，RFA 後では同時に骨セメント注

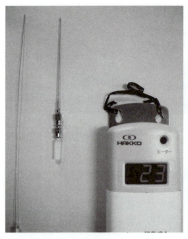

図2 温度センサーシステム
直径 0.5 mm の絶縁センサー（左），
21 G 留置針（中），本体モニター（右）．

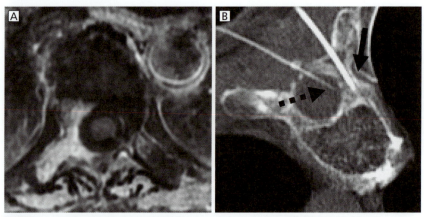

図3 下位胸椎の椎弓から右横突起転移に対する脊柱管内温度センサー監視下 RFA
A：脊椎 RFA 治療前造影 MRI．B：脊椎 RFA 治療時 CT（左側臥位）．2 cm cool-tip 針（↑），硬膜外腔に留置された温度センサー（↑）．

入が可能であるが，Cryo 後には ice ball が十分に解凍されるまでは注入できず，Cryo の 1 時間以上後に骨セメントを注入している（図4）．

RFA と Cryo の比較・相違

Cryo は麻酔効果のために RFA よりも治療中の疼痛が軽く，組織変性が少な

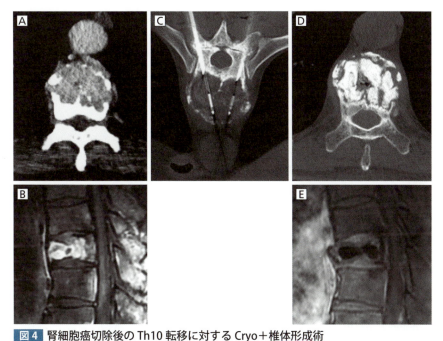

図4 腎細胞癌切除後の Th10 転移に対する Cryo＋椎体形成術
A：治療前造影CT，B：治療前造影 MRI（矢状断），C：Cryo 治療時 CT（伏臥位），D：治療後単純 CT，E：治療後造影 MRI（矢状断）．

いために損傷を受けた腫瘍治療域の周囲が治癒しやすいといわれている．しかし短所は，RFA 針よりも凍結針は軟らかく，よくしなるので，硬い組織への穿刺に難渋し，凍結と解凍を繰り返すために治療時間も長くなることと，設備費用が高いことである．RFA の方がより簡便な治療であるといえるが，巨大な腫瘍に対しては最大 20 本の針を同時に治療可能な Cryo が有利であり，過去に報告された Cryoshock や ice ball cracking は，細径針を用いる近年では発生がほとんどみられなくなり，有痛性骨転移に対する除痛効果も RFA と Cryo は同等であると報告されている[12]．出血の高リスク症例でも Cryo は RFA と同様に安全であるか否かや，中・長期治療成績の比較などについては，術者の learning-curve も影響する検討課題である．

まとめ

今後も症例数を重ねて，RFA と Cryo の相違点が明らかになり，より安全で

良好な成績を目指して治療を確立していくことが重要である．現在，骨軟部腫瘍に対する凍結療法の第Ⅱ相前向き臨床試験（UMIN000009906）が終了し結果解析中である．

文献

① Holsheimer J, den Boar JA, Struijk JJ, et al. MR assessment of the normal position of the spinal cord in the spinal canal. AJNR Am J Neuroradiol. 1994; 15: 951-9.

② Miyazaki M, Aoki J, Miyazaki A, et al. Percutaneous radiofrequency ablation of osteoid osteoma using cool-tip electrodes without the cooling system. Jpn J Radiol. 2011; 29: 138-43.

③ Guenetle JP, Lopez MJ, Kim E, et al. Solitary painful osseous metastases: correlation of imaging features with pain palliation after radiofrequency ablation-a multicenter American college of radiology imaging network study. Radiology. 2013; 268: 907-15.

④ Froese G, Das RM, Dunscombe PB. The sensitivity of the thoracolumbar spinal cord of the mouse to hyperthermia. Radiat Res. 1991; 125: 173-80.

⑤ Yamane T, Tateishi A, Cho S, et al. The effects of hyperthermia on the spinal cord. Spine (Phila Pa 1976). 1992; 17: 1386-91.

⑥ Dupuy DE, Hong R, Oliver B, et al. Radiofrequency ablation of spinal tumors: temperature distribution in the spinal canal. AJR Am J Roentgenol. 2000; 175: 1263-6.

⑦ Adachi A, Kaminou T, Ogawa T, et al. Heat distribution in the spinal canal during radiofrequency ablation for vertebral lesions: study in swine. Radiology. 2008; 247: 374-80.

⑧ Goetz MP, Callstrom MR, Charboneau JW, et al. Percutaneous image-guided radiofrequency ablation of painful metastases involving bone: a multicenter study. J Clin Oncol. 2004; 22: 300-6.

⑨ Nakatsuka A, Yamakado K, Maeda M, et al. Radiofrequency ablation combined with bone cement injection for the treatment of bone malignancies. J Vasc Interv Radiol. 2004; 15: 707-12.

⑩ Callstrom MR, Atwell TD, Charboneau JW, et al. Painful metastases involving bone: percutaneous image-guided cryoablation-prospective trial interim analysis. Radiology. 2006; 241: 572-80.

⑪ Nakatsuka A, Yamakado K, Takaki H, et al. Percutaneous radiofrequency ablation of painful spinal tumors adjacent to the spinal cord with real-time monitoring of spinal canal temperature: a prospective study. Cardiovasc Intervent Radiol. 2009; 32: 70-5.

⑫ Zugaro L, DI Staso M, Gravina GL, et al. Treatment of osteolytic solitary painful osseous metastases with radiofrequency ablation or cryoablation: a retrospective study by propensity analysis. Oncol Lett. 2016; 11: 1948-54.

［中塚豊真］

2-2 運動器疾患としての骨転移

13 骨転移と骨修飾薬

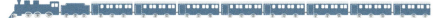

はじめに：骨転移による QOL 低下

がんの骨転移は生命予後に大きな影響を及ぼさないが，激しい痛みに加えて，病的骨折，脊髄圧迫による麻痺症状，高カルシウム血症，手術などの骨関連有害事象（skeletal-related events：SRE）により患者の QOL が著しく低下し，さらには死亡リスクが上昇する場合もある．当院において 1990 年代に乳癌骨転移患者 256 例を 1,184 日間追跡し調査したところ，骨痛が 77.5%，病的骨折が 39.2%，麻痺が 9.8%，高カルシウム血症が 40.9%，骨に対する放射線治療が 60.6% の発現率であった（表1）．骨転移は，それ自体が致命的となることは少ないものの，上記の骨合併症による QOL の低下につながるため，骨転移の発現・進行をいかに防ぐかが重要である．

表1 骨転移に伴う合併症
（がん研，乳癌骨転移患者，1995〜98 年，n=256）

骨痛	77.5%
骨折	39.2%
神経麻痺	9.8%
高カルシウム血症	40.9%
骨への X 線照射	60.6%
骨の手術	1.2%

骨関連事象（SRE）1〜2 人・年

骨転移の機序と骨特異的な薬物治療：骨修飾薬（BMA）

骨に転移したがん細胞が骨髄に侵入してくると，骨形成と骨吸収とのバランスが崩れることで骨病変が進行する．がん細胞は副甲状腺ホルモン関連タンパク（parathyroid hormone-related protein：PTHrP）や様々なサイトカインを

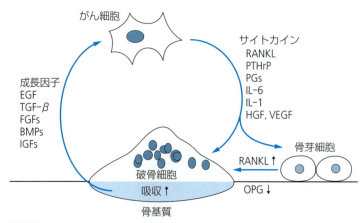

図1 骨転移におけるがん細胞と骨芽細胞・破骨細胞の相互作用

産生し，骨芽細胞上の receptor activator of NFKB ligand（RANKL）の発現を促進させる．また，RANKL を発現するがん細胞があることが報告されている．RANKL は破骨細胞前駆細胞/破骨細胞上の RANK と結合し，破骨細胞の形成促進・活性化により骨吸収を亢進させる．すると骨から各種増殖因子が放出され，腫瘍細胞のさらなる増殖や活性亢進が進行する．このように，がん細胞とがん細胞の転移した骨との間には「悪循環」が成立している（図1）[1]．したがって，破骨細胞による骨吸収が骨転移の成立および進展に重要な役割を果たしており，破骨細胞の機能を抑制することが骨転移の重要な治療戦略として確立されつつある．

骨転移に対しては通常の進行がんの治療と同様に化学療法，内分泌療法を行うが，骨転移に特異的な治療法として，主にビスホスホネート（bisphosphonates：BP）特にゾレドロン酸，あるいは RANKL 抗体（デノスマブ）による抗破骨細胞効果のある骨修飾薬（bone modifying agents：BMA）が用いられている．

ゾレドロン酸

ビスホスホネート（BP）製剤は，ピロリン酸の類似体で，骨転移などの骨代謝の亢進した部位に取り込まれ，破骨細胞の機能を障害し，またアポトーシスを誘導することで，破骨細胞による骨吸収作用の抑制効果を発揮する．現在，最も強力な骨吸収抑制作用を持つゾレドロン酸は[2]，乳癌骨転移および骨髄腫

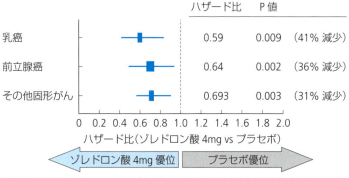

図2 種々の骨転移病変においてゾレドロン酸は骨合併症を減少させる

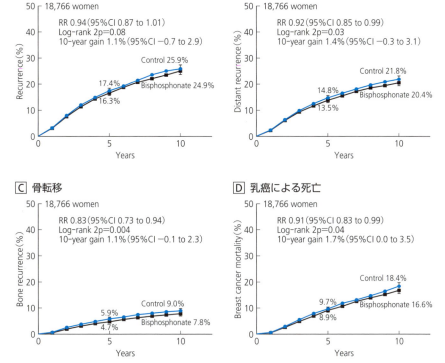

図3 BPは乳癌患者の遠隔転移と乳癌による死亡を減少させる
（EBCTCG meta-analysis）

(Early Breast Cancer Trialists' Collaborative G. Lancet. 2015; 386: 1353-61)

骨病変の患者[3][4]，去勢抵抗性前立腺癌の骨転移[5]あるいは乳癌，前立腺癌以外の固形がん骨転移[6]における SRE を減少させた（図2）．疼痛の改善も明らかであるが，QOL の改善を明らかに示した試験はない．

BP は腫瘍細胞に対する直接の抗腫瘍効果も期待されているが，特に乳癌患者における術後再発予防効果のメタアナリシスにおいて，BP は乳癌患者の遠隔転移と乳癌死を減少させることが報告された[7]（図3）．その効果は閉経前では明らかでなく，閉経後に著明となる[7]．また，骨髄腫においてもゾレドロン酸が生存を改善させると報告されている[8]．

デノスマブ

デノスマブは，RANKL に対するヒト型モノクローナル抗体で，高い親和性で RANKL に結合し，RANKL の作用を特異的に阻害して破骨細胞の形成，活性化を抑制する．骨転移を有する進行乳癌患者，去勢抵抗性前立腺癌の骨転移患者，その他の固形がん骨転移および骨髄腫患者に対するデノスマブとゾレドロン酸を直接比較した3つのランダム化二重盲検第Ⅲ相比較試験の成績が報告された．デノスマブ群（120 mg 皮下注，4 週毎）とゾレドロン酸群（4 mg 静注，4 週毎）に無作為に割り付けた．3試験の統合解析において，デノスマブ群はゾレドロン酸群に比べ，SRE リスクを有意に低下させた（図4）．全生存期間と病勢進行については変わらなかった[9]．これらの試験でも QOL の改善は明らかでない．

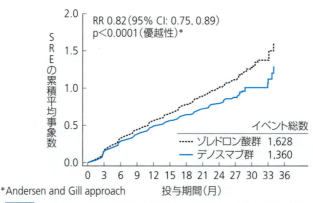

図4 悪性骨病変患者におけるゾレドロン酸，デノスマブの比較試験

なお，RANKL抑制でがんの進行/転移が抑制できる可能性があり，デノスマブが術後乳癌患者の生命予後を改善させるかについて第Ⅲ相試験（DCARE）が行われたが，改善は認められなかった．

がん患者における骨粗鬆症・骨密度低下とその治療[10]

一方，がん患者は骨転移のありなしにかかわらず，治療に伴い骨粗鬆症，骨密度低下が起こりやすく，そのための骨折も多いことが知られている．

乳癌に対する内分泌療法は，エストロゲン依存性である乳癌細胞に対してエストロゲン産生阻害あるいはエストロゲン受容体（ER）結合抑制をするもので，閉経後女性では主にアロマターゼ阻害剤（AI）が使用されている．アロマターゼ阻害剤は閉経後女性の著明なエストロゲン血中・組織中濃度低下をきたし，骨粗鬆症を進行させる[11]．ほとんどの術後補助療法の比較試験でコントロールに比較して骨折が増加し，2年間で腰椎骨密度は3～5.4％，大腿骨骨密度は2.5～3.6％低下する[12]．前立腺癌でも内分泌療法によって，コントロールより骨密度が6～18％低下すると報告され，前立腺癌で内分泌療法を受けた症例における骨折頻度は19.4％と受けていない症例の12.6％に比較して有意に多かった[13]．

乳癌患者でBMAによって骨量減少，骨折を抑制することが報告されている（表2）．AIによる骨量減少については，メタアナリシスでは，ゾレドロン酸あ

表2 乳癌患者の骨量減少，骨折に対する薬剤の効果

性ホルモン低下療法	drug	腰椎	大腿骨	骨折
化学療法による閉経	clodronate（1,600 mg/d，2 yrs）	2.9%	3.7%	NS
	risedronate（30 mg/d x2w/12w，2 yrs）	2.5%	2.6%	NS
LHRHアゴニスト＋TAM/ANA	zoledronic acid（4 mg/6M，3 yrs）	14.4%	8.2%	NS
アロマターゼ阻害剤	zoledronic acid（4 mg/6M，3 yrs）	6.7%	5.2%	NS
	zoledronic acid（4 mg/6M，3 yrs）	10.7%	6.9%	NS
	risedronate（35 mg/w，2 yrs）	4.0%	2.9%	NS
	ibandronate（150 mg/M，2 yrs）	6.2%	4.5%	NS
	denosumab（60 mg/6M，2 yrs）	7.6%	3.6%	NS
	denosumab（60 mg/6M，3 yrs）	10.0%	7.9%	HR 0.50

無治療群と比較した差，NS: no significant change，HR: hazard ratio

表3 前立腺癌患者の骨量減少，骨折に対する薬剤の効果

性ホルモン低下療法	drug	腰椎	大腿骨	骨折
ADT	alendronate（70 mg/w, 1 yr）	5.1%	2.3%	NS
LHRH アゴニスト	pamidronate（60 mg/12w, 48 wks）	3.8%	2.0%	NS
ADT	zoledronic acid（4 mg/3M, 1 yr）	7.8%		NS
LHRH アゴニスト	zoledronic acid（4 mg/yr, 1 yr）	7.1%	2.6%	NS
LHRH アゴニスト	raloxifene（60 mg/d, 1 yr）	2.0%	3.7%	NS
ADT	toremifene（80 mg/d, 2 yrs）	2.3%	2.0%	HR 0.50
ADT	denosumab（60 mg/6M, 2 yrs）	6.6%	3.9%	HR 0.38

無治療群と比較した差，NS：no significant change，HR：hazard ratio

るいは経口 BP により BMD は有意に改善した[14]．またデノスマブ投与により骨密度が改善した[15]．BP が骨折頻度を減少させることについては，7 試験 3,984 例の meta-analysis でゾレドロン酸が骨折を減少させる（OR 0.78, 95%CI 0.63-0.96）と報告されている[16]．デノスマブについては，骨折発生率を初めて primary endpoint にした，AI 術後補助療法を行っている乳癌患者における第Ⅲ相試験において，骨折リスクを 1/2 に減少させることが明らかになった[17]．

　前立腺癌患者でも BMA によって骨量減少，骨折を抑制する（表3）．アンドロゲン除去療法（androgen-deprivation therapy：ADT）に伴う骨密度低下について，種々の BP[18,19]で骨密度を改善することが報告されている．また，デノスマブ投与によっても骨密度が改善した[20]．BP が骨折頻度を減少させることについては単独の試験では positive な報告はなく，15 試験の meta-analysis では有意に骨折を減少させるとされているが，骨転移症例が含まれている[21]．一方，デノスマブが椎体骨折頻度を減少させること（3 年間で 1.5% vs 3.9%）が報告されている[20]．

おわりに

骨転移治療は，1990 年代に明らかになってきた破骨細胞形成をはじめとする基礎科学的知見と，BP 製剤による破骨細胞を標的とした治療の進展によって飛躍的に発展した．それに加えて，破骨細胞の分化，活性化，生存に対する RANKL の機能が明らかになり，抗 RANKL 抗体による新しい治療戦略が生まれ，さらに新たな薬剤が注目されている．今後も骨特異的な治療薬の進歩と局所的な治療の発展が相まって骨転移のコントロール改善が期待される．

臨床腫瘍学会を中心に多臓器のがん専門医，さらに緩和・看護・リハビリテーションの専門家が加わって骨転移診療ガイドラインが作成され，今年改訂が予定されている．

　一方，骨粗鬆症の予防と治療ガイドライン 2015 において，性ホルモン低下療法に伴う骨粗鬆症の予防に BP およびデノスマブを投与することによる骨量は増加と骨折頻度の減少が指摘されており，がん患者の bone health を維持するために適切な骨修飾薬の使用が望まれる．

文献

1. Yoneda T, Hiraga T. Crosstalk between cancer cells and bone microenvironment in bone metastasis. Biochem Biophys Res Commun. 2005; 328: 679-87.
2. Green JR, Muller K, Jaeggi KA. Preclinical pharmacology of CGP 42'446, a new, potent, heterocyclic bisphosphonate compound. J Bone Miner Res. 1994; 9: 745-51.
3. Kohno N, Aogi K, Minami H, et al. Zoledronic acid significantly reduces skeletal complications compared with placebo in Japanese women with bone metastases from breast cancer: a randomized, placebo-controlled trial. J Clin Oncol. 2005; 23: 3314-21.
4. Rosen LS, Gordon D, Kaminski M, et al. Long-term efficacy and safety of zoledronic acid compared with pamidronate disodium in the treatment of skeletal complications in patients with advanced multiple myeloma or breast carcinoma: a randomized, double-blind, multicenter, comparative trial. Cancer. 2003; 98: 1735-44.
5. Saad F, Gleason DM, Murray R, et al. Long-term efficacy of zoledronic acid for the prevention of skeletal complications in patients with metastatic hormone-refractory prostate cancer. J Natl Cancer Inst. 2004; 96: 879-82.
6. Rosen LS, Gordon D, Tchekmedyian S, et al. Zoledronic acid versus placebo in the treatment of skeletal metastases in patients with lung cancer and other solid tumors: a phase III, double-blind, randomized trial—the Zoledronic Acid Lung Cancer and Other Solid Tumors Study Group. J Clin Oncol. 2003; 21: 3150-7.
7. Early Breast Cancer Trialists' Collaborative G. Adjuvant bisphosphonate treatment in early breast cancer: meta-analyses of individual patient data from randomised trials. Lancet. 2015; 386: 1353-61.
8. Morgan GJ, Davies FE, Gregory WM, et al. First-line treatment with zoledronic acid as compared with clodronic acid in multiple myeloma (MRC Myeloma IX): a randomised controlled trial. Lancet. 2010; 376: 1989-99.
9. Lipton A, Fizazi K, Stopeck AT, et al. Superiority of denosumab to zoledronic acid for prevention of skeletal-related events: a combined analysis of 3 pivotal, randomised, phase 3 trials. Eur J Cancer. 2012; 48: 3082-92.
10. Reid DM, Doughty J, Eastell R, et al. Guidance for the management of breast cancer treatment-induced bone loss: a consensus position statement from a UK Expert Group. Cancer Treat Rev. 2008; 34 Suppl 1: S3-18.

⑪ Hadji P. Aromatase inhibitor-associated bone loss in breast cancer patients is distinct from postmenopausal osteoporosis. Crit Rev Oncol Hematol. 2009; 69: 73-82.

⑫ Eastell R, Adams JE, Coleman RE, et al. Effect of anastrozole on bone mineral density: 5-year results from the anastrozole, tamoxifen, alone or in combination trial 18233230. J Clin Oncol. 2008; 26: 1051-7.

⑬ Shahinian VB, Kuo YF, Freeman JL, et al. Risk of fracture after androgen deprivation for prostate cancer. N Engl J Med. 2005; 352: 154-64.

⑭ Anagha PP, Sen S. The efficacy of bisphosphonates in preventing aromatase inhibitor induced bone loss for postmenopausal women with early breast cancer: a systematic review and meta-analysis. J Oncol. 2014; 2014: 625060.

⑮ Ellis GK, Bone HG, Chlebowski R, et al. Randomized trial of denosumab in patients receiving adjuvant aromatase inhibitors for nonmetastatic breast cancer. J Clin Oncol. 2008; 26: 4875-82.

⑯ Valachis A, Polyzos NP, Coleman RE, et al. Adjuvant therapy with zoledronic acid in patients with breast cancer: a systematic review and meta-analysis. Oncologist. 2013; 18: 353-61.

⑰ Gnant M, Pfeiler G, Dubsky PC, et al. Adjuvant denosumab in breast cancer（ABCSG-18）: a multicentre, randomised, double-blind, placebo-controlled trial. Lancet. 2015; 386: 433-43.

⑱ Smith MR, Eastham J, Gleason DM, et al. Randomized controlled trial of zoledronic acid to prevent bone loss in men receiving androgen deprivation therapy for nonmetastatic prostate cancer. J Urol. 2003; 169: 2008-12.

⑲ Michaelson MD, Kaufman DS, Lee H, et al. Randomized controlled trial of annual zoledronic acid to prevent gonadotropin-releasing hormone agonist-induced bone loss in men with prostate cancer. J Clin Oncol. 2007; 25: 1038-42.

⑳ Smith MR, Egerdie B, Hernandez Toriz N, et al. Denosumab in men receiving androgen-deprivation therapy for prostate cancer. N Engl J Med. 2009; 361: 745-55.

㉑ Serpa Neto A, Tobias-Machado M, Esteves MA, et al. Bisphosphonate therapy in patients under androgen deprivation therapy for prostate cancer: a systematic review and meta-analysis. Prostate Cancer Prostatic Dis. 2012; 15: 36-44.

［高橋俊二］

2-2 運動器疾患としての骨転移

14 骨修飾薬による顎骨壊死
―対策と臨床経過―

顎骨壊死

　がんの骨転移や骨粗鬆症で使用されるビスホスホネート系薬剤やデノスマブなどの骨修飾薬は，その骨吸収抑制作用から骨痛，神経圧迫症状，病的骨折などの発症を予防する有用な薬剤である．その一方で，稀に重篤な副作用として骨吸収抑制薬関連顎骨壊死（antiresorptive agent-related osteonecrosis of the jaw：ARONJ）を起こすことが報告[1]されている．ARONJ は，口腔内に 8 週間以上持続する骨露出を特徴とし，同部に発赤・腫脹，疼痛，排膿などの臨床症状を伴うことも多い（図1）．これらの症状は難治性であり，骨壊死の進行によっては病的骨折を起こしたり，皮膚瘻孔を形成したりするなど（図2），患者の日常生活に支障をもたらすだけでなく，がん治療自体も妨げることになる．

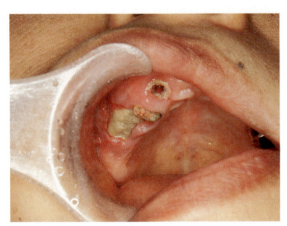

図1 ARONJ
右上顎歯槽部に壊死骨が露出し，周囲の歯肉が発赤・腫脹している．

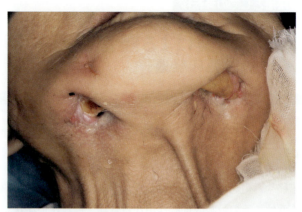

図2 ARONJ の進行例
両側の顎下部に皮膚に瘻孔を形成し，壊死した下顎骨が露出している．口腔内と交通しており，唾液や飲食物が流出するため，QOL が低下する．

骨修飾薬の対象となる患者

　がん治療における骨修飾薬は，固形がんの骨転移や多発性骨髄腫の骨症状，高 Ca 血症の患者に対して高用量の注射製剤が使われることがよく知られている．一方で，ホルモン療法を行う乳癌患者や長期間にわたり副腎皮質ステロイドを使用する血液がん患者では続発性骨粗鬆症予防の第一選択薬として低用量の内服ビスホスホネート製剤が投与される．骨転移を伴わないがん患者であっても，原発性および続発性の骨粗鬆症治療のため骨修飾薬が投与されている場合があることに注意する．

口腔管理の目的は，患者の日常生活を支えること

　骨修飾薬は，骨痛，神経圧迫症状，病的骨折などによる QOL，ADL（日常生活動作）の低下やそれに伴う予後悪化を予防し，患者の生活を支えるために必須の薬剤である．一方で，歯科治療・口腔管理は，口から食べることをサポートすることで患者の生活を支える医療であり，本来，骨修飾薬と口腔管理は「患者の日常生活を支える」同じ目的のはずである．しかし，抜歯時の骨修飾薬休薬問題は，歯科治療と骨修飾薬治療のどちらを止めるかの問題に置き換

わり，本来の目的とはかけ離れてしまっている[2]．

　抜歯などの侵襲的な歯科処置を受ける予定の患者は，BP製剤やデノスマブの治療を一時停止（休薬）することは議論の的であり，休薬することによるリスクとベネフィットについて慎重に検討する必要がある．休薬のリスクは骨塩基量の低下や病的骨折などの骨関連事象が増加することである．日本の骨粗鬆症患者の報告では，抜歯前の休薬期間が長いほど骨折率の増加を認め，さらに顎骨壊死発生率も上昇していた[2]．骨粗鬆症治療に関連したBP製剤の休薬には顎骨壊死予防効果は認められず，休薬のベネフィットは存在しないとしている報告もある[3]．ただし，休薬を行わない悪性腫瘍患者においては，骨修飾薬投薬後の侵襲的な歯科処置が顎骨壊死発症率を上昇させるとの報告があり[4]，依然として休薬と抜歯における明確なエビデンスは存在しない．ガイドライン[1]上でも侵襲的な歯科処置についてどうすべきかの明確な答えは出ておらず，ケースバイケースの対応が望まれる．

　通常，抜歯適応の歯牙には局所感染による持続性炎症がある．その持続する歯性炎症が周囲の支持歯槽骨へ波及した場合に，顎骨骨髄炎や顎骨壊死を引き起こす可能性が高い[5]．抜歯が必要なほどの歯性炎症が問題なのだが，抜歯という行為自体が顎骨壊死の原因と誤認され，それにより歯科医師は骨修飾薬を使用している患者の抜歯や歯科治療を避けたり，骨修飾薬の休薬を求めることになった．骨修飾薬使用患者の要抜歯歯牙を放置したり，抜歯のために休薬期間を設けることは，歯性感染源の歯槽骨への曝露期間を増加させることとなり，かえって顎骨壊死が増加することにもなりうる[2]．

対策：医科歯科連携による感染源となりうる歯牙の管理

骨修飾薬の使用時には，医科歯科連携による口腔管理を

　可能であれば骨修飾薬の使用開始前や使用開始後の早い段階で歯科の専門的な診査を受け，歯性感染源のリスクを評価し，口腔衛生状態を改善しておく[6]．治療中は口腔内を清潔に保ち，3〜4カ月毎の定期的な口腔ケアを行う[7]ことが推奨されている．

潜在的な歯性感染症リスク

平成 28 年歯科疾患実態調査[8]では，20 歳以上の成人はどの年代においても 30% 程度が未治療のう歯を放置していた．また，6 mm 以上の歯周ポケットを保有する重度歯周病患者は，50 歳以上で 10% にのぼった．歯科の二大疾患であるう歯と歯周病はともに根尖性歯周炎と辺縁性歯周炎と呼ばれる歯周組織の炎症であるが，その病態は多少異なる（図3）．根尖性歯周炎はう蝕の進行に伴い歯髄と根管（いわゆる歯の神経）が感染し，歯根尖から歯周組織に炎症が拡大し，骨吸収および膿瘍形成（根尖病巣）を生じる．辺縁性歯周炎は，歯周病とも呼ばれ，歯周ポケットから炎症が波及し，歯槽骨の吸収と膿瘍形成（歯槽膿漏）を生じる[9]．ともに，歯槽骨の吸収と膿瘍形成を伴うことから，骨組織への感染が進行すると骨髄炎や骨壊死に移行するリスクが高い．

上記調査を鑑みると，歯性感染源が存在したまま骨修飾薬を使用することになる患者が少なからず存在するが，歯性感染症の多くは慢性疾患となり，自覚症状が全くないことも珍しくない．問診のみでは抽出することは困難であり，歯科を受診しないままでは潜在的なリスクを抱えたまま骨修飾薬が投与されることになる．がん治療が始まり骨髄抑制や体力の低下など全身状態が悪化した時に，根尖性歯周炎や辺縁性歯周炎が活動性の歯周炎（歯牙周囲の組織への感染・炎症の波及）に進行すると，顎骨壊死のリスクとなる．

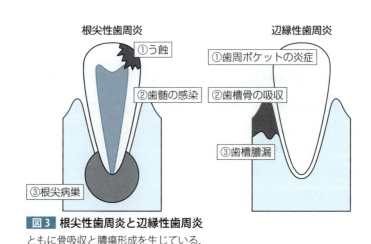

図3　根尖性歯周炎と辺縁性歯周炎
ともに骨吸収と膿瘍形成を生じている．

感染源の管理とQOLの維持のバランスを

ARONJ発症を予防するために，局所感染による持続性の炎症を伴う活動性歯性感染症は，炎症を鎮静させる歯科処置を行うか，抜歯して感染源を除去することがARONJ予防に有効である．一方で，根尖病巣にはsilent focusと呼ばれる非活動性病変もあり，抜歯がオーバートリートメントとなる可能性がある．抜歯による歯牙喪失により食事摂取に支障が出る場合は，両者を天秤にかけて，あえて抜歯せずにQOLを優先することもありうる．日頃から良好な口腔衛生状態を維持することで，そもそも抜歯をしなければならない歯性感染症を生じさせないことが重要である．そのためには，定期的に歯科受診により口腔内診査，プラークや歯石除去，セルフケアの指導・確認を受け，適切な口腔管理を継続することが必須である．

医科歯科連携の現状

乳がん診療ガイドライン[10]では「骨吸収抑制薬による顎骨壊死は患者のQOLを低下させるので，開始前の顎骨壊死リスクの評価や治療中の定期的な口腔ケアを行うこと」が推奨されている．また，2012年からは周術期等口腔機能管理としてがん治療時の口腔管理が保険収載されており，がん診療連携拠点病院などの多くの病院で医科歯科連携による使用前からの口腔管理が行われている．一方で，骨粗鬆症の場合は70％の地域で医科歯科連携がなされていなかったとの報告[2]があり，骨修飾薬を使用する担当医による顎骨壊死を回避するためのリスク管理が求められている．医科歯科それぞれのリスクを管理し，患者の日常生活を支えることに配慮したバランスのとれた医科歯科連携の推進が期待される．

文献

[1] Yoneda T, Hagino H, Sugimoto T, et al. Antiresorptive agent—related osteonecrosis of the jaw: position paper 2017 of the Japanese allied committee on osteonecrosis of the jaw. J Bone Miner Metab. 2017; 35: 6-19.

[2] Taguchi A, Shiraki M, Sugimoto T, et al. Lack of cooperation between physicians and dentists during osteoporosis treatment may increase fractures and osteonecrosis of the jaw. Curr Med Res Opin. 2016; 32: 1261-8.

❸ Hasegawa T, Kawakita A, Ueda N, et al. A multicenter retrospective study of the risk factors associated with medication related osteonecrosis of the jaw after tooth extraction in patients receiving oral bisphosphonate therapy: can primary wound closure and a drug holiday really prevent MRONJ? Osteoporos Int. 2017; 28: 2465-73.

❹ Owosho AA, Liang STY, Sax AZ, et al. Medication-related osteonecrosis of the jaw: An update on the memorial sloan kettering cancer center experience and the role of premedication dental evaluation in prevention. Oral Surg Oral Med Oral Pathol Oral Radiol. 2018; 125: 440-5.

❺ 高岡一樹, 岸本裕充. 骨吸収抑制薬関連顎骨壊死 (ARONJ) の現状と今後の課題. 日薬理誌. 2019; 153: 22-7.

❻ 百合草健圭志. がん歯科支持療法　歯科医師や歯科衛生士が行うがん治療に伴う副作用対策. 日歯医師会誌. 2018; 71: 299-307.

❼ 田口 明. 骨粗鬆症患者の顎骨壊死－改定ポジションペーパー 2016 の問題点と新規予防法の効果－. 日整会誌. 2019; 93: 43-9.

❽ 厚生労働省. 平成 28 年歯科疾患実態調査結果の概要. https://www.mhlw.go.jp/toukei/list/dl/62-28-02.pdf p.10-21 (2019 年 6 月 21 日アクセス)

❾ 玉岡丈二, 岸本裕充.【骨粗鬆症治療の現状と展望 2019】骨粗鬆症における口腔管理. Progress in Medicine. 2019; 39: 57-60.

❿ 日本乳癌学会, 編. 乳がん診療ガイドライン 1　治療編　2018 年版. 第 4 版. 東京: 金原出版; 2018. p.87-90.

［百合草健圭志］

2-2 運動器疾患としての骨転移

15 骨修飾薬長期投与に伴う非定型大腿骨骨折の病態と治療

　骨修飾薬であるビスホスホネート製剤（BP製剤），抗RANKL抗体製剤は，骨吸収を強力に阻害し，骨関連事象（病的骨折，脊椎圧迫，放射線治療，整形外科的手術，高カルシウム血症）を著しく低減する．このことから，これらの薬剤は，がん骨転移患者に対し，今日広く使用されている．しかしながら，がん患者の生存率向上に伴い，これらの骨修飾薬が長期間投与される傾向にあり，顎骨壊死，食道癌，心房細動，耳小骨壊死，非定型大腿骨骨折（atypical femoral fracture：AFF）など，様々な有害事象が顕在化しつつある．がんロコモの定義である「がん自体あるいはがんの治療によって，骨・関節・筋肉・神経などの障害が起きて，移動機能が低下した状態」に鑑みると，骨修飾薬によるAFFはがんロコモを考える上で特に重要な疾患であると考えられる．本稿では，骨修飾薬の長期投与に伴うAFFの病態，診断，治療を筆者の経験を交え概説する．

AFFの病態

　骨修飾薬投与と非定型骨折発症の関連は，Odvinaらによって2005年に初報されている[1]．本報告では，非外傷性の骨折が生じた患者（9症例中，5症例が大腿骨）が，いずれもBP製剤を長期使用し，骨代謝回転が著しく低下した状態であったことから，BP製剤投与が非定型骨折発症の一因であるとの見解を示している．その後，70名の大腿骨骨折患者の後ろ向き研究から，特異的な所見を呈する骨折型（大腿骨皮質骨の肥厚を伴う，骨幹部の非外傷性横骨折）の発症と，BP製剤長期投与に，強い相関があることが示されている[2]．これらの結果から，AFFの発症には，骨修飾薬投与による骨代謝回転の低下と，微小骨折の修復不全が寄与していることが，広く受け入れられている．
　一方，AFFの発生頻度自体は比較的稀であることが明らかとなっている．米国骨代謝学会AFFタスクフォースの疫学研究では，5年以上の骨修飾薬の使

用により，10万人あたり約10人程度の発生頻度であったと報告されている[3]．一方，2014年実施された日本整形外科学会のAFF患者の登録調査では，AFF患者の割合は同年の大腿骨近位部骨折全症例の約0.3％（406症例）であったと報告されている[4]．

　非定型骨折の発生機序は完全には解明されていないが，前述のごとく，骨代謝回転の低下に起因する骨組織の脆弱化，微小骨折の修復阻害と蓄積により発症するものと考えらえている[9,10]．非定型骨折の危険因子となる併存疾患として，膠原病，慢性肺疾患，喘息，関節リウマチ，糖尿病が報告されており[5]，人種間ではアジア人の発生頻度が高いとされている[6]．発生部位では，大腿骨転子部・骨幹部の頻度が高いが，鎖骨，脛骨，橈骨や尺骨での発生も報告されている[7,8]．また，大腿骨の弯曲が強い患者や，内反膝を呈している患者では，大腿骨にかかる力学的ストレスが増大するため，よりAFFを発症しやすいと考えられている．

AFFの診断

　AFFの診断は，米国骨代謝学会AFFタスクフォースレポート（第2版）の定義に準じて行われる（表1）[11]．大項目の5項目中，4項目以上を満たすとAFFと診断される．小項目はAFFに認められる事象であるが，診断の必須事項ではない．AFF発症の前駆症状として，股関痛や大腿部痛が約5割前後の患者に生じることが報告されている．この疼痛は，AFF発症の数週間～数年前から発症・持続することが知られており，AFF早期診断の上で重要な手がかりとなる．

表1 非定型大腿骨骨折の診断基準

	大項目	小項目
病歴	誘因なし，または軽微な外傷歴あり	前駆する股関節部の疼痛 ステロイドやビスホスホネートの使用歴あり
部位	転子下，または骨幹部骨折	両側性
形状	横または斜骨折 非粉砕骨折 骨折部内側のスパイク	外側骨皮質の骨膜反応 骨皮質の全体的な肥厚 骨折治癒の遷延

(Shane E, et al. J Bone Miner Res. 2014; 29: 1-23[9]より改変)

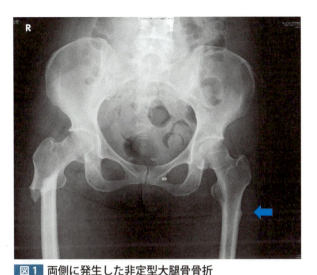

図1 両側に発生した非定型大腿骨骨折

甲状腺癌骨転移に対して，約4年間のビスホスホネート製剤，約半年の抗RANKL抗体製剤を使用．歩行中に特に誘因なく右股関節痛が生じ，歩行困難となったため救急受診となった．受診時単純X線像にて対側（左側）の大腿骨転子下外側にくちばし様の骨膜反応を認める（矢印）．

　AFFの画像所見として，単純X線での大腿骨外側皮質の"くちばし様変化"や，皮質骨の肥厚を伴う大腿骨転子部から骨幹部にかけての横骨折，30度以下の斜骨折などが特徴的である（図1）．片側にAFFが生じた場合，1/4以上の症例で対側にもAFFを発症することから，たとえ対側に疼痛の訴えがなくとも，両側大腿骨の単純X線を撮影することが推奨される．片側にAFFが生じた後，その対側にAFFが生じるまでのタイムラグは，1カ月から4年までと様々な報告がなされていることから，長期にわたり慎重な経過観察が必要である[12]．単純X線でAFF前駆状態の診断が困難な場合は，骨シンチグラムおよびMRIが有用である．骨シンチグラムでは微小骨折部位に集積を認め，MRIではその周囲の軟部組織および骨髄に浮腫が観察される．CTではAFFの原因となる微小骨折の描出は困難であり，早期診断には不適である．また，被曝の観点からも推奨されない．

AFFに対する保存的治療

　AFFの前駆症状が疑われた際には，速やかに骨修飾薬を中止し，骨代謝回転の正常化を図ることが肝要である．カルシウム製剤，ビタミンD製剤が投与されていない場合は，これらを処方し，骨形成を促すことを心がける．血清ビタミンD濃度は，30 ng/mL以上とすることが推奨される．疼痛の訴えがなく，MRIにても骨髄浮腫が顕著ではない場合は，一定期間の荷重制限とした上で，慎重に経過観察を行う．しかしながら，大腿骨外側皮質の肥厚を認め，同部に疼痛の訴えのある場合，もしくは，保存的加療に抵抗性で，骨修復や骨髄浮腫が3カ月以上改善されない場合には，予防的な手術療法を検討する必要がある．特に，がん患者ではパフォーマンスステータス（PS）の低下した状態では，がん治療を継続できなくなるため，積極的に手術を検討すべきと考える．また片側のAFFに対し手術を実施した患者の対側にAFFの前駆症状が認められた場合，保存療法では術後リハビリに支障をきたすため，予防的な手術が推奨される（図2）．

　カルシウム製剤，ビタミンD製剤以外の薬物療法として，テリパラチド製剤が骨粗鬆症患者の非定型骨折予防に有効であると近年報告されているが，が

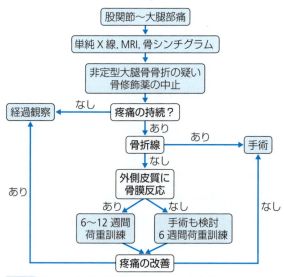

図2 非定型大腿骨骨折の治療アルゴリズム

ん患者に対して本剤の使用は禁忌となっていることから，使用は控えるべきである．また，これまでのところ，骨修飾薬投与を一時的に中止する"drug holiday"や，骨修飾薬の間欠的投与によって，有害事象を低減できるか明確なエビデンスは得られていない．がん患者に対する骨修飾薬の適切な使用方法の構築のため，今後さらなる検討が必要と考える．

AFF に対する手術療法

　AFF に対する手術療法では，髄内釘固定がプレート固定に比較して，仮骨形成をより強く誘導することから，髄内釘による整復固定術が推奨される．正確な整復，適切な刺入点の決定，ラグスクリューの挿入はもちろんであるが，AFF では術後の遷延癒合や偽関節，インプラント破損などのリスクが高く，通常の骨折手術以上に正確性が要求される．さらに，AFF 患者は長期の骨修飾薬の影響で，骨硬化，髄腔の狭小化，大腿骨の強い彎曲を伴っている症例が多く，手術に難渋することがある．特に，骨硬化が強い症例では，髄内釘の刺入点が一旦決定してしまうと（刺入部に"遊び"が全くできないため），その後の術中操作で髄内釘の進行方向を変えるのは極めて困難となる．このことから，大腿骨の前彎を十分考慮し，大転子のやや後方に刺入点を作成することが肝要である．同様に，髄腔もややオーバーリーミングにすることで，髄内釘の挿入が容易となる．それでも，大腿骨の彎曲が極端に強い症例や，髄腔が極端に狭い症例で，髄内釘の挿入が困難と考えられる場合は，プレート固定が選択される．AFF の手術において，インプラントの破損，および術中の二次的骨折が比較的高い頻度で生じることから，周術期の慎重な対応が必要である．

まとめ

　骨修飾薬の長期投与に伴う有害事象は無視できないものの，骨関連事象予防のメリットが有害事象のデメリットを大きく上回っているのは明らかである．また，がん患者の生命予後改善に伴い，骨転移患者数は今後さらに増大することが予想される．このことからも，骨修飾薬はがん治療体系の中で，より一層重要性を増すものと考えられる．また，がんロコモ予防の観点からは，骨転移が発覚した早期の段階からの医療介入が重要であり，これには，患者の PS や予後などを加味した総合的なマネージメントが必要不可欠である．骨転移・骨

関連事象に対して，その評価から，薬物療法，手術療法までを一貫的に実施できる整形外科医の役割は，今後ますます重要と考える．

文献

❶ Odvina CV, Zerwekh JE, Rao DS, et al. Severely suppressed bone turnover: a potential complication of alendronate therapy. J Clin Endocrinol Metab. 2005; 90: 1294-301.

❷ Neviaser AS, Lane JM, Lenart BA, et al. Low-energy femoral shaft fractures associated with alendronate use. J Orthop Trauma. 2008; 22: 346-50.

❸ Shane E, Burr D, Abrahamsen B, et al. Atypical subtrochanteric and diaphyseal femoral fractures: second report of a task force of the American Society for Bone and Mineral Research. J Bone Miner Res. 2014; 29: 1-23.

❹ 日本整形外科学会骨粗鬆症委員会．非定型大腿骨骨折 2014 年登録調査結果．日整会誌．2016; 90: 417-9.

❺ Saita Y, Ishijima M, Mogami A, et al. The incidence of and risk factors for developing atypical femoral fractures in Japan. J Bone Miner Res. 2015; 33: 311-8.

❻ Marcano A, Taormina D, Egol KA, et al. Are race and sex associated with the occurrence of atypical femoral fractures? Clin Orthop Relat Res. 2014; 472: 1020-7.

❼ Vun SH, Husami Y, Shareef S, et al. Acute nontraumatic clavicle fracture associated with long-term bisphosphonate therapy. Case Rep Orthop. 2014; 2014: 986718.

❽ Shimada Y, Ishikawa T, Endo J, et al. Treatment of atypical ulnar fractures associated with long-term bisphosphonate therapy for osteoporosis: autogenous bone graft with internal fixation. Case Rep Orthop. 2017; 2017: 8602573.

❾ Gourion-Arsiquaud S, Allen MR, Burr DB, et al. Bisphosphonate treatment modifies canine bone mineral and matrix properties and their heterogeneity. Bone. 2010; 46: 666-72.

❿ Donnelly E, Meredith DS, Nguyen JT, et al. Reduced cortical bone compositional heterogeneity with bisphosphonate treatment in postmenopausal women with intertrochanteric and subtrochanteric fractures. J Bone Miner Res. 2012; 27: 672-8.

⓫ Shane E, Burr D, Ebeling PR, et al. Atypical subtrochanteric and diaphyseal femoral fractures: report of a task force of the American Society for Bone and Mineral Research. J Bone Miner Res. 2010; 25: 2267-94.

⓬ Capeci CM. Bilateral low-energy simultaneous or sequential femoral fractures in patients on long-term alendronate therapy. J Bone Joint Surg Am. 2009; 91: 2556-61.

［須佐美知郎，堀内圭輔，千葉一裕］

2-2 運動器疾患としての骨転移

16 骨転移の痛みとオピオイド
― がんロコモにおけるオピオイドの位置づけ ―

骨転移の痛み

 がんの疼痛は侵害受容性疼痛と神経障害性疼痛に大別される．そして，侵害受容性の疼痛は体性痛と内臓痛に分類される．骨転移の痛みは体性痛であり，オピオイドが比較的よく効くとされる．

 痛みの評価方法については表1のWHOのRecommendations（推奨）を用いるとよいので参照されたい．

 ここでは最後の「がん患者の痛みがすべてがんによる痛みとは限らない」が重要であり，骨転移がある患者であっても，骨転移の痛みを訴えているとは限らない．また，骨転移の痛みだと確信できても，初期治療として薬物療法を選択しても，薬以外の治療方法を検討しなければならない．

表1 痛みの評価方法：WHOのRecommendations
- 痛みについて患者の訴えを信じ，過小評価しない
- 患者の痛みの強さを測定し，把握する
- 患者の心理状態を把握する
- 訴えている痛みの経過を詳しく問診すること
- 丁寧に身体診察を行う
- 必要な検査をオーダーし，自ら検査結果を判定する
- 痛み治療を開始する初期評価の段階から，薬以外の治療法の適応についても検討する
- 治療を開始したら鎮痛効果と副作用を必ず判定する

痛みの部位と経過について
- 「どこが痛みますか？」と部位を確認し，身体診察を行う
- 痛みの原因となる病変があることを，必要に応じ画像検査などを用いて評価する
- 新しく出現した症状は，新しい病変や合併症の出現の可能性を考える必要がある
- がん患者の痛みがすべてがんによる痛みとは限らない

(World Health Organization. Cancer pain relief. 2nd ed. 1996)

疼痛患者の管理

疼痛患者の管理は疼痛の定量化から考えていくことが望ましい．また，疼痛だけなく，患者には疼痛以外の苦痛が随伴している可能性が高く，PRO（patient reported outcome）を使用して疼痛以外の症状についても一緒に評価していく．疼痛と倦怠感，抑うつ気分には相関性があるというクラスター概念がある．妥当性が確認されている PRO ツール：エドモントン症状評価システム（ESAS-J，表2）を紹介する．

このような PRO ツールを用いて骨転移の疼痛，その他の症状を評価し，疼痛治療開始後も適宜 PRO 評価を継続していくことが望まれる．鎮痛剤の選択や開始量，タイトレーションについては NCCN 疼痛ガイドラインの「オピオイドを使用していない疼痛患者の管理」（図1）に準拠することが推奨される．

NCCN のガイドラインではオピオイド静注なら 15 分，速放剤経口なら 60 分ごとのタイトレーションが推奨されている．これは疼痛患者を放置すべきではないという概念に基づいているわけだが，わが国ではオピオイド徐放剤とレスキューの速放剤を処方して，次の診察の機会にレスキューの回数を問診して用量設定していくことが推奨されている．どちらのポリシーを採用するかはそれぞれの判断に委ねられる．

表2 エドモントン症状評価システム改訂版日本語版（ESAS-J）

あなたは，今，どのように感じていますか．最もよくあてはまる数字に○を付けて下さい．												
痛み	0 (なし)	1	2	3	4	5	6	7	8	9	10 (最もひどい)
だるさ (元気が出ないこと)	0 (なし)	1	2	3	4	5	6	7	8	9	10 (最もひどい)
眠気 (うとうとする感じ)	0 (なし)	1	2	3	4	5	6	7	8	9	10 (最もひどい)
吐き気	0 (なし)	1	2	3	4	5	6	7	8	9	10 (最もひどい)
食欲不振	0 (なし)	1	2	3	4	5	6	7	8	9	10 (最もひどい)
息苦しさ	0 (なし)	1	2	3	4	5	6	7	8	9	10 (最もひどい)
気分の落ち込み (悲しい気持ち)	0 (なし)	1	2	3	4	5	6	7	8	9	10 (最もひどい)

(Edmonton Symptom assessment System revised, Japanese version: ESAS-r-J)

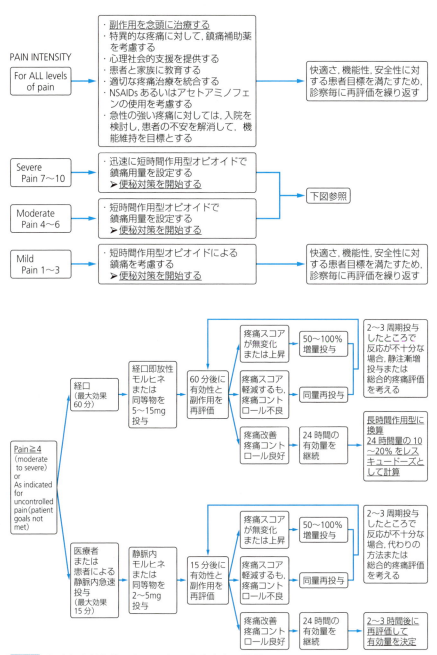

図1 オピオイドを使用していない疼痛患者の管理
(NCCN ガイドラインより)

骨転移の痛みと事例

患者: 58歳, 女性

経過1:

2016年 3月　右乳房 CNB（針生検）
　　　　　　浸潤性乳管癌, ER: 0%, PgR: 0%, HER2 過剰発現なし
2016年 4月　術前化学療法（AC-T）開始
2016年10月　AC-T療法 終了
2016年11月　右乳腺全摘術＋レベル1郭清, 同時再建術
　　　　　　病理: pCR, ly: 0, v: 0, レベル1リンパ節: 0/11
2017年 3月　PET-CT: 異常集積なし
2019年 4月　腰痛の訴え（NRS: 1〜2）
2019年 5月　PET-CT: 全身の骨に異常集積（＋）（図 2A〜N）

経過2:

2019年 5月　PET-CT: 全身の骨に異常集積（＋）
2019年 6月　強い腰背痛を訴え, 歩行困難となり救急センターを受診.
　　　　　　腰背部に殴打痛あり, 疼痛ロコモ状態と診断される.
　　　　　　疼痛は骨転移が原因と診断され, 緩和ケアチームが介入.
　　　　　　1）安静時の NRS: 9という評価でフェンタニル 0.1 mg が静注される.
　　　　　　2）15分後, NRS: 4という評価. フェンタニル 0.1 mg 再投与.
　　　　　　3）さらに15分後, NRS: 0となった.
　　　　　　4）そこで, オキシコンチン徐放剤の1日必要量は 100 mg と設定され,
　　　　　　　オキシコンチン徐放剤 50 mg が投与された.
　　　　　　5）タイトレーション後も嘔気を認めず, ふらつきもなく, 歩行可能となったので, ナルデメジン 0.2 mg（便秘対策/毎日）とオランザピン 2.5 mg（嘔気対策/頓用）が処方され, 患者は帰宅の運びとなった.
　　　　　　6）患者は2日後に予定された乳腺外来を独歩で受診, 疼痛コントロールは良好で, 嘔気, 便秘は認めず, 主治医からデ

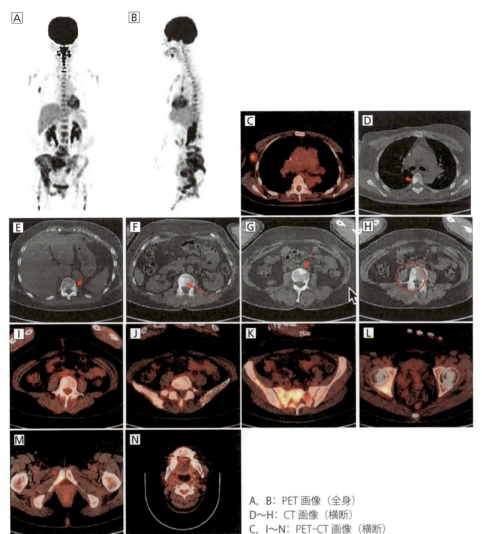

A, B: PET 画像（全身）
D〜H: CT 画像（横断）
C, I〜N: PET-CT 画像（横断）

図2 58歳，女性の症例

ノスマブの開始を奨められ，放射線治療を相談するに至った．

7）以後，患者は緩和ケア科外来も併診，疼痛以外の症状も評価され，放射線治療の除痛効果に合わせ，オピオイドの減量と終了が期待されている．

がんロコモにおけるオピオイドの位置づけ

　骨転移は「がんロコモ」も最も代表的な原因といえる．骨転移の疼痛は「がんロコモ」の直接原因であり，早急に除痛されることが望まれる．骨転移の治療は，局所治療としての手術，放射線，IVR，全身治療としての化学療法，ホルモン療法，分子標的治療（デノスマブを含む），骨修飾薬，アイソトープなどの適応が検討される．疼痛コントロールという観点からは薬物療法（WHO 3段階ラダー）が最も早く除痛を実現することができるので，すべての骨転移治療に先行して実施されるべきである．また，骨転移患者が疼痛を訴えた時，骨転移が原因とは限らないことを念頭におかねばならない．Ishikiらは，疼痛を訴える終末期患者の90％に「筋膜性疼痛症候群」を認めたと報告している[1]．

　ここで重要なことは，骨転移に対する緩和ケアの目的は除痛ではなく，患者がもと通りのADL（日常生活動作）で，あるいは可能な限り高いADLで生活ができることであり，オピオイドなどの薬物療法は1日も早く，その必要性がなくなるように考えることにある．オピオイドを使用することが緩和ケアだと考えてはならない．オピオイドの使用は緩和ケアの手段に過ぎない．がんとの共存が期待できる現在，「がんロコモ」概念の拡散が求められる．

文献

[1] Ishiki H, Iwase S, et al. Prevalence of myofascial pain syndrome in patients with incurable cancer. J Bodyw Mov Ther. 2018; 22: 328-32.

［岩瀬　哲］

2-2 運動器疾患としての骨転移

骨髄癌腫症について

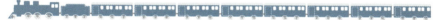

機序

骨髄癌腫症とは，固形がんの腫瘍細胞が骨髄組織内に転移した状態を指す．腫瘍細胞が骨髄内に同時性かつ多発性に転移を起こし，正常な骨髄組織は腫瘍組織や線維組織に置換される（図1）．腫瘍細胞は血行性に骨髄に転移し，腫

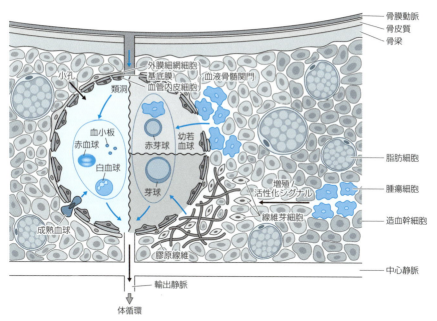

図1 正常造血と骨髄癌腫症の発症機序
左側：骨髄内には網目状に類洞が発達しており，その周囲で造血が行われている．骨髄と類洞は外膜細網細胞，基底膜，血管内皮細胞から構成される血液骨髄関門によって境されており，成熟血球のみが小孔を通って類洞内に入る．類洞に入った成熟血球は中心静脈，輸出静脈を経て体循環へ移行する．
右側：骨髄癌腫症によって腫瘍細胞が骨髄に転移し，腫瘍の直接浸潤（上段）あるいは線維化（下段）により造血が障害され，貧血や血小板減少などをきたす．また，血液骨髄関門が破綻すると，末梢血に幼弱血球，異常血球，そして腫瘍細胞が出現する．

瘍細胞の骨髄転移は原発巣からの遊離，周囲の血管への浸潤，骨髄組織への浸潤などの多段階を経て発症する．それぞれのプロセスにおいて，腫瘍細胞あるいは間質細胞からの細胞外マトリックスの分泌，腫瘍細胞表面の接着因子の発現低下，各種サイトカインやケモカインの関与，上皮間葉転換（EMT）や間葉上皮転換（MET）などが一因として報告されている．具体的には，乳癌や前立腺癌ではケモカイン受容体の一種である C-X-C chemokine-receptor 4（CXCR4）とそのリガンドである stromal cell-derived factor 1（SDF-1/CXCL12），あるいは細胞接着分子であるインテグリンの一種である α4β1 や αvβ3 の相互作用などが報告されている[1,2]．しかし，多くの報告はいずれも細胞実験レベルであり，詳細な発症機序や分子機構は不明である．なお，骨転移は微小な骨髄転移を経て発症することが多く，骨髄組織に定着した腫瘍細胞が直接的に骨基質の破壊を伴いながら，あるいはマクロファージから破骨細胞への分化を誘導して骨吸収による骨基質の分解を伴いながら，周囲の骨組織を置換する形で増殖する．骨髄癌腫症が発見された時点で腫瘍細胞はすでに全身に転移していることが多く，骨髄以外にも別の転移部位や症状を伴うことが多い．ただし，頻度は高くないものの骨髄癌腫症を契機に悪性腫瘍が診断され，原発不明がんの転移巣として発見されることもある．

疫学

頻度についてはがん種ごとに様々な報告があるが，一般的には稀な病態である．組織型別には腺癌で頻度が高く，かつ分化度が低いほど骨髄への転移が起こりやすい．年齢別に分類すると，小児では神経芽腫，横紋筋肉腫，そして中枢神経原発腫瘍で頻度が高く，一方成人では肺癌，乳癌，前立腺癌，胃癌で頻度が高い[3]．ただし，肉腫や悪性黒色腫などでも骨髄癌腫症の報告はあり，どのがん種においても発症する可能性がある．

症状・症候

骨髄癌腫症の症状として，骨転移により病的骨折を発症することがあり，骨折による疼痛などの症状を呈する．一般的に赤色髄を有する部位への転移が多く，脊椎骨，骨盤骨，肋骨，胸骨，頭蓋骨，大腿骨などへの転移が多い．また，

多発性の骨髄転移および多臓器への多発転移により，腫瘍細胞のびまん性骨髄浸潤による骨髄抑制，続発性骨髄線維症，播種性血管内凝固（DIC）や悪性腫瘍による細血管障害性溶血性貧血（CR-MAHA）を合併することがあり，その結果として汎血球減少症，溶血性貧血による貧血，微小血栓による血栓塞栓症，そして消費性血小板減少による出血などを呈する．

検査所見

血液検査

　血液検査では，骨転移に伴う血清カルシウムやリン，LDH，ALPなどの上昇を呈する．DICやCR-MAHAを反映して凝固系の異常や貧血，血小板減少，加えて末梢血中に破砕赤血球がみられることがある．DICやCR-MAHAを合併しない場合でも，広範な骨髄転移により正常造血能が抑制された結果，あるいは骨髄の広範な線維化をきたした結果として，貧血や血小板減少を呈することもある（図1）．白血球に関しては増加から減少まで様々である．白血球や血小板が減少している患者では化学療法に伴う骨髄抑制が増強するため，化学療法の実施が困難になる場合もある．

　正常な骨髄組織には血液骨髄関門と呼ばれるバリア機構が存在し，正常骨髄でみられる骨髄芽球や骨髄球，赤芽球などの幼弱な血球は血液骨髄関門を通過できないため，通常は末梢血中に出現することはない．しかし，腫瘍細胞の骨髄転移により血液骨髄関門が破壊された場合においては，これらの幼弱な血球が末梢血に出現（白赤芽球症）することがある（図1）．種々の血液疾患においても白赤芽球症を呈することはあるが，骨髄癌腫症に合併した白赤芽球症では骨髄での造血能は保たれている，あるいは亢進していることが多く，それを反映して網状赤血球は正常ないし増加を伴うことが一般的である．

　少数例の報告ではあるものの，骨髄癌腫症を呈した25例のうち約3割は当初は悪性腫瘍が疑われておらず，末梢血の異常所見から骨髄検査を施行され，その結果として悪性腫瘍および骨髄癌腫症が発見されたとする報告もあり[4]，日頃から注意深く末梢血を観察する必要がある．

画像検査

　全身評価として単純X線，CT，MRI，骨シンチグラフィ，PET検査などが

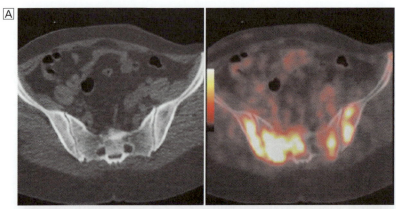
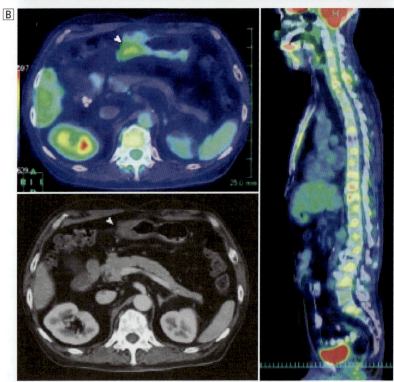

図2 骨髄癌腫症と PET/CT

A：40歳女性，未治療の乳癌患者の CT と PET/CT である．CT では判別困難だが，PET/CT では広範な骨髄転移が検出された．
B：60歳男性，未治療の胃癌患者の CT と PET/CT である．CT で胃噴門部の壁肥厚，および PET/CT で同部位への FDG 集積を認める．また，PET/CT の矢状断画像から，椎体にびまん性に FDG 集積を認め，胃癌の骨髄癌腫症と診断された．

行われる．なかでも，骨髄癌腫症を検索する場合にはPET検査が非常に有用であり，CTで所見を認めなくてもPET/CTで広範な骨髄転移を検出できることも多い[5]．また，PET検査から悪性腫瘍が疑われた場合は，病理学的診断のための骨髄穿刺や生検の部位を決める際の参考にもなる[5][6]（図2）．ただし，腫瘍の骨髄転移は骨髄に均一に起こるわけではないため，骨髄の穿刺部位に腫瘍の浸潤がなければ骨髄転移を検出することは不可能である．実臨床において手術可能な固形腫瘍の症例に対して，術前に骨髄浸潤のスクリーニング目的に骨髄検査を実施する機会はほとんどないが，仮に実施したとしても穿刺部位に腫瘍細胞がなければ骨髄浸潤を見逃すことになる．そのため骨髄浸潤が疑われるような場合には，手術可能症例であっても骨髄転移を検出する上ではPET検査は有用であり，異常がある場合には積極的に骨髄検査を施行する．

骨髄検査

骨髄液塗抹標本では，腫瘍細胞は基本的に造血細胞より大型で，細胞同士は接着して集塊を伴うことが多い．腫瘍細胞同士，あるいは続発性の骨髄線維症などの理由により腫瘍細胞と骨髄組織との接着が強固な場合などでは，骨髄穿刺では骨髄液および腫瘍細胞が採取できない（dry tap）こともあるため，骨髄穿刺に引き続いて骨髄生検を行うことが推奨される．骨髄穿刺と異なり骨髄組織中での増殖の様式や線維化，造血能などが確認できるため，骨髄癌腫症がきっかけで原発不明がんが発覚した場合などでは，免疫染色を併用して原発巣

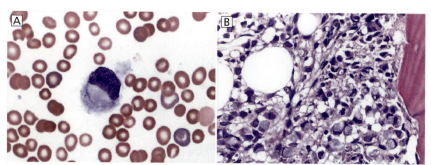

図3 胃癌の骨髄癌腫症の骨髄検査所見

胃の印環細胞癌患者の末梢血塗抹検査および骨髄生検像である．末梢血中において，細胞辺縁にクロマチン凝集の粗大な核が偏在する，大型な異型細胞が認められる．印環細胞癌に特徴的にみられる細胞である（A）．末梢血で観察されたものと同様の腫瘍細胞が，正常骨髄組織を置換するようにびまん性に浸潤している（B）．

の推定に役立つことがある[3]（図3）．

治療

　基本的に骨髄癌腫症に対する特異的な治療はないが，続発して生じる病態に対しては適切に対処する必要がある．まず，骨髄転移がある場合は常に骨転移の存在，ひいては病的骨折に注意する必要がある．骨髄転移が発覚した時点で強度の高いリハビリテーションなどを行っている場合には一旦中止を考慮し，積極的に全身の画像検査を行って，骨転移や病的骨折のリスクがある部位に対して免荷，固定，鎮痛，ゾレドロン酸やデノスマブなどの骨修飾薬，手術，放射線照射などを検討する．ただし，骨髄癌腫症を背景に発症した病的骨折の場合，外科的な侵襲後に急速に病状が進展し，DICなどを併発して時に致命的になる症例があるため，手術適応は慎重に考慮する必要がある．また，骨髄浸潤に伴う骨髄抑制，DICやCR-MAHAを合併している場合には，貧血や血小板減少症に対して輸血療法，状況に応じて抗凝固療法などを行う．なお，骨髄癌腫症が発覚した時点でほぼすべてのがん種においてstage IVとなり，治療は化学療法となることが一般的である．上記のような骨髄癌腫症に続発する病態，あるいは原発巣および転移巣による臓器症状やリスクがあるならば，そちらを優先的に対処した後に化学療法を検討する．化学療法実施後も骨転移や病的骨折の出現には引き続き注意が必要であり，骨髄癌腫症による骨髄抑制を呈している患者においては，発熱性好中球減少症，貧血，出血なども十分注意する必要がある．

予後

　がん種，腫瘍量，治療法および治療に対する反応性ごとに大きく異なっており，過去の報告もこのような各患者の背景情報がバラバラなため，正確な予後は不明である．ただし，一般的に骨髄癌腫症は進行した固形がんに併発する病態であり，長期の予後が期待できる症例は少ない．基本的には各がん種の，各治療法で過去に報告されている生存期間中央値などが，ある程度予後の参考にはなるだろう．

文献

1) Conley-LaComb MK, Saliganan A, Kandagatla P, et al. PTEN loss mediated Akt activation promotes prostate tumor growth and metastasis via CXCL12/CXCR4 signaling. Mol Cancer. 2013; 12: 85.
2) Leblanc R, Lee SC, David M, et al. Interaction of platelet-derived autotaxin with tumor integrin $\alpha V\beta 3$ controls metastasis of breast cancer cells to bone. Blood. 2014; 124: 3141-50.
3) Cotta CV, Konoplev S, Medeiros LJ, et al. Metastatic tumors in bone marrow: histopathology and advances in the biology of the tumor cells and bone marrow environment. Ann Diagn Pathol. 2006; 10: 169-92.
4) Wong KF, Chan JK, Ma SK. Solid tumour with initial presentation in the bone marrow-a clinicopathologic study of 25 adult cases. Hematol Oncol. 1993; 11: 35-42.
5) Al-Muqbel KM. Bone marrow metastasis is an early stage of bone metastasis in breast cancer detected clinically by F18-FDG-PET/CT imaging. Biomed Res Int. 2017; 2017: 9852632.
6) Iguchi H. Recent aspects for disseminated carcinomatosis of the bone marrow associated with gastric cancer: What has been done for the past, and what will be needed in future? World J Gastroenterol. 2015; 21: 12249-60.

［後藤秀彰，南　博信］

2-2 運動器疾患としての骨転移

18 原発不明骨転移とゲノム医療

　原発巣が不明な状態で，骨転移を契機に悪性腫瘍の存在が発覚する原発不明骨転移は日常診療で多く経験される．骨転移を疑った後の診断アルゴリズムについては別項目を参考にされたいが，問診，腫瘍マーカーなどの血液検査，胸部単純X線，全身CTなどの画像検査が行われ，簡便かつ安全な部位から生検を行い，組織所見から原発巣を推定する．転移性骨腫瘍の原発巣としては，肺癌，乳癌，前立腺癌，甲状腺癌，腎細胞癌があり，これらで約80％を占める．骨転移発覚後，系統的な検索によって約90％程度は原発巣の診断が可能であるといわれている[1]．一方，「十分な検索にもかかわらず原発巣が不明で，組織学的に転移巣と判明している悪性腫瘍」を原発不明がんという．原発不明がんは，骨転移の他，リンパ節転移などを契機に発見されることもあり，その頻度は，成人固形がんの3〜5％[2]といわれている．このように，原発不明がんは，それほど稀ではないが，その多様性から診断法，治療法は確立していない．本稿では，原発不明がんについて，そして診断・治療におけるゲノム解析の役割について述べる．

原発不明がんについて

　先述の通り，原発不明がんとは，「十分な検索にもかかわらず原発巣が不明で，組織学的に転移巣と判明している悪性腫瘍」のことをいう．その病態は様々であり，病態ごとに様々な臨床形態をとるが，組織像および転移部位から原発部位を推定し，予後良好群をスクリーニングし，適切な治療選択をすることが重要である．原発不明がんとして転移する部位は，肝40〜50％，リンパ節35％，肺31％であり，骨は4番目で28％といわれている[2]．これら転移部位から生検を行い，組織型によって，高分化〜中等度分化腺癌が50〜70％，未分化癌および未分化腺癌が20〜30％，扁平上皮癌が5〜8％，未分化悪性腫瘍が2〜3％に分類される[3]．原発巣が推定可能なものは，15〜20％

程度とわずかであり[3],推定される原発巣に応じた治療を行う.なかでも骨転移のみの症例で,組織診断で腺癌と診断され,骨転移（造骨性）,前立腺特異抗原（PSA）高値の場合は,原発巣が見つからなくとも転移性前立腺癌に準じた治療が推奨される.一方,原発巣の推定が不可能なものは,カルボプラチンとパクリタキセルの併用療法などの治療を行うが,予後が限られる場合には緩和医療を行う.推定される原発巣に応じた治療を行うことで30〜60％で長期生存が見込めるが[4],非特異的な治療では,全生存期間が6〜9カ月,1年生存率が25％と低かったという.このように,原発巣を推定することが予後改善につながる可能性があり,現状の病理学的検索以外の手法が必要とされている.

原発不明がんのゲノム解析について

2019年6月にがん遺伝子パネル検査が保険適用となり,日常診療においてゲノム医療が開始されている.がん診療において,ゲノム解析は,診断（肉腫における融合遺伝子の検出など）,治療（治療標的となる遺伝子変異,および薬剤感受性に関与する遺伝子変異の検出）,薬剤耐性変異の検出などで活用されている.これまで,原発不明がんの診断,治療においてゲノム解析を行った報告がある.まず,原発巣の推定を行い,原発巣に応じた治療を行うことで予後が改善したと報告されていることから,ゲノム解析によって原発巣を推定し,治療選択をした報告が多くみられる.これまで,ゲノム解析を用いた報告として,①遺伝子発現,②遺伝子変異,③miRNA,④メチル化解析を用いた手法が報告されている.まず,遺伝子発現を用いた解析では,原発巣の推定が75〜98％で可能であると報告されている.92遺伝子の発現解析によって原発巣の推定を行った194例の前向き研究の結果,化学療法感受性がある組織型と推定され,原発巣に応じた治療を受けた群（肺癌や卵巣癌など）は,それ以外と比較して明らかにOSが長かったという報告がある[5].また,2,000遺伝子を調べ,原発巣の推定を行った45例に対してカルボプラチン,パクリタキセル,エベロリムスを使用した第Ⅱ相試験の結果,これらの薬剤が標準治療とされているがん種（非小細胞性肺癌,卵巣癌など）では,標準治療とされていないがん種（大腸癌,膵癌など）と比較して,response rate（53％ vs 26％）,PFS（6.4カ月 vs 3.5カ月）,OS（17.8カ月 vs 8.3カ月）と明らかに

これらの薬剤の奏効性が高かったと報告されている[6].

また，2,790例のトレーニングセットと7,691例のテストセットでバリデーションした結果，DNAのメチル化パターンにより98％以上の感度・特異度で原発巣を分類でき（EPICUP），これを用いて原発不明がんを解析したところ，87％で原発巣が推定可能であったという[7]. さらに，原発巣に応じた治療を受けた群（31例）では，empiricな治療を受けた群（61例）に比較して明らかにOSが延長した（HR＝3.24, p＝0.0051）と報告されている．

このように，ゲノム解析を行い，原発巣を推定することで治療予後の改善につながる可能性がある．現状では，原発不明がんにおけるゲノム解析の有用性に関するエビデンスが乏しく，ガイドラインで推奨されるものではないため，実用化するためには臨床試験が必要となると考えられる．

また，原発巣の推定だけでなく，ゲノム解析は治療標的となる遺伝子変異の検出にも使用されている．これまで，11例の原発不明がんに対して遺伝子パネルを用いてゲノム解析（236個のDNAの変異とコピー数異常，19個の融合遺伝子のパートナー遺伝子）が行われた第I相試験があり，7例（64％）で遺伝子異常に応じた治療が行われ，4カ月以上のSD（stable disease）が4例に，8カ月以上のSDが2例にみられたと報告されている[8]. 他にも多くの症例報告がみられるが，今後，症例数を増やした結果が望まれる．治療標的となる遺伝子異常に応じた治療において注意すべき点として，共通の遺伝子位変異がみられたとしても，薬剤奏効性が，がん種ごとに異なることがあげられる．代表的なものとして，BRAF（V600E）変異は，その阻害剤が非小細胞性肺癌の42％で有効であったのに対して，大腸癌では全例で無効であったという報告がある[9]. このようにがん種ごとに奏効性が異なるということは，原発不明がんにおいても，その原発巣として推定されるがん種によって治療効果が異なる可能性が考えられる．今後，がん遺伝子パネル検査を行い，バスケット型およびアンブレラ型の臨床試験を推進し，ゲノム異常と治療奏効性についてのデータが蓄積されることで，これらのことが明らかとなってくると考えられる．

近年，ゲノム解析技術の発展に伴って，liquid biopsyが注目されている．原発不明がんにおいても，早期の非侵襲的な検査が可能であること，薬剤選択のみならず，奏効性の評価，薬剤耐性の検出などの治療のモニタリングでの活用が期待されている．

最後に

本稿において原発不明骨転移，殊に原発不明がんのゲノム医療について述べた．原発不明がんが様々な病態を含んでおり，エビデンスの構築が困難なところがあるが，今後ゲノム医療が推進されていく中で，原発巣を推定することによって，治療成績が向上するか，治療標的となる遺伝子変異に応じた治療で治療成績が向上するかについて，この希少疾患群においてもエビデンスの構築が望まれる．

文献

❶ Takagi T, Katagiri H, Kim Y, et al. Skeletal metastasis of unknown primary origin at the initial visit: a retrospective analysis of 286 cases. PLoS One. 2015; 10: e0129428.
❷ Pavlidis N, Pentheroudakis G. Cancer of unknown primary site. Lancet. 2012; 379: 1428-35.
❸ Pentheroudakis G, Golfinopoulos V, Pavlidis N. Switching benchmarks in cancer of unknown primary: from autopsy to microarray. Eur J Cancer. 2007; 43: 2026-36.
❹ Hainsworth JD, Fizazi K. Treatment for patients with unknown primary cancer and favorable prognostic factors. Semin Oncol. 2009; 36: 44-51.
❺ Hainsworth JD, Rubin MS, Spigel DR, et al. Molecular gene expression profiling to predict the tissue of origin and direct site-specific therapy in patients with carcinoma of unknown primary site: a prospective trial of the Sarah Cannon research institute. J Clin Oncol. 2013; 31: 217-23.
❻ Yoon HH, Foster NR, Meyers JP, et al. Gene expression profiling identifies responsive patients with cancer of unknown primary treated with carboplatin, paclitaxel, and everolimus: NCCTG N0871 (alliance). Ann Oncol. 2016; 27: 339-44.
❼ Moran S, Martínez-Cardús A, Sayols S, et al. Epigenetic profiling to classify cancer of unknown primary: a multicentre, retrospective analysis. Lancet Oncol. 2016; 17: 1386-95.
❽ Subbiah IM, Tsimberidou A, Subbiah V, et al. Next generation sequencing of carcinoma of unknown primary reveals novel combinatorial strategies in a heterogeneous mutational landscape. Oncoscience. 2017; 4: 47-56.
❾ Hyman DM, Puzanov I, Subbiah V, et al. Vemurafenib in multiple nonmelanoma cancers with BRAF V600 mutations. N Engl J Med. 2015; 373: 726-36.

［小林　寛］

2-3　がん患者と良性運動器疾患

1　がん患者と良性脊椎疾患

　背部痛の患者が受診した場合，注意深い問診と身体検査が必要である．一般的には次のように考えられている．① 危険信号を有し，重篤な脊椎疾患（腫瘍，炎症，骨折）の合併が疑われる背部痛，② 神経症状を伴う背部痛（つまり四肢に神経痛，筋力麻痺を伴うもの），③ 非特異的な背部痛（X 線，MRI などで異常がないが背部痛を伴う）．③は最も多く全体の 85％を占めるとされている．

危険信号を有し，重篤な脊椎疾患（腫瘍，炎症，骨折）の合併が疑われる背部痛

　腰痛診療ガイドライン 2019 からの抜粋を示す[1]．図1 は診断のアルゴリズムである．表1 は特に重篤な脊椎疾患（腫瘍，炎症，骨折）の合併が疑われる red flag の特徴である．現病歴では背部痛，下肢痛，下肢麻痺の程度，膀胱直腸障害，それらの誘因，症状の程度，体重減少，発熱の有無なども重要である．
　症状の増悪程度が比較的急速で，体重減少があり，NSAIDs 無効例は悪性腫瘍の転移を考える（図2）．骨転移の原因として肺癌，乳癌，前立腺癌，甲状腺癌，腎細胞癌の頻度が高く，中年から高齢者に発症するとされる．骨転移の中でも脊椎転移は頻度が高く，全骨転移の 39％とされている．脊椎由来の良性，悪性の新生物として，骨髄腫，悪性リンパ腫，血管腫がある．
　発熱がある場合は化膿性脊椎炎なども考慮に入れる．リスクファクターとして糖尿病，肝硬変，透析，ステロイド歴，高齢者などの compromised host による日和見感染としての発症も増加している．ただし，高齢者の場合は発熱を伴わない場合も多く，注意を要する．黄色ブドウ球菌を代表としたグラム陽性菌が多いが，大腸菌やグラム陰性菌も検出されている．MRSA，結核，真菌な

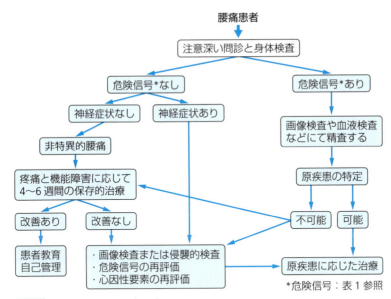

図1 腰痛診療のアルゴリズム

(日本整形外科学会, 日本腰痛学会, 監修. 腰痛診療ガイドライン 2019. 改訂 2 版. 東京: 南江堂; 2019❶より許諾を得て転載)

表1 特に重篤な脊椎疾患（腫瘍, 炎症, 骨折）の合併が疑われる red flag

- 発症年齢＜20 歳, または＞55 歳
- 時間や活動性に関係のない腰痛
- 胸部痛
- がん, ステロイド治療, HIV（human immunodeficiency virus）感染の既往
- 栄養不良
- 体重減少
- 広範囲に及ぶ神経症状
- 構築性脊柱変形
- 発熱

(日本整形外科学会, 日本腰痛学会, 監修. 腰痛診療ガイドライン 2019. 改訂 2 版. 東京: 南江堂; 2019❶より許諾を得て転載)

どの発症も増加している．細菌検査，生検，血液培養にて菌を同定し，感受性のある抗菌薬を使用する．一般的に起炎菌の同定は 50～60％とされている．

　骨粗鬆症性椎体圧迫骨折の主訴は腰背部痛のみのことが多いが，損傷椎体から離れた部位に痛みを生じることも多い（側胸部や腸骨稜など）．明らかな外傷の既往がないこともある．骨癒合が得られれば予後は良好だが，以下の合併

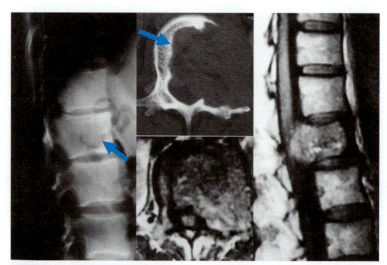

図2 第1腰椎甲状腺癌転移例

症が起こることがある.
- 偽関節: 骨癒合が遷延し治癒しない場合, 背部痛を残すことがあり, 手術療法が選択される場合がある.
- 遅発性の麻痺: 遅発性に脊髄を圧迫することが3％で存在し, 数カ月後に下肢麻痺, 膀胱直腸障害を呈することがある.
  受傷時に発症のリスクを説明しておくことが重要である.

悪性腫瘍と骨粗鬆症性椎体骨折の鑑別は特に重要

悪性脊椎腫瘍の最も典型的な画像所見では単純X線正面像における椎弓根の陰影欠損で, 片側椎弓根像の消失 (winking owl sign) は, 脊椎腫瘍を疑う所見である. CTは両者の鑑別により有用であり, さらにMRIは最も信頼性が高い鑑別方法である. MRIを用いた場合, 感度, 特異度, 正診度はそれぞれ, 100％, 93％, 95％とされている[2].

悪性腫瘍は基本的に腫瘍全体が椎体に置き換わらないと骨折を起こさないため, MRI画像で骨髄浮腫が椎体全体に置き換わっていることは悪性腫瘍に特徴的である. 一方で外力により骨折する骨粗鬆症性椎体骨折の特徴は線, バンド状の骨髄浮腫像や液体貯留を認めることである. 脂肪抑制像であるSTIRで

は悪性腫瘍はより高信号となり，Gd-DTPAによる造影効果が特徴的である．悪性腫瘍の場合，Gd-DTPAによる造影効果は100%に対し，骨粗鬆症性骨折の場合は84%で，造影効果のない場合，明らかに良性の骨粗鬆症性骨折と考えられる．形態学的な変化として，MRI Dixon法にて悪性腫瘍の場合，後方組織への浸潤をきたすため，椎弓根や後方組織への浸潤は特徴的であるが，骨粗鬆症性椎体骨折では認めない．傍脊椎病変，硬膜外病変は椎体からの悪性腫瘍の椎体破壊像である．硬膜外病変の特徴的な所見として脊柱管にMRIや造影CTで2つの袋状の陰影（double bag sign）がある．これは，中心部に強靭な後縦靭帯があり，その両脇に腫瘍病変が浸潤しやすいためである．骨折椎以外の他椎体に多発的に骨髄の輝度変化を認めた場合，悪性腫瘍の可能性が高い（悪性腫瘍による骨折の可能性63%に対し，骨粗鬆症性椎体骨折の可能性5%）．一方で，多発性の他椎体骨折は骨粗鬆症性椎体骨折の可能性が58%に対し，悪性腫瘍による骨折の可能性33%と，明らかに骨粗鬆症性椎体骨折の可能性を示唆する．他の椎体に既存で治癒した椎体骨折が存在する場合は骨粗鬆症性椎体骨折の可能性が高く，他の椎体の特徴のない骨髄内病変がある場合は悪性腫瘍の可能性が高い[3]（表2，図3）．

表2 骨粗鬆症性椎体骨折と悪性腫瘍との鑑別

		Odds ratio	P値
信号変化の特徴	骨髄浮腫が椎体全体に置き換わっている	19	<0.001
	線，バンド状の骨髄浮腫	0.07	<0.001
	液体貯留	0.08	<0.001
形態学変化の特徴	椎弓根への浸潤	24	<0.001
	後方組織への浸潤	28	0.003
	傍脊椎病変	33	<0.001
	硬膜外病変	13	0.001
	椎体後壁突出がびまん性	10	0.001
	椎体後壁突出が限局的	0.08	<0.001
他の部位の病変	他の椎体の特徴のない骨髄内病変	55	0.001
	他の椎体の骨粗鬆症性骨折や既存骨折	0.006	<0.001
定量的特徴	CSI-SIR>0.8	164	<0.001
	DWI-EPI: ADC<1.5×10^{-3} mm^2/S	130	<0.001

CSI-SIR: channel state information signal intensity ratio, DWI-EPI: diffusion-weighted imaging echo planar imaging, ADC: apparent diffusion coefficient
Odds ratioが1以上は悪性腫瘍の可能性が高い
（Erly WK, et al. AJNR Am J Neuroradiol. 2006; 27: 1183-8[3]より改変）

❶ がん患者と良性脊椎疾患

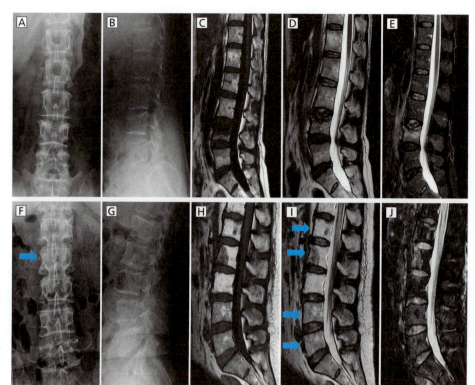

図3 62歳 女性,L4 骨粗鬆症性椎体骨折(上段)と 68 歳 女性,肺癌多発性腰椎(L1, 2, 4, 5)転移(肺腺癌)(下段)

A,F:X線正面像,B,G:X線側面像,C,H:MRI T1 強調矢状断像,D,I:MRI T2 強調矢状断像,E,J:MRI T2 強調 STIR 矢状断像.肺癌転移では X 線正面像で winking owl sign を認め(F),びまん性の骨髄転移像(I)を多数認める.同部位は STIR で高輝度である(J).

良性の神経症状を伴う背部痛(つまり下肢に麻痺や神経痛を伴うもの)

　椎間板ヘルニア,脊柱管狭窄由来の脊髄,神経根症状は神経根支配領域に疼痛,感覚障害,筋力低下をみる.歩容や姿勢は脊椎・脊髄疾患の大まかな把握に大切である.頚椎症,脊髄腫瘍などでは痙性歩行がみられ,パーキンソン症候群では前傾姿勢ですり足,小刻み歩行がみられる.このほか,小脳疾患では失調性歩行,神経筋疾患では筋力低下による異常歩行がみられる.腰部脊柱管狭窄症は間欠跛行が特徴的である(図4).鑑別としては末梢性血管障害があり,足背,後脛骨動脈の触知は必須である(図5).

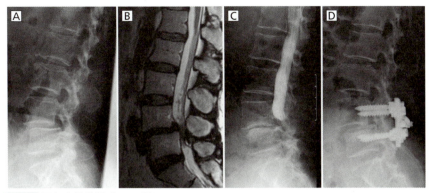

図4 腰部脊柱管狭窄の1例

A：典型的な脊柱管狭窄症．L4すべり症を合併する．B，C：MRIと脊髄造影検査ではL4/5高位で脊柱管狭窄を認める．D：後方除圧術とディクルスクリューを用いた後側方固定術を施行．

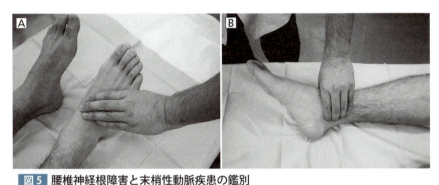

図5 腰椎神経根障害と末梢性動脈疾患の鑑別

腰椎神経根障害と末梢性動脈疾患の鑑別は必須である．A：足背動脈．B：後脛骨動脈の触知．足背動脈はもともと触れない患者もいる．

　上肢の筋力を簡便に調べる方法として，肘を伸ばした状態で上肢を十分に挙上できるか，握手して握力が落ちていないかを調べることである．下肢の筋力として，爪先立ち，踵立で歩行ができるかなどである．正確な筋力測定法には徒手筋力テスト（manual muscle testing：MMT）がある．感覚障害には，表在感覚（温痛覚，痛覚，触覚），深部感覚（位置覚，運動覚，振動覚）の障害がある．感覚鈍麻や感覚脱失の他に，感覚過敏，異常感覚を示すこともある．最終的な判断は画像による．単純X線撮影，MRI，CT，脊髄造影，神経根造影，椎間板造影などがある．

良性の腰椎由来の下肢神経症状と関節疾患との鑑別に注意

股関節疾患と，腰椎由来の下肢症状の鑑別に難渋することがある．特に画像上，腰椎疾患と股関節疾患が合併する場合は難渋する．股関節由来の場合は可動域制限，Patrick test 陽性であることが多い．一方で，腰椎由来の第 4 腰神経症状は膝関節内側部に疼痛が生じ，しばしば変形性膝関節症患者では疼痛発生源の診断に苦慮することがある．腰椎神経根性症状の特徴として，痛みの範囲が変形性膝関節症群に比し広いこと，大腿神経伸展テストで陽性率が高いことである[4]．

非特異的な背部痛（X 線，MRI などで異常がないが背部痛を伴う）

非特異的な背部痛は最も多く，背部痛全体の 85％を占めるとされている．治療として運動療法や薬物療法が推奨される．注意点は心因性のものが含まれる点である．うつ病に伴う外来患者の疼痛症状の種類としては，背部痛が 36％と最も多い．器質的障害が存在しないにもかかわらず，強度の痛みを訴える場合は鑑別すべきである．

おわりに

各種画像診断が進んできたが，最も大事な点は問診，診察，神経学的所見であり，腫瘍病変である red flag を見逃さないことである．これらを駆使し，正確な診断，治療が望まれる．

文献

[1] 日本整形外科学会，日本腰痛学会，監修．腰痛診療ガイドライン 2019．改訂 2 版．東京：南江堂；2019.
[2] Jung HS, Jee WH, McCauley TR, et al. Discrimination of metastatic from acute osteoporotic compression spinal fractures with MR imaging. Radiographics. 2003; 23: 179-87.
[3] Erly WK, Oh ES , Outwater EK . The utility of in-phase/opposedphase imaging in differentiating malignancy from acute benign compression fractures of the spine. AJNR Am J Neuroradiol. 2006; 27: 1183-8.
[4] 矢吹省司，菊池臣一．高齢者の膝内側部痛―関節内注射と神経根ブロックによる検討．臨床整形外科．1998; 33: 1381-5.

［大鳥精司］

2-3 がん患者と良性運動器疾患

2 がんの好発年齢に一致して発生する良性関節病変

　国立がん研究センターのがん対策情報センター「がん登録・統計」によると，全がんの罹患率は男女ともに 50 歳代から増加し，高齢になるほど高くなる[1]．それと同様に，良性関節病変の頻度も年齢と共に増加する．これらの良性関節病変ががん患者に生じた場合，間違った診断によって放射線照射が行われたり，がん性疼痛としてオピオイドが処方され，不要な安静を指示されたりすることをしばしば経験する．いずれの疾患も適切な診断と治療を行うことでより効果的に症状を緩和することができる．さらに，専門である整形外科医師が適切に対応すれば，効率よくがん治療中の QOL が改善し，パフォーマンスステータス（PS）を向上させることが可能である．そのため，診断や治療に迷った場合には迷うことなく整形外科医に依頼して治療に当たっていただきたい．

　以下に 50 歳代以降のがん患者に併発する，もしくは鑑別すべき良性関節疾患の代表的なものを部位別に提示する．これらの良性関節疾患の中で，変形性関節症や骨壊死症，脆弱性骨折などは PET や骨シンチグラフィで集積の亢進があるために，がん患者に生じた場合には骨転移と診断されることも少なくない．特に肩関節と股関節周囲は骨転移の頻度が高いことから，良性関節病変との鑑別には注意を要する．

肩関節

石灰沈着性腱板炎

　誘因なく肩関節の急激な痛みが生じる疾患である．夜間痛で不眠となり，関節を動かすことができなくなることも多い．40〜50 歳代の女性に多く，腱板という肩関節内の筋の変性や軟骨化生を基盤として，同部に石灰が沈着する，いわゆる結晶誘発性関節炎である．沈着した石灰であるピロリン酸カルシウム結晶で炎症反応が引き起こされ，腱板内部の圧が亢進するために強い疼痛を生じる．単純 X 線像では腱板に相当する部位に石灰沈着像がみられる（図 1）．

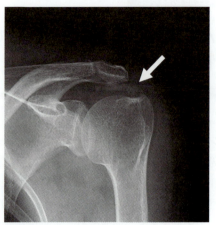

図1 石灰沈着性腱板炎，単純 X 線像
矢印は沈着した石灰．

急性例では消炎鎮痛薬の内服が有効であるが，特にステロイドの局所注射が著効する．

🖉 肩峰下インピンジメント症候群

　腕を上げていく時，ある角度で痛みや引っかかりを感じ，それ以上に挙上できなくなる症状の総称である．悪化するとこわばりや筋力低下を伴い，夜間痛を訴えることもある．肩峰（肩甲骨の一部で上腕骨頭の頭側にある骨）と腱板（上腕骨頭を包む筋）との間には肩峰下滑液包が存在し，肩を挙上した際の肩峰と腱板との摩擦を和らげているが，肩峰下滑液包が繰り返し刺激されることによって浮腫や炎症が起こる．慢性化すると，腱板断裂の原因となったり，肩峰下の骨棘ができたりして痛みがなかなかとれなくなることがある．痛みを感じる動作を避けることが治療の基本であるが，ヒアルロン酸やステロイドの局所注射を行うことが多い．難治例には，関節鏡を用いて炎症のある滑液包を切除や肩峰下の骨棘の掘削を行う．

🖉 腱板断裂

　肩の運動痛，夜間痛をきたす疾患で，発症年齢のピークは 60 歳代である．腱板（上腕骨頭を包む筋）が断裂し，腱線維の連続性が断たれた状態をさす．腱板は棘上筋，棘下筋，小円筋，肩甲下筋の 4 つからなり，そのうち棘上筋

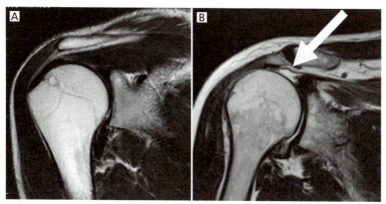

図2 腱板断裂，MRI 像
A：正常な腱板．B：断裂した腱板．矢印は断裂部．

が最も断裂しやすい．腱の老化や使い過ぎ，外傷などが原因で断裂する．断裂によって，筋力の低下もきたすが，可動域制限がないこともある．断裂に伴って変形性関節症になることがある．

単純X線では，腱板の広範囲断裂がある場合には上腕骨頭の上方化がみられ，超音波やMRIでは詳細に断裂腱を確認することができる（図2）．治療として，消炎鎮痛剤の内服や外用，ステロイドやヒアルロン酸の関節内注射を行う．理学療法（温熱，ストレッチ，可動域訓練，筋力強化）も有効な場合がある．難治性の場合には手術で断裂部分を修復もしくは再建する．

凍結肩

50歳くらいに好発する肩の痛みで，五十肩と呼ばれることもある．中高年に発症し，既知の疾患には該当せず，明らかな誘因がなく，肩関節痛と拘縮をきたす疾患と定義される．関節を構成する骨，軟骨，靱帯や腱などに加齢変性が生じ，肩関節の周囲組織に炎症が起きることが原因と考えられている．

典型的には，炎症期，拘縮期，回復期の3つの時期を経て，1年くらいの経過で治癒する．自然に治癒することも多いが，放置すると関節の可動域制限が生じることがある．痛みが強い場合には，三角巾，アームスリングなどで安静を図り，消炎鎮痛薬の内服，外用，注射などを行う．急性期を過ぎたら，温熱療法（ホットパック，入浴など）や運動療法を行う．

手関節

ヘバーデン結節

指の遠位指節間関節（DIP 関節）に生じる変形性関節症で，DIP 関節が変形して曲がってしまう疾患である．中年女性に多く発症する．DIP 関節が腫大し，背側に骨性隆起ができるのが特徴である．痛みを伴うことが多く，強く握ることが困難になる．原因は不明だが，手作業が多い人に多く発症する．単純 X 線で DIP 関節の隙間が狭くなり，関節破壊や骨棘ができるのが特徴的である（図 3）．保存療法として，局所の安静や投薬，テーピングなど行う．適切な保存療法によって，ほとんどの症例で変形は残存するが疼痛は改善する．難治例では関節固定術を行うこともある．

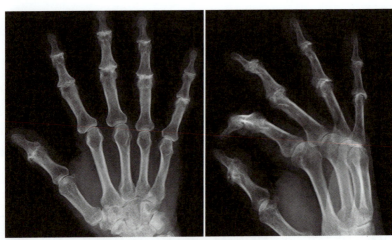

図 3 ヘバーデンおよびブシャール結節，単純 X 線像

ブシャール結節

指の第 2 関節（PIP 関節）が変形して曲がってしまう疾患である．ヘバーデン結節と同様の所見がみられる（図 3）．ヘバーデン結節の 20％に本症を合併する．

母指 CM 関節症

第 1 手根中手関節（CM 関節）に生じる変形性関節症で，物をつまむ時やビ

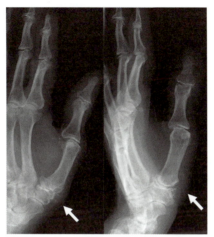

図4 母指 CM 関節症，単純 X 線像

ンの蓋を開ける際など，母指に力を必要とする動作で母指の付け根に痛みが出る疾患である．母指の CM 関節は多方向への動きが可能であり，つまみ動作などの強力な応力が集中する．その分，使い過ぎや加齢変性によって関節軟骨の摩耗が起きやすく，進行すると関節や腫れ，亜脱臼などが生じて母指が変形してくる．母指の付け根の CM 関節の腫れが生じ，圧痛があり，母指をねじるように力を加えると強い痛みを訴える．単純 X 線では CM 関節の関節裂隙が狭く，骨棘や時には亜脱臼が認められる（図4）．消炎鎮痛薬の内服や外用，関節内注射，CM 関節保護用装具の着用，包帯やテーピングによる制動を行って治療する．難治性の場合には，関節固定術や骨を一部切除して靭帯を再建する手術が必要になる．

狭窄性腱鞘炎（弾発指，ドゥケルバン病）

弾発指は指の付け根に，ドゥケルバン病は手関節の母指側に痛みと腫れ，熱感を生じる疾患である．弾発指は進行するとばね現象が生じてばね指となり，さらに悪化すると指が動かない状態になる．女性ホルモンの状態と関連するため，更年期の女性に多く，妊娠出産期の女性にも多く生じる．したがって乳癌患者でホルモン療法を受けている場合は，発生頻度が高いことに注意が必要である．

手の使い過ぎが原因となるほか，糖尿病，リウマチ，透析患者でも発生頻度

が高い．指の使い過ぎによる負荷のため，動かすたびに炎症が進み，腱鞘が肥厚と腱の肥大が生じ，腱と腱鞘の滑走障害を起こすために一層症状が悪化する．保存的治療として，局所の安静や投薬を行うが，特に腱鞘内ステロイド注射（トリアムシノロン）が著効する．再発を繰り返す場合には腱鞘の鞘を開く手術（腱鞘切開術）を行う．

股関節

変形性股関節症[2]

股関節の軟骨変性，摩耗による関節の破壊や反応性の骨増殖を生じる結果，股関節に変形をきたす疾患である．特に立ち上がりや歩き始めに痛みを生じる．多くは中年以降の女性に生じ，関節症が進行すると痛みが強くなり，場合によっては持続痛や夜間痛も出現する．一方，日常生活では足の爪を切ること，和式トイレや正座，長時間の立位や長距離の歩行，階段昇降に支障をきたすようになってくる．原因は股関節形成不全といった小児期の病気や発育障害後遺症が主なもので，全体の80％を占めるといわれているが，高齢化が進んだために特に原因がなくても年齢と共に変形性股関節症になることもある．

初期の単純X線では関節裂隙の狭小，軟骨下骨の硬化がみられるが（図5），進行すると関節周囲に骨棘が形成され，骨嚢胞とよばれる骨の空洞ができる．まずは減量を指導し，消炎鎮痛剤の内服や外用を行う．リハビリとして股関節

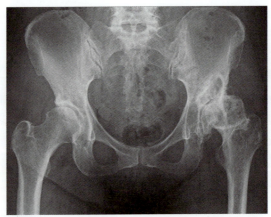

図5 変形性股関節症，単純X線像

周囲の筋力トレーニングも行う．難治性の場合には人工股関節や骨切り術などの手術を行う．人工股関節置換術は年間4万件行われている一般的な手術であり，症状緩和とADL（日常生活動作）向上の効果は極めて大きく，成績も安定している．

大腿骨頭壊死症

大腿骨頭壊死症は，外傷，減圧症など壊死の原因が明らかな症候性大腿骨頭壊死症と，明らかな原因のない特発性大腿骨頭壊死症に分類される．特発性大腿骨頭壊死症はさらにアルコール多飲歴のあるアルコール性，ステロイド治療歴のあるステロイド性，全く原因のない特発性に分類できる．骨頭壊死自体は青・壮年期に好発するが，がん治療でステロイドを短期間で大量に投与された例では注意を要する．壊死した骨の部分が大きいと体重を支えきれなくなり，潰れてしまい（陥没変形）変形性股関節症に移行するため，痛みが生じる．

単純X線による早期の診断は難しく，進行期以降で骨頭の陥没所見がみられる．MRIでは帯状低信号域などの特徴的な所見がみられる（図6）．初期治療としては，杖の使用や局所の安静，消炎鎮痛薬の内服や外用で対応するが，進行した場合には骨切り術や人工関節置換術を行う．

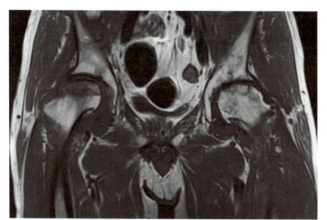

図6 両側大腿骨頭壊死症，MRI像

大腿骨頭軟骨下脆弱性骨折

骨脆弱性に伴って大腿骨頭の軟骨直下に発生する骨折で，骨粗鬆症を伴った

高齢女性に多い．股関節をひねったり，重いものを持って歩いた後など，軽微な外傷に伴って発症することが多いが，誘因がわからないこともしばしばある．発症時には歩行が困難となるほどの強い股関節痛を訴えることが多い．単純 X 線で当初は所見がないことが多いが，そのまま圧壊をきたすことなく治癒する例と，急速に圧壊が進む例とに分かれる．MRI では大腿骨頭から頚部にかけて広範囲の骨髄浮腫像がみられるが，それに加えて骨頭にみられる帯状低信号域が特徴的である．骨頭の圧壊が進行した場合には人工関節置換術が行われる．

膝関節

変形性膝関節症

膝関節の軟骨変性と摩耗を原因とした関節疾患である．変形性膝関節症で症状を有する患者は全国で 800 万人ともいわれ，極めて有病率が高い．靭帯や半月損傷などの外傷，感染の後遺症として発症することもある．初期では立ち上がり，歩行開始時に膝の痛みが出現し，進行すると階段昇降や下り坂の歩行，正座が困難となり，末期では安静時痛も伴う．高齢女性の膝関節内側に多く発

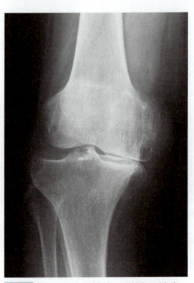

図7 変形性膝関節症，単純 X 線像

症し，O 脚変形をきたす．身体所見としては膝内側関節裂隙の圧痛があり，関節可動域が低下し，腫れや疼痛性跛行を呈する．典型的な単純 X 線では内側関節裂隙の狭小化，骨棘形成を伴い，内反変形を認める（図7）．治療には，消炎鎮痛薬の内服や外用，大腿四頭筋の筋力トレーニング，減量指導など行う．外側を高くしたインソールで内反を矯正することもある．難治性の場合には骨切り術や人工関節置換術を行う．全国で年間 7 万件に行われている人工膝関節置換術の術後成績は年々向上し，症状緩和と O 脚の矯正，ADL 向上の効果は極めて大きい．

特発性骨壊死症

特に誘因なく 60 歳以上の高齢女性に発症し，急激な膝の疼痛を生じる．主に体重のかかる大腿骨の内側が骨壊死となる．近年，骨粗鬆症による脆弱性骨折が原因で発症することがわかってきた．初期には単純 X 線で所見がないことが多いが，MRI では骨髄内に輝度変化がみられる．脆弱性骨折が原因のために，初期は杖を用いた局所の安静を指示し，消炎鎮痛薬の内服や外用，骨粗鬆症の治療を行うが，難治性の場合には骨切り術や人工関節置換術を行う．

偽痛風

尿酸以外の結晶誘発による関節炎を総称して偽痛風と呼ぶが，多くはピロリン酸カルシウムが原因となる．全身のどの関節や軟部組織にも生じるが，膝関節で最も多く，足関節や頚椎歯突起などに発症することも多い．高齢者に好発し，急激な関節痛と腫脹，熱感を訴える．炎症症状は数日で軽快する．症状から感染との鑑別が重要となることが多い．

単純 X 線では膝関節半月の石灰化像がみられる．確定診断には関節液中のピロリン酸カルシウムを確認する．関節の穿刺排液，局所の安静，消炎鎮痛薬の内服や外用を行う．

文献

❶ 国立がん研究センター．がん情報サービス：がん登録・統計．https://ganjoho.jp
❷ 日本整形外科学会，日本股関節学会，編．変形性股関節症診療ガイドライン 2016．東京：南江堂；2016．

[豊岡青海，中川　匠]

2-3 がん患者と良性運動器疾患

がん患者と関節リウマチ

がんとリウマチ性疾患

リウマチ性疾患とがんの関連については旧来よりよく知られている．リウマチ性疾患によりがんの発生率が上昇する可能性がある一方で，一部のがんはリウマチ性疾患，例えば強皮症や皮膚筋炎の原因となることがある．前者のメカニズムとして，リウマチ性疾患では免疫機能の異常を伴うため，前がん細胞やがん細胞を見つけて排除するためのがん免疫機構が働きにくくなることがあげられる[1]．さらに，疾患により引き起こされる炎症およびこの際に産生されるサイトカインや成長因子ががん細胞の増殖や血管新生を促進して悪性腫瘍の発症リスクを上昇させる可能性がある．後者の例として皮膚筋炎の約3分の1は腫瘍随伴症候群として発症するといわれ，抗p155抗体がその病態に関与しているとの報告がある[2]．近年，リウマチ性疾患に対する治療はメトトレキサート（MTX）および生物学的製剤の登場や治療戦略の進歩などにより大きく変化し，それに伴って患者の生命的予後も大きく改善して健常者に近づいている．これらにより，リウマチ性疾患の患者が治療の経過中にがんを発症することは全く珍しいことではなくなっている．

リウマチ性疾患の代表である関節リウマチ（RA）は関節の増殖性滑膜炎を主体とする全身性の自己免疫性炎症性疾患である．罹患率は約0.5〜1％とされ，本邦においての罹患患者は約60〜80万人と推計されている．RAにおいては長年，がん発生リスクの上昇がいわれてきたが，近年の大規模研究によりその実態が明らかとなりつつある．韓国における17,436人のRA患者のコホート研究では非ホジキンリンパ腫の発生の上昇〔標準化罹患比（standardized incidence ratios：SIR）3.387〕および胃癌の減少（SIR 0.663）が報告された[3]．わが国でのRA患者66,953人年の報告では，健常者と比較して全体的ながんの発生率はやや低く（SIR 0.89），大腸癌，男性における腎癌，女性における胃癌，直腸癌，肝癌の減少およびリンパ腫の増加が報告された（SIR

表1 RAとがん発症に関する大規模研究

著者	国	症例	結果
Chang ら[3]	韓国	平均7.4年の追跡, 17,436人年	非ホジキンリンパ腫の増加（SIR 3.387）, 胃癌の減少（SIR 0.663）
橋本ら[4]	日本	2003〜2012年, 66,953人年	悪性腫瘍全体の減少（SIR 0.89）, 男性における直腸癌と腎癌, 女性における白血病, 胃癌, 直腸癌の減少, 男女における肝癌の減少 リンパ腫の増加（SIR 3.43）
Huang ら[5]	台湾	新規診断のRA 30,504例, 225,432人年	悪性腫瘍全体の減少（SIR 0.93）
Lin ら[6]	台湾	17,472例の後ろ向きコホート	男性におけるリンパ腫, 骨髄性腫瘍の増加（SIR 3.36, 3.69）, 全体のリンパ腫増加（SIR 3.00）
Andersen ら[6]	デンマーク	新規発症RA 921例, 長期罹患2,578例	リンパ腫, 固形がんとも増減なし
Mercer ら[7]	イギリス	生物製剤使用歴のないRA患者3,771例, 13,315人年	悪性腫瘍全体の増加（SIR 1.28）肺癌（SIR 2.39）, ホジキンリンパ腫（SIR 12.82）, 非ホジキンリンパ腫（SIR 3.12）の増加, 前立腺癌（SIR 0.35）, 婦人科系癌の減少（SIR 0.35）喫煙によりリスクは2倍に増加

3.43）[4]. 台湾における RA 患者 30,504 人の報告でも同様にがん全体としては減少（SIR 0.93）し, 個別のがんとしては大腸癌のみが有意に減少（SIR 0.71）, リンパ腫が有意に増加していた[5]. 一方, デンマークの RA 患者 3,499 例の解析ではフォローアップ期間が 4 年と短期間であるが, 罹病期間にかかわらず RA は固形がん, リンパ腫いずれの発生にも有意な関連がなかったとしている[6]. これらに対し, イギリスからの非生物学的抗リウマチ薬使用 3,771 名の RA 患者において, 全体のがん発生率の有意な上昇（SIR 1.28）および肺癌, リンパ腫の増加, 前立腺癌および婦人科系癌の減少が報告された[7]. また, 台湾からの 17,472 人の RA 患者と 87,360 人の健常者を比較した後ろ向きコホート研究では, RA 患者におけるリンパ性悪性腫瘍（SIR 3.36）および骨髄性悪性腫瘍（SIR 3.69）発生率の有意な上昇が報告された[6]. RA 患者における悪性腫瘍発生率を調べた近年の大規模研究を表1に示す. これらの報告による違いには人種差, 国による環境の違い, 合併症の保有率などが影響している可能性があ

る．

　RA 以外のリウマチ性疾患としては最近，シェーグレン症候群患者 14,523 例を含むシステマティックレビューにおいて，悪性腫瘍全体〔リスク比（risk ratio：RR）1.53〕，非ホジキンリンパ腫（RR 13.76），甲状腺癌（RR 2.58）のリスク上昇が報告された[9]．また，全身性エリテマトーデスに関する 18 研究のシステマティックレビューでは特にアジア人と女性でがん発症のリスクが高く，非ホジキンリンパ腫，白血病，甲状腺癌，腎癌など複数のがんにおけるリスクの上昇，卵巣癌および大腸／直腸癌の減少が報告された[10]．全身性強皮症では乳癌および肺癌のリスクが高いことが知られており，抗 Scl70 抗体と肺癌の関係を示すデータがある．このように，リウマチ性疾患は各疾患の特性およびがん種，さらには人種などにより様々な形でがんの発症と関連している．

がん患者が有するリウマチ性疾患に対する治療

　リウマチ性疾患に対する治療中に悪性腫瘍を発症した場合，治療に関して様々な問題が発生する．まず，リウマチ性疾患に対する治療薬の多くは免疫抑制作用を持つため，治療の継続によりがん細胞に対する免疫も抑制してしまうおそれがある．RA や脊椎関節炎における腫瘍壊死因子（TNF）に対する治療薬の登場により治療戦略は大きく変わり，寛解をターゲットとした治療により患者の予後は著明に改善した．しかし，抗腫瘍作用を有する TNF を抑制することにより理論的には悪性腫瘍の増加が懸念される．しかし，これまでの報告においては抗 TNF 製剤によりがんの発生率に変化がないとする報告がほとんどであり，少なくとも増加するというエビデンスはないのが現状である．台湾からの大規模観察研究では固形がんの発生が有意に減少し，一方で血液系悪性腫瘍について有意差はないものの増加傾向にあった[11]．一方で，スウェーデンからは TNF 阻害剤使用患者でメラノーマが増加したとの報告がある[12]．また，他の生物学的製剤についてはさらにエビデンスが少ないが，臨床試験においてがんの増加は報告されていない．今のところ TNF 阻害薬は有意に悪性腫瘍を増加させるとはいえないようであるが，地域，人種などによる違いがある可能性は考えられる．では，悪性腫瘍の既往がある場合の再発リスクはどうか．海外からは TNF 阻害薬使用と固形臓器悪性腫瘍再発リスク増加との関連なし[13]，生物学的製剤使用と二次性悪性腫瘍発生との関連はなし[14]との報告があるが，

本邦では大規模な解析がないために関連については不明な点が多い．アメリカリウマチ学会の治療 recommendation 2015[19]では，固形臓器悪性腫瘍の既往のある患者には既往のない患者と同様の RA 治療を推奨しているが，エビデンスレベルは低いのが現状である．

　近年，MTX 投与中の RA 患者にリンパ腫を含めたリンパ増殖性疾患が時に発症するという報告があり，MTX 関連リンパ増殖性疾患（MTX-LPD）と呼ばれている．半数はリンパ節の腫大で見つかるが，残りの半数はリンパ節外の病変として見つかっており，通常のリンパ腫と比較して節外病変が多いのが特徴である．RA 患者ではもともとリンパ腫の発症率が高いことが知られており MTX の使用との関連は不明な点も多いが，少なくとも MTX の中止により自然短縮するものは MTX の使用と関連していると考えられる．治療としてはまず MTX を中止として経過をみるが，これにより治癒傾向のない場合には生検にて診断を確定した上，化学療法が行われる．MTX-LPD 発症後は RA の中心的治療薬である MTX が基本的には使用不可となるため，その後の RA コントロールが問題となる．海外のガイドラインではリツキシマブを推奨しているが，本邦においては RA に対して適応外である．RA 治療のアンカードラッグである MTX が使用できなくなるため，他の従来型の抗リウマチ薬やステロイドによる治療を行うことも多いが，十分な RA のコントロールが得られずに関節痛および関節破壊の進行によって ADL（日常生活動作）が低下することが危惧される．

　MTX はもちろん，多くの抗がん剤は RA による炎症を抑制する．そのため，化学療法中に RA のコントロールが改善することはしばしば経験されることである．このような場合，そのまま RA 治療が再開されず，結果的に関節炎が再燃してしまうおそれがある．さらに，近年話題となっている免疫チェックポイント阻害薬は特徴的な副作用として免疫関連有害事象をきたすことが知られている．自己免疫疾患のない患者に様々な免疫疾患を生じるが，自己免疫疾患患者においてはこれを悪化させる可能性がある．今後，リウマチ性疾患患者にこのような薬剤を使用する機会も増えると考えられるため，適切な対策をとることが必要となる．

　現在のところ，悪性腫瘍合併のリウマチ性疾患に対する治療については明確なエビデンスに乏しく個々の医師の判断により行っているのが現状である．悪性腫瘍の悪化や再発を恐れるあまり，治療を過度に自粛することで疾患活動性

を十分に制御できず，結果として患者の ADL や QOL の低下といった不利益をもたらす可能性があることを肝に銘じなければならない．今後の経験やデータのさらなる蓄積が待たれるところである．

文献

1. Swann JB, Smyth MJ. Immune surveillance of tumors. J Clin Invest. 2007; 117: 1137-46.
2. Trallero-Araguas E, Rodrigo-Pendas JA, Selva-O'Callaghan A, et al. Usefulness of anti-p155 autoantibody for diagnosing cancer-associated dermatomyositis: a systematic review and meta-analysis. Arthritis Rheum. 2012; 64: 523-32.
3. Chang SH, Park JK, Lee YJ, et al. Comparison of cancer incidence among patients with rheumatic disease: a retrospective cohort study. Arthritis Res Ther. 2014; 16: 428.
4. Hashimoto A, Chiba N, Tsuno H, et al. Incidence of malignancy and the risk of lymphoma in Japanese patients with rheumatoid arthritis compared to the general population. J Rheumatol. 2015; 42: 564-71.
5. Huang WK, Chiou MJ, Kuo CF, et al. No overall increased risk of cancer in patients with rheumatoid arthritis: a nationwide dynamic cohort study in Taiwan. Rheumatol Int. 2014; 34: 1379-86.
6. Andersen CL, Lindegaard H, Vestergaard H, et al. Risk of lymphoma and solid cancer among patients with rheumatoid arthritis in a primary care setting. Plos One. 2014; 9: e99388.
7. Mercer LK, Davies R, Galloway JB, et al. Risk of cancer in patients receiving non-biologic disease-modifying therapy for rheumatoid arthritis compared with the UK general population. Rheumatology（Oxford）. 2013; 52: 91-8.
8. Lin YC, Chou HW, Tsai WC, et al. The age-risk relationship of hematologic malignancies in patients with rheumatoid arthritis: a nationwide retrospective cohort study. Clin Rheumatol. 2015; 34: 1195-202.
9. Liang Y, Yang Z, Qin B, et al. Primary Sjogren's syndrome and malignancy risk: a systematic review and meta-analysis. Ann Rheum Dis. 2014; 73: 1151-6.
10. Mao S, Shen H, Zhang J. Systemic lupus erythematosus and malignancies risk. J Cancer Res Clin Oncol. 2016; 142: 253-62.
11. Wu CY, Chen DY, Shen JL, et al. The risk of cancer in patients with rheumatoid arthritis taking tumor necrosis factor antagonists: a nationwide cohort study. Arthritis Res Ther. 2014; 16: 449.
12. Raaschou P, Simard JF, Holmqvist M, et al. Rheumatoid arthritis, anti-tumour necrosis factor therapy, and risk of malignant melanoma: nationwide population based prospective cohort study from Sweden. BMJ. 2013; 346: f1939.
13. Raaschou P, Soderling J, Turesson C, et al. Tumor necrosis factor inhibitors and cancer recurrence in Swedish patients with rheumatoid arthritis: a nationwide population-based cohort study. Ann Intern Med. 2018; 169: 291-9.
14. Dreyer L, Cordtz RL, Hansen IMJ, et al. Risk of second malignant neoplasm and mortality in patients with rheumatoid arthritis treated with biological DMARDs: a Danish population-based cohort study. Ann Rheum Dis. 2018; 77: 510-4.
15. Singh JA, Saag KG, Bridges SL Jr, et al. 2015 American College of Rheumatology Guideline for the treatment of rheumatoid arthritis. Arthritis Rheumatol. 2016; 68: 1-26.

［廣瀬　旬，田中　栄］

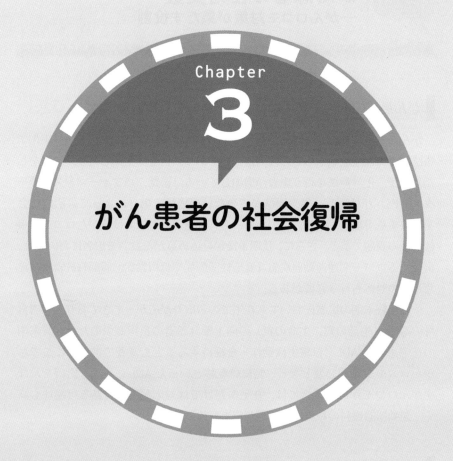

Chapter 3

がん患者の社会復帰

1 がん患者の在宅支援
―がんロコモ対策が果たす役割―

がん患者の在宅支援に対するがんロコモ対策の重要性

　がんの治療は近年，入院治療から外来治療への移行が進んでいる．外来化学療法加算の保険収載からこの傾向は顕著であり，自宅で生活したり，仕事をしたりながら化学療法を行う患者が増加している．また，パフォーマンスステータス（PS）が低下し，外来通院ができない患者は，場合によっては治療機会を喪失する可能性もあり，このためにも外来通院患者におけるがんロコモ対策は喫緊の課題である．さらに，長期予後が見込めるがんロコモ患者においては，併発するロコモ関連運動器疾患（変形性関節症や骨粗鬆症，腰部脊柱管狭窄症など）の対応も行う必要がある．

　一方，終末期の患者においても在宅での看取りが広がってきており，患者自身のQOL（生活の質，生命の質）の向上や介護者の負担減少のため，終末期の在宅患者のADL（日常生活動作）を維持することも重要であり，ここでもがんロコモ対策が必要となる．特に骨転移といったADLに重大な影響を及ぼすがんロコモがある場合には，在宅医だけでは対応が困難である可能性も高く，運動器診療科の積極的な関与が望まれる．

外来がん化学療法やその他外来通院患者へのがんロコモ対策（表1）

　外来がん化学療法は現在一般的に行われているが，患者は通院の負担や副作用発現の対応などの不安を感じている．遠藤らによると，外来がん化学療法のデメリットとして，日常生活を自力で維持しなければならないこと，家族などの援助が基本的に必要なこと，副作用対策を自力でしなければならないこと，通院の手間や負担，外来治療の手間や負担などがあげられている[1]．これらは患者のADLが低下すればするほど，負担が増えるものであり，できるだけその対策を考える必要がある．またがん患者の高齢化に伴い，併存する運動器疾

表1 外来がん化学療法を行う患者に必要ながんロコモ対策

1. がんそのものによるがんロコモの対策
・骨転移のスクリーニング ・骨転移がある場合，その治療とフォローアップ ・疼痛の原因ががんにあるのか，運動器疾患にあるのかの鑑別
2. がん治療によるがんロコモの対策
・副作用（末梢神経障害）に対する対応，治療 ・抗がん剤による副作用としての ADL 低下に対するリハビリテーション治療
3. がん患者に併発するロコモティブシンドロームの対策
・ロコモ関連疾患の診断と治療 ・疼痛の原因ががんにあるのか，運動器疾患にあるのかの鑑別

患などにより，もともとロコモティブシンドロームを併発している患者もおり，もともと患者が持っている運動器の問題に適切に対応する必要がある．さらに生命予後が十分見込まれる患者の一般的な運動器の障害や外傷に対しても対応する必要があり，がん患者だからといって，運動器疾患の治療が後手に回ることは患者の ADL 維持の観点からも勧められない．また，がんの痛みなのか，運動器疾患による痛みなのかの鑑別は非常に重要で，整形外科による適切な鑑別診断が重要である．また体力維持のために，患者自身でトレーニングやスポーツを行う患者も多い．この場合，運動器障害への対応のほか，抗腫瘍薬の内容によっては心筋障害や血小板減少など，運動に対して制限が必要な副作用が起こる場合があり，主診療科と適切に連携して患者に指導する必要がある．これらのように外来がん化学療法を行い，通院でがん治療を行う患者のがんロコモへの対策は極めて重要である．

また，化学療法においては慢性 GVHD や抗腫瘍薬による末梢神経障害など，運動器に大きな問題をもたらす副作用もあり，適切に対応する必要がある．この場合，投薬や手術での対応では十分な効果が見込めないことも多く，リハビリテーション治療が必要となることが多い．主診療科よりこれらの副作用に対して診察依頼があった場合は，適切な診断の後，外来でのリハビリテーション治療が必要な場合は，自院，もしくは外来リハビリテーション治療を行うことができる医療機関への紹介を検討する必要がある．

現在は入院での化学療法時にがんリハビリテーション治療が施行されることも多く，この時点で，患者のがんロコモの状態を理学療法士が適切にアセスメントし，退院後の運動療法について指導する必要がある．また必要があれば，

患者支援センターやがん相談室と連携して，外来での整形外科，リハビリテーション科でのフォローアップの必要性や，介護保険でのリハビリテーション（通所，訪問リハビリテーション）を行うかどうかについて検討し，主診療科，リハビリテーション科の医師がその指示を出すことを検討する．

終末期患者の在宅支援（表2）

　終末期患者の在宅医療への移行も一般的に行われるようになってきているが，在宅医療移行を阻むものとして，吉野ら[2]はいくつかの問題点をあげているが，その中でがん治療医の病気の進行と進行に伴う体の変化の説明不足，患者・家族の病状認識の不足，具体的には病期悪化による寝たきり，排泄介助の必要性が認識できない，という項目があげられている．このことは，がん患者のADL低下についての認識が医療者側，患者側の認識が薄いことが原因である．このため，がんロコモへの対策を適切に行うことで，この問題点は解決できると考えられる．

　終末期のがん患者は骨転移をはじめとしたがんロコモが合併している患者が多いことが考えられる．一般的に在宅医療への移行に際し，病院の緩和ケアチームやがん相談室が関わることが多いが，入院時に整形外科やリハビリテーション科の介入が行われているならば，まず適切な安静度設定とがんロコモに対する治療が並行して行われるべきである．その中でがん治療や緩和医療の方

表2　終末期のがんロコモを持つ患者の在宅移行のためのチェックリスト

1. 生活環境
- 介護者：主たる介護者の確認と適切な説明
- 室内移動：安静度の設定．介助の必要性．歩行補助具の必要性（杖，歩行器，車椅子）
- トイレ：介助の必要性．おむつによる床上排泄，ポータブルトイレ，自宅トイレの手すり設置
- 入浴：介助の必要性．自宅風呂の手すり，椅子の整備．入浴サービスの利用．
- 食事：介助の必要性．自助具の利用の有無
- ベッド：ギャッジアップベッドの必要性

2. 医療提供
- 在宅医との連携方法についての確認
- 運動器管理の必要性（在宅医が運動器管理を担当できるか．在宅医と連携している整形外科医がいるのか，別の医療機関に通院が必要かどうか）
- 訪問リハビリテーションの必要性と指示書の作成担当医の確認
- 装具の管理の確認（義肢装具士との連携）

向性に加えて，がんロコモの治療への対応を今後どうするかについて，緩和ケアチームと相談する必要がある．特に急性期病院から在宅医へ患者が転院する場合，急性期病院へ患者が通院することは稀である．また，ADL が低下した患者を通院させることも困難である．このため，在宅医との連携をどうするのか，訪問診療を在宅医と共に行う整形外科医やリハビリテーション科医が地域に存在するのかについて検討をする必要がある．

　また，介護保険は今後の患者の在宅療養の中でとても大きな役割を占めるので早期に申請する必要がある．申請は主診療科が行うことが一般的である．申請が終わりケアマネージャーの選定が終われば，早急に自宅の環境整備を行う必要がある．回復期リハビリテーション病院であれば，家屋調査やサービス提供者会議が入院中に行われ，スムーズな在宅復帰へ向けて多職種での連携が可能であるが，がん患者の場合，急性期病院から直接在宅医療への転換が行われることが多いため，この役割を主治医と患者支援センターと緩和ケアチームで担う必要がある．

　整形外科やリハビリテーション科は緩和ケアチームと連携しながら，自宅での安静度設定，また今後の安静度制限の解除の見込み，それに応じた介護用品の準備（手すりや歩行器の選定，ポータブルトイレの設置，入浴はサービスを使うのか，自宅で対応可能かなど）に対して助言が必要である．骨転移など，フォローアップが必要ながんロコモに対しては，自院で診るのか，在宅医に依頼するのか，在宅医では対応できないのであれば近医の整形外科医を紹介するのかについて検討する必要がある．加えて，訪問リハビリテーションについての検討も必要である．ある程度予後が見込め，がんロコモの治療が行われて，ADL の向上が見込める場合は訪問リハビリテーションが適応になる．その訪問リハビリテーション指示書は誰が作成するのかについて検討する必要がある．安静度の変更やそれに対するリハビリテーションメニュー，患者のニーズに沿った訓練内容の指示に対して適切に判断できる医師が行うべきであるので，本来なら整形外科医，リハビリテーション科医が行うべきであろう．

外来でのがん患者へのリハビリテーション治療の提供について

　外来ではがん患者リハビリテーション料の算定ができない．このため，末梢神経障害であれば脳血管リハビリテーション料，骨転移や慢性 GVHD による

関節拘縮ならば運動器リハビリテーション料で算定する必要がある．全身の衰弱であれば，運動器不安定症での運動器リハビリテーション料の算定も可能と考えられる．ただし，介護保険被保険者は制限日数が決められており（脳血管：発症日より180日，運動器：発症日より150日），それを超える場合は介護保険への移行が必要である．また介護保険被保険者ではない場合，外来でのリハビリテーション料算定は月13単位以下に制限されることに留意する．

　介護保険でのリハビリテーションは通所リハビリテーションと訪問リハビリテーションがあり，平成30年度の診療報酬改定で通所リハビリテーションが医療保険での疾患別リハビリテーションと同一施設で施行しやすくなった．この場合はリハビリテーション治療を提供する医療施設でスムーズに対応できるものと考えられる．訪問リハビリテーションで対応する場合は，訪問リハビリテーション指示書を作成して対応する必要がある．この場合，適切に担当理学療法士と情報共有，指示の変更を行うために，どうするかを決めておいた方がよいと思われる．

文献

❶ 遠藤一司，坂 英雄．医療チームによる化学療法の実践．医療．2008; 62: 597-9.
❷ 吉野和穂，松崎智彦，有賀直弘，他．急性期病院から地域へ．Jpn J Cancer Chemother. 2014; 41 (Suppl1): 1-3.

［酒井良忠］

2 がん患者の運動器管理と医療連携
―一般整形外科医によるがんロコモ対策―

　がん患者が主たるがん治療を終了または担がん状態で治療を継続しながら退院し社会復帰をする際にがんロコモは大きな障害となる．運動器管理の専門家である整形外科医によるがんロコモ対策は重要である．特に在宅医療では地域医療を担う一般整形外科医が中心となって，地域の医療資源を活用しながら適切な医療連携体制を構築して運動器管理を行っていくことが求められている．
　地域の一般整形外科医に求められているがんロコモ対策について詳述する．

がん患者の運動器障害の診断は整形外科が行う

　がん患者は，様々ながん治療を受けて社会的・心理的な要因が加わっていることから，運動器の痛みはとても苦痛であり不安を募らせてしまう．すべての痛みを「がんが進行したため」と受け止めて強い不安を感じてしまう．また，がん患者が運動器の疼痛を訴えると，十分な評価や診断がなされることなく安易に麻薬などの鎮痛薬投与がなされていることがある．
　患者を「がんロコモ」に陥らせないためにも，運動器診療の専門家である整形外科が主体的に関わることが必要である．がん患者が「最期まで自分の足で歩ける」自立した生活が可能となれば，がんそのものへの治療継続も可能になる．
　がん患者の運動器管理を行う上で必要ながん臨床情報を表 1 に示す．
　患者の現在の病状や治療状況から，現在必要な整形外科的治療を判断するだけでなく，今後起こりうる運動器の有害事象の予防策や安全管理指導が必要となる．将来の機能予後を予測した運動器管理を行うためには，特に生命予後予測は重要な情報である．がん患者では特にこれらのがん臨床情報を十分共有した密な地域病診連携体制が望ましい．その窓口として，「がん相談支援センター」の設置がすべてのがん診療拠点病院では義務付けられている．整形外科医は運動器治療だけでなく，産業医やがん相談支援センターと連携・協力して

表1 医療連携体制を構築していく上で共有すべきがん診療情報

原発がん種	病期	転移の部位と範囲，予想される合併症
	生命予後予測	治療効果，片桐スコアなど
治療情報	抗がん剤治療歴	予想される合併症
	ホルモン治療歴	骨粗鬆症の評価
	放射線治療歴	脆弱性骨折の評価
	骨修飾薬（BMA）	歯科治療歴，顎骨壊死や非定型骨折の評価
患者情報	本人と家族の意向	キーパーソン，ACP（アドバンス・ケア・プランニング）の決定
	社会資源の活用	障害手帳，介護認定　在宅医療支援
	居住環境	在宅移行
	就労環境	産業医との連携

療養・就労両立支援を治療早期から行う必要がある[1,2]．

がんによる痛み（骨転移）に対して一般整形外科医が求められること

近年，がんの予後改善に伴い，骨転移による骨関連事象（skeletal related event：SRE）は増加傾向にある．SREの中でも骨転移による痛みや病的骨折，脊髄圧迫による麻痺は患者の機能予後を著しく低下させることから，これらの予防や治療において整形外科医は特に重要な役割を担っている．整形外科医は骨転移を診断してSREリスクを評価しつつ，その予防や治療を行っていく役割がある．

がん患者の骨転移を疑う臨床症状として，「時間や活動性に関係ない腰痛」

表2 がん患者の注意すべき背部痛と徴候

・体重減少
・治療抵抗性の痛み
・6週間以上続く痛み
・就眠時や安静時の痛み
・荷重や咳嗽で増悪する痛み
・進行性の下肢の脱力や知覚異常
・馬尾症候群：残尿，失禁，サドル麻痺，肛門括約筋の弛緩

（日本臨床腫瘍学会，編．骨転移診療ガイドライン．東京：南江堂；2015より改変）

表3 骨転移の運動器管理

骨転移診断	がん臨床情報	がん種，病期，スクリーニング情報
	臨床所見	叩打痛，安静時痛，持続性・進行性の痛み
	画像所見	X線スクリーニング検査，CT，MRI，PET
SRE評価	切迫骨折	長管骨病的骨折：Mirels スコア
	脊髄麻痺	脊椎の不安定性の評価：SINS
治療と予防	疼痛管理	鎮痛薬処方，局所安静度の決定
	手術	病的骨折手術，予防的手術（固定や除圧）
	放射線照射	疼痛軽減と病巣進行予防
	骨修飾薬（BMA）	病的骨折リスクの軽減
	装具	疼痛軽減と病的骨折リスクの軽減
	リハビリテーション	局所負荷をかけない動作指導
	患者教育	安全対策，早期発見のために本人家族やリハ・看護スタッフへの啓蒙

や叩打痛を伴う持続性・進行性の痛みなどがあげられる．

骨転移ガイドラインでは，がん患者において注意すべき臨床所見を提示して，脊髄圧迫リスクを評価すべきとしている（**表2**）．

単純X線によるスクリーニングを行い，さらなる画像検査の適応と計画を検討すべきである．時に骨梁間浸潤型転移や不顕性骨折，骨髄腫など単純X線のみでは診断が難しいケースもあるので，臨床所見を加味して骨転移を念頭においた画像検査が必要である．

切迫骨折や切迫脊髄麻痺などが臨床所見や画像所見から疑われる時は，地域病診連携体制を活用し迅速なCTやMRI，PET検査などを行うことで，病的骨折や脊髄麻痺をきたす前の予防的手術が可能になる．

骨転移の運動器管理で重要なことは，骨転移の有無を早期に診断すると同時に，SREのリスク評価と予防，疼痛管理，保存的治療，放射線治療，手術治療を検討することである（**表3**）．

骨転移病巣に対して手術や放射線などの積極的治療を行うべきかを評価するには，脊椎の不安定性の評価としてはSINS，長管骨病的骨折の予測方法としてはMirelsスコアが有用である．これらは臨床所見と単純X線検査によりスコア化が可能であり，SREリスクが高いと判断されれば，予防的手術や放射線治療が可能な連携病院へコンサルトする．

骨転移があるからといって，SREの危険性の低い患者に必要以上の活動制限

を行うことは，患者のADL（日常生活動作）やQOLを著しく損なうこととなる．整形外科が中心となって骨転移の大きさや部位をもとに，骨折や麻痺へと進行するリスクを判定する．必要に応じて，ADLの負荷（安静度）を制限し，骨転移による骨折・麻痺を予防することや，負担をかけない動作を身に付けるためのリハビリテーション指導や装具・杖などの適応を判断する．がんリハビリテーションは施設基準を満たした入院患者に算定されるものであるが，骨転移診療では一般整形外科での外来診療でも運動器に関するリハビリテーション介入が望ましい．

また，病的骨折リスクの軽減目的での骨修飾薬（BMA）の投与を検討すべきである．

SRE早期発見のために本人・家族やリハ・看護スタッフへの啓蒙，安全対策が必要であり，就労・居住・療養環境に応じた患者教育を行うことが重要である．

がん治療による運動器障害に対して一般整形外科医が求められること

前立腺癌や乳癌はホルモン療法が有効であり，長期にわたり治療継続を行うことも多い．また，抗がん剤化学療法ではステロイドが併用される．ホルモン療法やステロイド治療の状況を把握して，骨量減少の有無を評価していく必要がある．骨粗鬆症の診断・治療は整形外科医が行うべきである．

病的骨折リスクの軽減目的でのBMAの投与を行っている患者では，顎骨壊死のリスク評価のために必ず歯科医の診察が必須である．BMA使用患者では歯科との連携は極めて重要である．

またBMA投与中は非定型骨折と低Ca血症の発症のリスクがある．特に非定型骨折を切迫骨折の時点で診断を下すためには，大腿部痛を伴った特徴的なX線所見（ビークサイン，外側骨皮質の不全横骨折線）を見出すことが重要であり，整形外科医による診断と治療が不可欠である．

抗がん剤化学療法や，術後の臥床・安静により筋力低下や歩行能力の低下をきたしてしまう．整形外科医は適切な運動処方を指示してADLの維持管理に努めることが必要である．

がんが原因でない運動器障害に対して一般整形外科医が求められること

多くのがん患者は中高齢者であり，多くの運動器疾患が併存していることが多い．四肢・体幹の痛みをきたす変形性関節症，腰部脊柱管狭窄症，頚椎症，骨粗鬆症などの骨転移でない痛みを区別することは整形外科医の重要な役割である．これらの骨転移でない痛みも悪化すれば見かけ上のパフォーマンスステータス（PS）が低下したと判断されてしまうことがある．PSが低ければ，積極的ながん治療の対象でないと判断されてしまうこともある．

特に在宅患者では，がん治療のための通院ができなくなることは深刻であり，生命予後の悪化やADLの低下は，残された生命予後期間でのQOLが著しく低下してしまう．

担がん患者における，がんに関連しない運動器疾患を整形外科医が診断治療し管理することは一般整形外科医の最も重要な役割であると考える．がん患者だから加齢や変性疾患の治療をあきらめることなく，むしろ積極的に治療を行うことで残された生命予後期間のQOLを向上させることが大切である．

文献

❶ 阿部哲士. がんロコモの展望 整形外科医に知ってほしい「がん相談支援センター」. 整・災外. 2019; 62: 883-6.
❷ 厚生労働省. 事業場における治療と職業生活の両立支援のためのガイドライン. https://www.mhlw.go.jp/stf/seisakunitsuite/bunya/0000115267.html

[阿部哲士]

3 がん患者の就労と運動器管理
― 就労支援とがんロコモ ―

職業復帰とリハビリテーション治療

🖋 職業復帰は人としての生きがい・心の大きな支えとなる

　新たにがんと診断される患者数は年間100万人を超え，その約3分の1は働く世代といわれる[1]．一方，診断・治療の進歩によりがん全体の5年相対生存率は向上し続けており，がんそのものが「不治の病」から「長く付き合う病気」に変化しつつある[1]．高度・急性期病院では分子治療や小侵襲手術，放射線治療の高い局所制御率などを背景に，がん治療の主流が入院から通院へと代わりつつあり，職場の援助・理解を得ながら働くことができる労働者も増えつつある．特に働き盛りの世代では，（たとえ病勢が進んでも）職業復帰そのものがリハビリテーション治療の主目的ともなり得る．経済的な側面だけではなく，職業復帰は一個人としての生きがいや療養の大きな心の支えともなる点で，社会復帰の一形態として極めて重要である．一方で，運動器を含む種々の症状や機能障害に対する労働者自身の不十分な理解，職場の理解・支援不足により離職に至ってしまうケースも少なくない．運動器障害の診断には，医療者側の姿勢にも課題が多く残されている．がん患者の職業復帰に際しては，原病制御，機能障害，能力低下の「障害の階層」（後述）の正確な診断に基づいたアプローチが必須である．本稿においては特にがん患者の運動器管理と就労の関わりについて俯瞰する．

リハビリテーション医学の視座から見るがん複合障害

🖋 リハビリテーション医学・医療は障害の階層性に則る

　右にWHOの国際障害分類（International classification of impairments, disabilities and handicaps, ICIDH, WHO 1980）モデルを示す（図1）．疾病は臓器レベル，個体レベルの障害と連関し，これらは社会活動レベルの障害を呈す

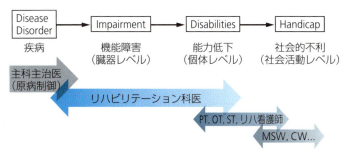

図1 WHO の国際障害分類（International classification of impairments, disabilities and handicaps, ICIDH, WHO 1980）モデル
PT：理学療法士，OT：作業療法士，ST：言語聴覚士，
MSW：医療ソーシャルワーカー，CW：ケースワーカー

る．従来，臓器別診療科は救命を第一義とし（ICIDH モデルの左翼），障害をエンドポイントとする視点を欠く傾向があった．また福祉行政においては診断よりもむしろ社会活動レベルの障害にその評価の重きがおかれ，本邦においてはながらく ICIDH モデルの両翼が分離した状態が続いていた現状がある（ICIDH モデルは 2001 年にプラス因子を考慮しより洗練された ICF モデルへと形を変える．しかし本稿においては，がんの障害診断のより本質をとらえる目的から ICIDH モデルの用語に沿って論述する）．

リハビリテーション科医は障害の診断を通して ICIDH モデルの両翼（病理と社会）をつなぐ

リハビリテーション科医は臓器/個体レベルの障害診断を専門として訓練され，理学療法士，作業療法士，言語聴覚士，リハビリテーション看護師，義肢装具士らのチームを率いて活動に係る最適な治療を施す．リハビリテーション処方に際しては治療項目，治療強度，治療頻度の設定とリスク評価の責務とし，（薬物療法と同様に）エンドポイントを定めて機能評価を行い，治療効果に応じ二次治療，三次治療を実施する．

がんの複合障害を可視化するということ

左脳出血既往のある患者に咽頭癌手術を計画する場合の障害構造の模式を示す．図2 は同患者に喉頭癌の切除後，さらに脊椎転移を呈した場合の障害構造を示す．このように，現在患者が呈している能力低下（個体レベル障害）がど

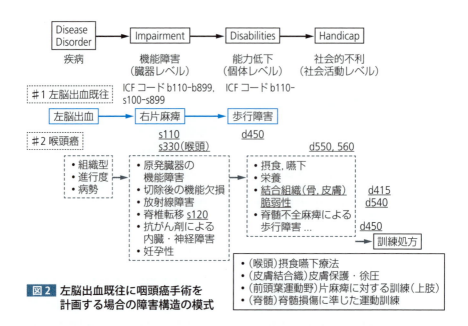

図2 左脳出血既往に咽頭癌手術を計画する場合の障害構造の模式

の臓器レベル障害によるものかを正確に診断して（"障害の診断"），原病制御との関連を照合し，医療者だけでなく患者・家族（そして最終的には職場まで）にわかりやすく示すことが就労支援の第一歩である．「なぜ立てないのか？」の問いに麻痺，廃用，意欲の問題，運動器の構造の異常，（抗がん剤の）末梢神経障害，神経筋疾患の合併など，答えを得る道筋は正しくつけられているだろうか？

運動器診療を専門とする"がん専門医"に対診する

移動能力の障害 "ambulation disability" は社会生活の質に直結する

　IADL（instrumental activities of daily living）は「手段的日常生活動作」と訳され，日常生活を送る上で必要な動作のうちADLより複雑で高次な動作とされる[2]．項目として，① 電話の使用，② 買い物，③ 食事の支度，④ 家屋維持，⑤ 洗濯，⑥ 外出時の移動，⑦ 服薬管理，⑧ 家計管理，があげられる．運動器，特に脊柱・骨盤・下肢による移動能力の障害 "ambulation disability" は，生死に直接関わることは稀ではあるが，IADLの大半の項目に強く影響し，治療機会/社会参加/生きがいを奪うという視点からは，原病制御と同様に重要であると考えられる．

がん患者の運動器障害を診断する

がん患者の運動器障害には，① がんによるもの：骨転移，がんによる神経血管の圧排など，② がん治療によるもの：がん治療関連骨減少症（cancer treatment-induced bone loss：CTIBL），薬剤性末梢神経障害，廃用症候群，放射線骨症など，③ その他の加齢性疾患，炎症性疾患の併存・合併，などがあげられる．これらは他の障害と複合し，職業復帰を阻む要因となる．運動器に係る障害診断に難渋した場合はがん診療に理解が深い整形外科医・リハビリテーション科医への対診が有用である．がん治療認定医（日本がん治療認定医機構），骨・軟部腫瘍医（日本整形外科学会）の名簿は各機構，学会のHPで参照できる．

就労支援の具体的な形

がん対策支援ツールを利用する

国立がん研究センターHPがん対策情報センター❸ではいくつかのがん対策支援ツールを参照・利用することができる．本節では「がん治療スタッフ向け治療と職業生活の両立支援ガイドブック」❹に沿い，がん患者の運動器管理に関係が深い項目について述べる．

早まって辞めてしまわないように伝える

労働者に保証される公的な支援は雇用契約を前提としているため，いったん退職すると使えなくなる．何らかの運動器障害を呈するがん患者の場合，その(I) ADLへの障害の大きさから，実際の治療可能性とは関係なく「もう働けないだろう」と思い込むことが少なくない．公的な支援を有効に生かすため，早まって辞めないように伝えることが重要となる．

だるさ，倦怠感，移動の障害と働く際に生じる問題

だるさ，倦怠感，移動の障害は抗がん剤の副作用のほか，廃用，骨病変など様々な原因で起こる．働く際に生じる問題としては，早く歩けない，階段昇降が辛い，長時間働けない，満員電車が疲れるなどがある．自宅での休養，栄養補給，昼休みなどに短時間でも横になる，抗がん剤の投与日を調整し副作用が強い期間を週末にあてる，業務軽減，朝夕のラッシュを避けた時差出勤や時短

勤務が可能か検討する，などが必要となる．

🖉 手のしびれ，痛みと働く際に生じる問題

手のしびれ，痛みは抗がん剤の副作用のほか末梢循環障害，頚髄高位の神経症状などで起こりうる．文字が書きにくい，キーボード操作が遅い，作業に時間がかかる，重いものが持てないなどの問題があげられる．職場の作業再分配を検討する，手袋など手指の保護を工夫する，重いものの運搬は変わってもらうか数回に分ける，などの対応が必要となる．

🖉 排尿・排便に係る症状と働く際に生じる問題

排尿・排便に係る症状は抗がん剤・放射線による副作用のほか，仙髄高位の神経症状（に対する薬物療法）と関連してもみられる．通勤途中や会議中などの急な便意などが問題となる．職場に対して頻回のトイレ離席に理解を求める，などが必要となる．

🖉 主治医が職場復帰をやめた方がよいと判断する時

職場復帰の可否に際しては以下の3つのポイントが重要とされる[4]．いずれも運動器/能力低下に係る"障害の診断"が必須である．
① 安全に通勤できるか．休業前と同じ通勤の仕方が可能かどうか．例えば電車による通勤，車の運転による通勤などの場合，現在の体力で安全に通勤できるかが適切に評価されねばならない．
② 本人や第三者の安全が確保できるか．職業運転手，高所や炉の危険作業など第三者の生命に関わる業務での安全が確保できない場合は復帰を認めない．
③ 病気になる前と同じように働けるか．多くの会社では元の部署で休業前と同じ仕事を遂行することが求められる．病気や治療の影響で以前と同じ働き方をすることが困難な場合，主治医は診断書や意見書によって，負荷の軽減などの配慮を求めることが必要となる．

主治医の責任としての"運動器管理"

🖉 主治医意見書通りに働いた患者に問題が起きた時

事業主には就業に際して労働者の健康を保持する義務があり，また職場にお

いて就業上の措置を実施するか否かは最終的に事業主の判断となる．したがって仮に意見書通りに働いた患者に何らかの問題が発生したとしても，それが医学的見地からみて明らかに問題のある記載でなければ医師に法的な責任は発生しないとされる[4]．

🖉 がん複合障害の特性と運動器管理

一方，がんは経時的に病勢が変化するという特性から，（例えば）障害が固定した回復期・生活期の脳血管リハビリテーション患者などと比べ，その機能予後は本質的に見通しにくい．運動器管理においても，新たに出現する病的骨折・脊髄圧迫の可能性を常に念頭に，PETなどの全身スクリーニングを含む画像診断により skeletal related event（SRE）リスクが正しく評価され，かつ診療スタッフ間でSREリスクに関する情報共有が図られなければならない[5～7]．臨床の現場では十分な原病制御にもかかわらず生じるSREも少なからず経験する．経時的に変化するがん複合障害の特性を理解し，運動器に関してもそのリスク評価が適宜更新され，常に最新の情報が共有されていることは就労支援にあたる主治医の重要な責務であるといえる．

📄 文献

[1] 厚生労働省．疾患を抱える従業員（がん患者など）の就業継続　現状と課題に関する資料．https://www.mhlw.go.jp/stf/seisakunitsuite/bunya/koyou_roudou/koyou/jigyounushi/teichakushien/patient.html
[2] Lawton MP, Brody EM. Assessment of older people: self-maintaining and instrumental activities of daily living. Gerontologist. 1969; 9: 179-86.
[3] 国立がん研究センターがん対策情報センター．がん患者の就労継続及び職場復帰に資する研究．https://www.ncc.go.jp/jp/cis/divisions/05survivor/05survivor_01.html#5tools
[4] 国立がん研究センターがん対策情報センター．がん治療スタッフ向け治療と職業生活の両立支援ガイドブック．https://www.ncc.go.jp/jp/cis/divisions/05survivor/pdf/ryoritsushien_vol1.pdf
[5] 城戸 顕．骨転移のがんのリハビリテーション．J Clin Rehabil．2015; 24: 36-44.
[6] 城戸 顕．転移性脊椎腫瘍の治療戦略（8）「転移性脊椎腫瘍の治療開始の適切なタイミング」．関節外科．2015; 35: 65-73.
[7] 石田由佳子，城戸 顕．がんのリハビリテーションに必要な知識　5. 骨転移のリスク管理．J Clin Rehabil. 2016; 25: 1200-3.

［城戸　顕，塚本真治，石田由佳子］

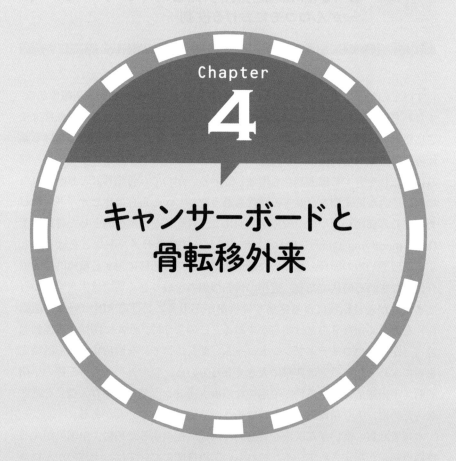

Chapter 4

キャンサーボードと骨転移外来

1 がん診療拠点病院とキャンサーボード
―がんロコモにおける役割―

　すべてのがんにおいて「骨」は共通の転移をきたす可能性がある組織である．すなわち骨転移はどのがんにおいても起こりうる共通事象であり，骨転移はまさに骨という運動器そのものに生じる疾患である．近年のがん領域における薬物療法の飛躍的な発展により，長期生存できるがん患者が非常に多くなり，同時に骨転移を有する患者割合も増加している．かつて「骨転移」と診断された場合，それが終末期を意味する時代もあった．しかし現在はオピオイドをはじめとする疼痛緩和剤や放射線療法に加えて，骨転移を治療標的とした骨修飾薬（bone modifying agents：BMA），アイソトープや骨セメントなどをはじめとする低侵襲治療の開発，種々の技術革新によって骨転移に対する積極的な治療介入がなされる時代であり，近年の骨転移患者を取り巻く環境は大きく変わってきた．がん骨転移による疼痛や骨折ががん患者におけるADL（日常生活動作）を大きく損なうことは明らかである．このように，がんに関連する運動器障害（がんとロコモティブシンドローム：がんロコモ）を治療する中で医療従事者に求められる役割は非常に大きくなっている．整形外科医も骨転移の早期診断，手術適応における判断や適切な治療タイミングでの治療介入機会を逃さないために，より積極的にがんロコモへの診療に関わる必要がある．

　本邦では質の高いがん医療を普遍的に国民に提供するために，全国にがん診療拠点病院が指定されている．これらの医療機関においては，上述のがんロコモに対する対応を含めた専門的ながん医療の提供，地域連携協力体制の構築，がん患者・家族に対する相談支援および情報提供などを行っている．また院内では組織横断的なチームを形成され，カンファレンス（キャンサーボード）を開催しながら診療方針を検討するという取り組みが各施設で積極的に行われている．本稿ではがん診療拠点病院，キャンサーボード，そしてがんロコモに対するこれらの取り組みや役割について述べたい．

がん診療拠点病院とは

　本邦でのがん対策については，がん対策基本法および同法の規定に基づく「がん対策推進基本計画」により，総合的かつ計画的に推進されている．また全国どこでも質の高いがん医療を提供することができるよう，がん医療の均てん化を戦略目標として，全国にがん診療連携拠点病院が指定されてきた．2019年4月1日現在，がん診療連携拠点病院が392カ所（都道府県がん診療連携拠点病院50カ所，地域がん診療連携拠点病院（高度型）14カ所，地域がん診療連携拠点病院325カ所，特定領域がん診療連携拠点病院1カ所，国立がん研究センター2カ所），そして地域がん診療病院が36カ所指定されている[1]．これらの医療機関においては，専門的ながん医療の提供やがん診療の地域連携協力体制の構築に加えて，がん患者・家族に対する相談支援および情報提供が行われている．

　がん診療拠点病院ではその指定要件として国から適切な診療体制や医師配置，情報提供体制などが求められている．なかでもがん診療拠点病院における診療体制にはガイドラインに沿った標準治療の提供やクリティカルパスの活用など細かな指定要件が定められている（表1）．特に近年はチーム医療を重要

表1 地域がん診療連携拠点病院の指定要件

1. 集学的治療の提供体制および標準的治療等の提供
- わが国に多いがん（肺癌，胃癌，肝癌，大腸癌および乳癌をいう．以下同じ）その他各医療機関が専門とするがんについて，手術，放射線療法および化学療法を効果的に組み合わせた集学的治療および緩和ケアを提供する体制を有するとともに，各学会の診療ガイドラインに準ずる標準的治療などがん患者の状態に応じた適切な治療を提供すること．
- わが国に多いがんについて，クリティカルパス（検査および治療などを含めた詳細な診療計画表をいう）を整備すること．
- がん患者の病態に応じたより適切ながん医療を提供できるよう，キャンサーボード（手術，放射線療法および化学療法に携わる専門的な知識および技能を有する医師その他の専門を異にする医師などによるがん患者の症状，状態および治療方針などを意見交換・共有・検討・確認などするためのカンファレンスをいう．以下同じ）を設置し，定期的に開催すること．
2. 化学療法の提供体制
3. 緩和ケアの提供体制
4. 病病連携・病診連携の協力体制
5. セカンドオピニオンの提示体制

（厚生労働省 健発第 0301001 号平成 20 年 3 月 1 日[2]より一部改変）

視した，がん診療に対するより集学的な治療の提供体制も求められている．表1にあるように指定要件には「がん患者の病態に応じたより適切ながん医療を提供できるよう，キャンサーボード（多職種のスタッフが参加するカンファレンス）を設置し，定期的に開催すること」の文言が記されており，がん診療拠点病院ではキャンサーボードを院内に設け，定期的に開催することが治療指針決定のために必要とされている[2]．

キャンサーボード

キャンサーボード（cancer board）とは，手術，放射線療法および化学療法に携わる専門的な知識および技能を有する医師や，その他の専門医師および医療スタッフなどが参集し，がん患者の症状，状態および治療方針などを意見交換・共有・検討・確認などするためのカンファレンスの総称である．前述のごとく「がん診療連携拠点病院の整備について」（平成20年3月1日付け健発第0301001号厚生労働省健康局長通知）においても，がん診療連携拠点病院の指定要件として，キャンサーボードの設置および定期開催が位置づけられている[2]．また本邦の骨転移診療ガイドラインでもキャンサーボードの骨転移診療における有用性が明記されている[3]．

がんロコモにおけるがん拠点病院およびキャンサーボードの役割

骨転移を有する患者の原発部位，またその状態や患者予後は多種多様である．またいわゆる骨関連事象（skeletal related event：SRE）である疼痛や骨折，脊髄圧迫に伴う麻痺など日常のADLを大きく損なう可能性がある運動器障害を生じうるリスクが高い．このようながんに関連するロコモティブシンドローム（がんロコモ）の患者において治療方針を決定する際には，それぞれの社会的背景も考慮した上で，診療科や職種横断的にチームとして関わり，協議をすることが求められる．具体的には整形外科，原発診療科，リハビリ科，放射線治療科，緩和ケア科，腫瘍内科の医師に加えて，他職種である看護師，理学療法士，作業療法士，医療ソーシャルワーカーなどが加わることで治療方針のみならず，適切な地域連携の在り方や社会的なゴールを検討することが可能である（図1）．このようながんロコモにおけるキャンサーボードの取り組みが患

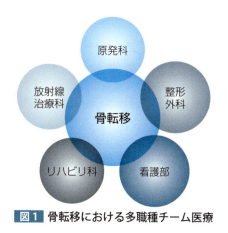

図1 骨転移における多職種チーム医療

者の症状緩和につながるとも報告されている[4].

おわりに

　国民の2人に1人ががんにかかる時代である．がんと診断された，がんによる骨転移を生じたということで治療をあきらめる時代ではない．がん患者に生じる運動器疾患に対して，多職種のチームが早期に関わることが，患者の残された時間におけるADLやQOLの向上には極めて重要である．またがん拠点病院においては，適切にがんロコモを診断およびマネージメントできるチームやカンファレンスの設置を引き続き推進していくことが国民生活向上のための本邦の重要な国家戦略の一つとして求められていると考える．

文献

❶ 厚生労働省ホームページ．がん診療拠点病院等．https://www.mhlw.go.jp/stf/seisakunitsuite/bunya/kenkou_iryou/kenkou/gan/gan_byoin.html
❷ 健康局長通知 第0301001号 平成20年3月1日．https://www.mhlw.go.jp/topics/2006/02/tp0201-2.html
❸ Cancer Boardや院内骨転移登録は骨転移診療に有用か？ In: 日本臨床腫瘍学会，編．骨転移診療ガイドライン．東京：南江堂；2015．p.17.
❹ Shibata H, Kato S, Sekine I, et al. Diagnosis and treatment of bone metastasis: comprehensive guideline of the Japanese Society of Medical Oncology, Japanese Orthopedic Association, Japanese Urological Association, and Japanese Society for Radiation Oncology. ESMO Open. 2016; 1(2): e000037. eCollection 2016.

［小林英介］

2 骨転移キャンサーボード
―立ち上げから運営まで―

なぜ骨転移キャンサーボードが必要なのか？

　高齢化が進む日本においてがん患者は確実に増加しており，今や2〜3人に1人ががんに罹患する時代になっている．また，がんに対する治療技術や薬物療法も着実に進歩しており，がん患者の生存率は向上し続けている．以前は，がんになれば長く生きることは難しかったが，今や，たとえがんの根治が困難であっても，がんと共に生き続けることが可能な時代になってきている．

　がん患者の生存率の向上が意味するものは何であろうか．がん患者も寝たきりであっては，最適ながん治療を継続するのは難しい．しっかり通院治療を継続してもらうためにも，「立つ」・「歩く」といった動作を含め，最低限のADL（日常生活動作）・QOLを維持し続けることは重要である．また，長い間，担がん状態が続くと，骨転移が出現することも珍しくなく，近年は骨転移を発症する患者数も増加している．骨転移は，発症直後は無症状のことが多いが，進行すると疼痛，病的骨折，脊髄麻痺などを惹起し，時にはがん患者のADLやQOLを著しく低下させてしまう．

　このような時代背景において，がん患者の運動器のマネージメントをおろそかにしてしまうと，ADLやQOLが低下したがん患者が増加するだけでなく，見逃された骨転移による病的骨折や脊髄麻痺が次々とがん患者に発症し，患者や家族に精神的にも肉体的にも多大な苦痛を強いることになってしまう．また，脊髄麻痺の場合は緊急手術が必要になることも多いため，時間外の手術をする脊椎外科医や手術室スタッフの負担増も招き，医療従事者のQOLにも影響する．

　したがって，個々のがん患者が抱える運動器の問題について，様々な職種のスタッフが集まって，それぞれの専門の視点から意見を出し合い，がん患者のADL・QOLを維持するために必要な対応を議論する機会が重要となる．その話し合いをする場が「骨転移キャンサーボード」であると筆者は考えている．

骨転移患者の診療経過および治療方針を参加者で共有するのはもちろんのこと，骨転移の診断・治療に不慣れながん診療科の医師に運動器マネージメントの重要性を啓発する絶好の機会にもなる．また，様々な職種が関わるがん診療において，電話でやり取りするだけの関係ではなく，お互いの顔が見える関係を構築することも大切であり，そこで構築された関係はその後の連携をより円滑にする．病院内でコンサルテーションしやすい環境をつくることも骨転移キャンサーボードの重要な役割と考えている．

骨転移キャンサーボードはどの診療科が主導すべきか？

　がんが原因で骨転移が発症するため，大半の病院において，各がんの診療科が骨転移のマネージメントも行っているのが現状である．しかしながら，がん診療科の医師は，抗がん剤治療や放射線治療によって，原発巣や転移病変が良くなっているのか，あるいは悪くなっているのかということに興味を注ぎがちであり，その患者の運動器の状態まで配慮できる医師はまだまだ少ない．

　患者にがんがあってもなくても，運動器マネージメントの重要性を最も熟知している診療科は整形外科に他ならない．整形外科医は，常日頃から骨の画像を見慣れており，また，非がん性の疼痛を誘発する運動器疾患とその治療方法（手術療法，薬物療法，理学療法，装具療法など）に熟知している．整形外科は，「患者に骨転移があるのかどうか」，「痛みの原因が骨転移かどうか」，「オピオイド以外に症状を軽減させる方法があるのかどうか」，「骨転移患者をどのくらい動かしてよいのか」，「装具やリハビリが必要かどうか」などを適切かつ総合的に判断できる唯一の診療科といえる．実際，がん患者の痛みの原因が腱付着部炎や変形性関節症であるにもかかわらず，その近くに骨転移があるという理由だけで，オピオイドが不必要に増量されてしまっているケースも少なくない．がん診療には積極的に関わろうとしない整形外科医がまだまだ多いのが現状であるが，適切ながん診療を行うために，整形外科医のサポートは必要不可欠であり，骨転移キャンサーボードも整形外科が主導で行うことでより充実した議論が期待できる．

骨転移キャンサーボードの立ち上げに必要な準備

　「明日，骨転移キャンサーボードを開催します！」と唐突にアナウンスをしても，大勢の人が集まり活発な議論が展開されるキャンサーボードには成り得ない．筆者が所属する東京医科歯科大学の場合，骨転移キャンサーボードを開催するまでの準備期間として，数年の歳月を要した．どこの病院でも同じような状況と思われるが，診療科と診療科の間には微妙な垣根があり，また，がん患者における骨転移治療や運動器マネージメントの重要性について興味を示してくれる科がある一方で，全く興味を示してくれない科もあり，その温度差は著しい．全く興味を示してくれない科に，いきなり骨転移キャンサーボードへの出席を依頼しても，良好な返答がないのは当然である．

　筆者らは，立ち上げまでの準備期間に2つのことが必要と考えている．一つは，整形外科が骨転移患者を積極的に診るスタンスであることを病院内に広くアピールすることである．骨転移診療に従事し始めると，他の診療科から「ちょっと画像を見てほしい」とか「骨転移に対する治療がすぐに必要か教えてほしい」などの問い合わせが多々くることになるが，決して断ることなく真摯に対応することが整形外科に対する信頼獲得に重要である．ろくに画像も見ず，「今，忙しいので…」とか「どうせ予後が短い患者なんだから…」などという対応をしているようでは，いつまでも頼られる診療科にはなり得ない．準備期間に必要なもう一つは，がん患者の運動器マネージメントの重要性について理解を示してくれる仲間（医師，コメディカル）を少しずつ増やしていくことである．どの病院も，がん患者をどのくらい動かしてよいのかがわからず困っているリハビリのスタッフ，病棟の看護師，緩和ケア部門のスタッフなどが相当数いると思われる．まずはそのような職種のスタッフと仲良くなりながら，骨転移診療の輪を少しずつ広げていくことである．運動器の重要性について興味を示してくれない診療科があったとしても，病的骨折や脊髄麻痺への対応で整形外科のお世話になる症例が必ず発生する．その時こそ，主治医にがん診療における運動器管理の重要性を啓発するチャンスであり，このような啓発の積み重ねが，その診療科の運動器に対する意識を少しずつ変えていくのである．

骨転移キャンサーボード開催までの実際の取り組み

　筆者が所属する東京医科歯科大学における具体的な取り組みとしては，まず2011年に骨転移専門外来を整形外来に開設した．骨転移外来の主な役割は，骨転移の有無の診断，病的骨折や脊髄麻痺のリスク評価，手術・放射線治療・生検の必要性の判断，安静度や荷重制限に関する提案，装具の必要性の判断などである．当初は腫瘍グループの医師1名で外来を担当していたが，2019年4月現在は4名の整形外科医（腫瘍グループから2名，脊椎グループから2名）が外来を担当している．

　また，2014年11月には骨転移院内診療マニュアルを作成し，整形外科が骨転移診療に積極的に関わっていくことを広くアピールするとともに，各がん診療科に骨転移の早期発見・早期治療介入を奨励した．骨転移による病的骨折や脊髄麻痺を阻止するためには，骨転移を早く発見し，骨折や麻痺が起きる前に然るべき治療（骨修飾薬投与，放射線治療など）を行うことが重要である．マニュアル配布開始当時は「骨転移の治療は有害事象が生じてからでよい」と考えるがん診療科の医師が多かったため，骨転移が認められた場合は症状の有無や病変の大きさにかかわらず，積極的に骨転移外来に患者を紹介するようお願いした．なお，マニュアルには，骨修飾薬を使用する際の歯科との連携の重要性や紹介の方法，がん患者に脊髄麻痺が発症した際の対応方法なども盛り込まれている．

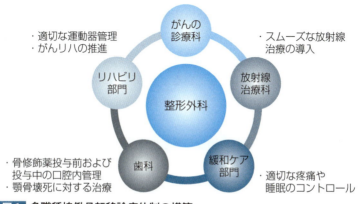

図1　多職種協働骨転移診療体制の構築

さらに，2014年秋頃からは，各がん診療科，放射線治療科・診断科，歯科，リハビリテーション部門，緩和ケア部門，看護部門などと協力し，多職種協働で骨転移患者の診療を行う体制づくりにも尽力してきた（図1）．がん診療は，もはや1人の医師だけで1人の患者を診る時代ではない．がん患者に最適ながん診療を提供するには，様々な職種の人々が連携し，各々の知識やスキルを持ち寄ることが重要であり，整形外科医はがん患者の骨転移や運動器のマネージメントを担当することを期待されている．また，整形外科内の連携も重要であり，病的骨折や脊髄麻痺に対する手術が必要になった場合，腫瘍グループ，外傷グループ，脊椎グループが速やかに連携することにより，ベストなタイミングでベストな手術を行うことが可能となる❶．

東京医科歯科大学における骨転移キャンサーボードの運営方法について

　東京医科歯科大学では，2016年4月から，月1回の頻度で骨転移キャンサーボードを開催している．主な参加者は，各がん診療科医師，放射線治療科・診断科医師，緩和ケア科医師，緩和ケアチームスタッフ，理学療法士，作業療法士，病棟看護師などである．整形外科の若手医師にも骨転移診療の重要性を教育する必要があることから，整形外科に所属するレジデントや研修医にも積極的な参加を呼びかけている．

　検討する症例数は毎回4〜5症例で，症例エントリーを募集しているものの，基本的には筆者らが症例をセレクトしている．開催の約1週間前までに検討する症例を決定し，コアメンバーには症例の詳細を事前にアナウンスするとともに，症例の主治医に骨転移キャンサーボードへの出席を依頼する．骨転移キャンサーボードでの議論がシームレスに臨床に活かされる必要があるため，基本的に主治医の参加は必須としている．主治医が参加しやすいように当初は18時30分から開催していたが，働き方改革推進の流れに従い，2019年4月から18時開始に変更した．

　検討症例は，骨転移の診断や治療が難しい症例や，外科的介入が必要になった症例，原発不明骨転移症例，参加者のためになるような教育的症例などに絞っており，多職種を交えて治療経過や今後の治療方針について議論するとともに，がん患者の運動器管理の重要性やチーム医療の重要性について医師，コ

メディカルを啓蒙している．月1回の開催であるため，治療開始前にタイムリーに治療方針を検討できる症例は限られる．具体的な検討内容は，病的骨折や脊髄麻痺のリスク評価，骨生検の必要性，放射線治療の適応の有無，適切な安静度や荷重制限の設定，装具の必要性，リハビリの必要性，今後の治療の方向性など様々であり，入院中の治療方針のみならず，退院後の生活や患者の社会背景までをも考慮した幅広い検討を行っている．また，原発不明骨転移症例に関しては，原発が定まっていないために，がん診療に不慣れな診療科が症例を抱えていることも多く，主科となるべき診療科を話し合いで決めることができるという点でも，骨転移キャンサーボードは有用である．

おわりに

日本臨床腫瘍学会が中心になって作成した骨転移診療ガイドラインには，「骨転移診療にキャンサーボードは有用か？」という Clinical Question に対して，「骨転移の治療は複数の診療科・職種の介入が必要であり，キャンサーボードは患者の状態把握や治療法検討に有用である」と記載されている[2]．もちろん，キャンサーボードを通じて，症例の治療経過を共有したり治療方針を検討

表1 骨転移キャンサーボードの立ち上げから運営まで

骨転移キャンサーボード立ち上げまでの準備
- 骨転移専門外来の開設（2011年4月〜）
- 骨転移院内診療マニュアルの作成（2014年11月〜）
- 多職種協働骨転移診療体制の整備（2014年〜）

骨転移キャンサーボードの開催（2016年4月〜月1回）
- 症例検討（4〜5症例）
  ・診断・治療が難しい症例
  ・外科的介入を要した症例
  ・原発不明骨転移症例
  ・教育的症例 など
- 参加者
  各がん診療科医師，放射線治療科・診断科医師，緩和ケア部門スタッフ，理学療法士，看護師 など
- 骨転移キャンサーボードを行う意義
  ・医療者間での診療経過・治療方針の共有
  ・がん診療科としての整形外科のアピール
  ・がん患者の運動器マネージメントの重要性の啓蒙
  ・多職種連携の促進

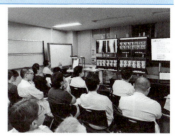

したりすることが最重要であるが，がん診療科としての整形外科の存在をアピールし，がん診療における運動器マネージメントの重要性やチーム医療の重要性について各がん診療科の先生やコメディカルを啓蒙する絶好のチャンスでもある．また，様々な職種が一同に会することで，職種間の連携も促進される．

　東京医科歯科大学では，骨転移キャンサーボードの開催を含めた一連の取り組み（表1）により，整形外科医が関わる骨転移症例は増加し続けている．また，メタ脊損（脊椎転移による脊髄麻痺）を発症するまで放置された結果，緊急手術が必要になった症例数はこの5年間で大幅に減少した❶．骨転移に対する適切なマネージメントが，がん患者の生活機能やQOLの維持・向上に直結することは明らかであり，病院内にがん患者の運動器を診られる医師の存在は，がん診療を行う上で必須といえる．しかしながら，どの病院にもそのような医師がいるとは限らず，東京23区内でさえ，病院によって骨転移患者のADLやQOLに大きな格差が生じてしまっている．近年，整形外科医のみならず，放射線科医や緩和ケアチームが中心になって骨転移キャンサーボードを運営する病院も少しずつ増えてきており，今後，がん患者が「動ける」ことを意識したがん治療がさらに広がっていくことを期待したい．

文献

❶ 佐藤信吾，大川淳．大学病院でのがん診療に求められる運動器マネージメント．In：ロコモチャレンジ！推進協議会 がんロコモワーキンググループ．整形外科医が今日から始めるがんロコモ．東京：総合医学社；2019．p.90-9．
❷ 日本臨床腫瘍学会．骨転移診療ガイドライン．東京：南江堂；2015．

［佐藤信吾］

3 骨転移キャンサーボードの実際
―その内容と結果―

当院の骨転移キャンサーボードについて

　骨転移診療の目標は，患者の ADL（日常生活動作）を維持して QOL を保ち，その最期まで患者自身の足で歩き，動くことである．骨転移診療は疼痛の鑑別に始まり，骨転移の画像診断と治療効果判定，手術や放射線治療などの適応に関する方針決定，装具の選定や安静度の指示を行いリハビリテーションの責任者となること，在宅支援・就労支援など診療内容は多岐にわたるため，多部門・多職種による診療科横断的な診療が不可欠である．運動器の観点からは，特に疼痛の鑑別は重要で，骨転移がある患者は一般的に高齢であることが多く，がんに起因しない肩関節周囲炎，変形性膝関節症，変形性腰椎症などの非がん性疼痛と，骨転移などのがん性疼痛との鑑別を行った上で，原因に応じた治療を行う必要がある．骨転移については，麻痺や骨折をなるべく生じないように適切に介入していくことが重要だが，骨転移の画像は非常に多彩であり，原発担当科の医師のみによる診断は困難であるため，運動器専門科の介入による麻痺や骨折のリスク評価の精度向上が期待できる．

　当院の骨転移キャンサーボードは 2012 年 5 月に設立され，メンバーは，整形外科とリハビリテーション科を中心に，原発巣担当科，放射線科（診断・治療），緩和ケアチーム，顎歯科，地域医療連携部で構成される．もちろん，医師だけでなく，看護師，薬剤師，理学療法士，作業療法士，臨床心理士，ソーシャルワーカーなどのメディカルスタッフの参加も不可欠である．骨転移患者を見つけたら，誰でも，まずは事務局の整形外科・リハビリテーション科医に連絡できる体制にしている．連絡を受けた医師が患者の診察を行い，適宜他のボードメンバーと連携して迅速に方針を決定する．入院中の患者は随時病棟へ往診に行き，外来患者については週 2 回の骨転移外来をベースになるべく主科と同日に対応できるよう配慮している．各部署が問題症例を抽出し，月 1 回の全体カンファレンスで 4～5 例を検討している．全体カンファレンスまで

表1 骨転移キャンサーボード受診患者数

登録数（2012/5-2019/3）:
1,160例（男性: 682例, 女性: 478例）

	計 N	%
All	1,160	
肺癌	176	15.2
乳癌	112	9.7
前立腺癌	81	7.0
大腸直腸癌	78	6.7
肝細胞癌	69	5.9
胃癌	56	4.8
多発性骨髄腫	54	4.7
悪性リンパ腫	52	4.5
腎癌	52	4.5
膵癌	44	3.8
食道癌	43	3.7
甲状腺癌	28	2.4
初診時原発不確定	57	4.9

に大まかな方針は決定していることが多いため，治療が一段落した後を見据え，退院に向けた準備や手順について，予後や治療方針，予想される退院時ADL，自宅や家族の情報をメンバーで共有し，検討することも多い．若年の患者の場合は，退院支援のみならず，復職支援にも積極的に介入していく必要がある．特に近年，がん患者の治療と仕事の両立は最重要テーマともいえるため，骨転移の領域においても多職種で支援できることが数多くある．

　2012年5月の開設から，2019年3月までの新規登録患者は合計で1,160症例であった．原発巣の内訳は，肺癌176例（15.2%），乳癌112例（9.7%），前立腺癌81例（7.0%），大腸直腸癌78例（6.7%），肝細胞癌69例（5.9%），胃癌56例（4.8%），多発性骨髄腫54例（4.7%）であった（**表1**）．また，整形外科初診時原発不確定の症例が57例（4.9%）あり，精査後に原発巣が判明したものの中では，肺癌，多発性骨髄腫の順に多かった．

症例提示

では,実際にどのような流れで骨転移ボードの診療が行われているのかを紹介する.

[症例] 64歳　女性

[現病歴]

X−1年 8月　腰痛を主訴に近医を受診し,胸腰椎多発圧迫骨折を指摘された.

X−1年11月　腰痛が増悪したため他院に入院,骨量低下の原因精査を行ったが異常所見なく,疼痛管理・骨粗鬆症治療・リハビリテーション治療を行い,杖歩行で自宅退院した.

その後,しばらくは自宅で自立した生活が可能であったが,徐々に疼痛増強.

X年8月　疼痛のため体動困難となり車椅子レベルになったため,前医(地域包括ケア病棟)に入院したが,疼痛やADLに改善がみられなかった.

X年9月　骨量低下の原因精査目的に当院内分泌内科に転院した.

[社会因子]

夫と息子の3人で3階建ての戸建てに居住.

1階の駐車場から2階の玄関まで外階段が11段あり.居室は2階,浴室は3階でエレベーターなし.要介護2取得.主婦.

[画像所見] 図1

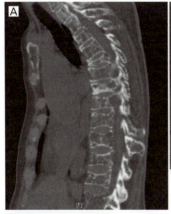
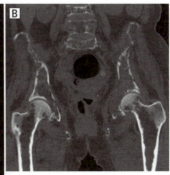

図1　症例の画像所見

🖉 入院後経過①

精査の結果，多発性骨髄腫が疑われたため，第20病日に血液内科に転科すると同時に骨転移ボードに紹介となった．

その時点では，上下肢とも筋力はMMT3レベル，安静時の腰臀部痛が強く，寝返りも自力では不可能で，床上安静となっていた．

骨転移ボードカンファレンス（1回目）

画像評価の結果，脊椎には多発圧迫骨折があるが脊髄圧迫病変はなかった．また，四肢にも多数の溶骨性病変があるものの，どの部位も均等に骨強度が低下していると考えられたため，ダーメンコルセット装着下に両下肢・両上肢均等荷重での車椅子移乗を許可した．

リハビリテーションスタッフと，安全な移乗方法を検討した．

緩和ケアチーム介入による疼痛コントロールの強化を依頼した．

診断が確定するまでの間に安静時痛は消失し，寝返り動作やベッドコントローラーを使用した起き上がり，トランスファーボードを用いての車椅子移乗は自立した．

これらの動作は，病棟看護師への伝達・指導により徹底された．

🖉 入院後経過②

寝たきりの状態から，日中車椅子で過ごす時間が増え，多発性骨髄腫の診断が確定したため，第44病日に化学療法導入となった．

疼痛はさらに軽減し，車椅子座位の耐久時間や自走距離が延長した．

化学療法終了後に自家末梢血幹細胞移植を行えば予後が年単位で延長することが期待できるが，無菌室でのADL自立が条件になり，このまま車椅子のADLでは移植が導入できない．安静度は変更できないか…？？

骨転移ボードカンファレンス（2回目）

筋力はMMT4〜5レベル，疼痛も鎮痛剤が不要な状況にまで改善した．画像上も骨形成がみられ，化学療法によく反応していることをメンバーで共有し，疼痛のない範囲で下肢の荷重を許可することにした．

靴式下肢荷重計を用いて荷重練習を行い，疼痛の生じない荷重量を検討した結果，両下肢2/3部分荷重で立位歩行練習を開始した．

📝 入院後経過③

　化学療法6コース終了時には両松葉杖歩行自立，松葉杖階段昇降も可能な状況となった．

　病室内のADLがすべて自立の状態となり，無菌室での生活が可能であると判断されたため，自家末梢血幹細胞移植の方針となった．幹細胞採取後に自宅退院か転院か…？？

骨転移ボードカンファレンス（3回目）

　自宅退院に際し必要と思われる自宅内の改修・レンタル物品や導入するサービスについて，現在のADLを元に検討した．要介護4を取得していた．

　必要な準備をすべて行った上で，試験外泊を行う方針とした．

　浴室の手すり設置，シャワーチェア導入，自宅内移動のためのブレーキ付きキャスター椅子のレンタル，訪問リハビリテーションの導入．

　自家用車からの乗降動作や入浴動作を夫に指導しながら実際の動作を確認した．

📝 入院後経過④

　幹細胞採取後に試験外泊を行い，夫の付き添いがあれば自宅退院できると判断し，第310病日に自宅退院した．

　その後，造血幹細胞移植のために無菌室に再入院し，生着後一般床に移動した．画像を再評価したところ，さらに骨形成がみられたため下肢全荷重を許可し，T字杖歩行で自宅退院し，現在も通院中である．

骨転移キャンサーボードの効果

　骨転移キャンサーボードの全体カンファレンスは臨時開催も含めて全85回行われ，延べ240例の検討を行った．同一症例を複数回のカンファレンスで検討したケースが27例あった．当院の全体カンファレンスは，検討症例に対して担当医の出席を要請するスタイルであり，設立当初は，原発巣担当科が研修医のみのこともあったが，カンファレンスで直接顔を合わせて話すことによって少しずつ信頼関係が構築されてきた成果か，ほとんどのケースで中堅以上の医師が参加するようになった．そのため，主治医から直接電話で相談を受

けることが増えた．カンファレンスでは，過去の症例の振り返りや反省点の検討や，珍しい画像・特徴的な画像などについても放射線科の医師の協力でレクチャーを受けるなど，メンバーが勉強できる機会にしている．

　骨転移キャンサーボード開設後，整形外科が介入する骨転移患者数は明らかに増加した．設立前は年間 50 症例程度の骨転移患者の紹介であったが，設立後は，毎年 150〜190 例の紹介がある．また，整形外科的手術を行ったのは，四肢 32 例，脊椎 29 例，その他 7 例であったが，四肢手術 32 例中 24 例が骨折予防手術であり，当院でがん治療中の患者の脊椎転移による麻痺での緊急手術は 3 例のみであった．これらは，早期介入の成果であり，自宅退院可能な症例の増加にもつながっていると考えられる．また，パフォーマンスステータス（PS）の改善により化学療法が継続され，生命予後の改善につながったと考えられる症例も経験している．

〔澤田良子〕

4 骨転移外来
― 外来でできるがんロコモ ―

骨転移の外来診療とは

　運動器診療科の専門性を活かして，がん患者・家族がその希望に沿った形で日々の生活を送ることができるようサポートすることは，がんの終末期を含めた全経過において重要な骨転移診療の使命である．また，骨関連事象（SRE）の予防や手術・放射線などを通じて，がん患者の身体活動度を維持・改善し，原発腫瘍の治療を可能な限り継続できるよう支援することも，骨転移診療の主たる目的として重視されるべきものである．

　近年，がん診療においても入院治療期間は短期化され，外来化学療法が広く普及してきた．外来通院中に生じる運動器の症状について，適切な治療介入や現状に即した具体的なアドバイスを提供し，望む生活を叶えるための工夫を共に考えていくことは，がん患者の苦痛や不安を緩和する．SRE予防やQOL向上を目指した運動器診療科の継続的な介入は骨転移診療の要であり，骨転移外来はがんロコモ実践の場として重要な位置を占める．さらに，外来通院で管理可能な全身状態の患者であっても，治療の奏効性や骨転移病変を含むがんの進行に伴ってSREのリスクは変動する．運動器診療科がその経過をフォローアップし，骨転移病変に関するアセスメントを経時的に見直すことができる点でも，外来診療の意義は大きい．

骨転移外来の形態と実践例

　近年，整形外科医やリハビリテーション科医による「骨転移外来」を設ける医療機関も増えているが，その数はいまだ不足している．より多くの患者が，がん治療に伴走する運動器診療を受けられるようにすることが急務であり，施設毎のマンパワーや診療体制に合わせた多様な形態が提案されていくことが望ましい．専門外来を設けることが難しい場合にも，運動器診療科の医師が各々

表1 骨転移外来の対象患者（慶應義塾大学病院の例）

① 疼痛・しびれなどの症状を有する骨転移患者
② 荷重部位や脊椎に SRE のリスクが高い病変を有する骨転移患者
③ 骨修飾薬の投与を継続する骨転移患者
④ 骨転移とは関連がないが，何らかの運動器症状を有するがん患者
⑤ ホルモン療法など骨粗鬆症リスクの高い治療を継続するがん患者

の日常診療の中で，筋骨格系の症状を訴えて受診したがん患者に対して，例えば腰痛や関節痛の患者に対するのと同じように，積極的な診療の姿勢を示すことはできるはずである．このような取り組みだけでも，骨転移患者に治療の機会が開かれる．

筆者の施設では 2012 年より，科横断的ながん診療を目的とした部門「腫瘍センター」に，表1 に示す患者を対象として整形外科医が診療を行う「骨転移外来」を週 2 回設けている．がんロコモの概念に則し，骨転移患者のみでなく，がん患者の慢性運動器疾患，がん治療に際して起こる運動器障害に対しても門戸を開いている．当初は骨軟部腫瘍医が交代制で診療に当たっていたが，受診患者数が年々増加し，現在は専任のスタッフを置いて診療の充実を図っている．

骨転移診療は，原発腫瘍の治療を主軸に，関係する各診療科がその特性を活かしながら連携体制を取って臨むべきものであり，外来診療においても「多科連携」は重要なキーワードである．筆者の施設では，整形外科・リハビリテーション科・放射線（診断・治療）科・緩和ケア科からなる診療クラスター「骨転移診療センター」を通じて，骨転移診療対象患者の拾い上げや骨転移カンファレンスの開催など，円滑な多科連携体制を構築している．

外来診療前の準備

運動器診療科の役割は，患者ががん治療を継続しながら，肉体的・精神的・社会的な苦痛が最小限となる生活を営むために必要な身体機能の維持をサポートすることである．原発腫瘍診療科主治医（以下，主治医）の治療方針を十分に理解し，その方向性に沿った運動器診療を提供することが原則である．

診療録や検査所見から，骨転移病変のみでなく，患者のがん治療全般についての情報を収集する（表2）．骨転移をきたしたがんは，血液腫瘍などを除い

表2 骨転移外来診療前に把握すべき情報

概要
・患者の全身状態
・がんの進行の有無
・化学療法の変更や打ち切り
・化学療法による副作用の有無
・鎮痛薬の種類，投与量

血液検査
・血算・生化学検査など一般的項目
・腫瘍マーカー
・骨修飾薬投与患者の Ca, Alb

画像所見
・原発腫瘍・他臓器転移の増悪の有無
・新規骨転移の有無
・既知の骨転移の増悪の有無

以後の治療方針
・次段階となる治療の選択肢の有無
・BSC（best supportive care）に対する認識
・予後に対する主治医の見通し，患者への伝え方

て一般には遠隔転移のあるステージⅣの進行がんであり，患者は治療の奏効性やがんの経過に大きな不安を抱えていることが多い．病状の評価や予後について，主治医と患者の間でどのようにコミュニケーションが取られているのか，それらを患者がどう受け止めているのかを把握することは重要である．不明な点については事前に主治医に相談し，患者に伝える内容に齟齬が生じることがないよう努める．

骨転移外来での診察

運動器の日常診療と同様に，疼痛・変形・腫脹・神経学的所見などに関する診察を骨転移病変の局在に合わせて行う．自覚症状や患者の生活状況についても詳しく問診する．患者・家族からの情報は，安静度制限や運動・生活指導の方針を決定するために必要不可欠である．問診の例を表3に示す．がん診療に特異的なものも一部あるが，多くは運動器疾患の診療において担当医が把握しておくべき事柄と共通する．

表3 骨転移外来診察時の問診の例

疼痛・神経症状
- 日常生活動作（家事・職務含む）で誘発される症状はないか？
- 症状が増悪/軽減する時（動作）はどんな時か？
- 鎮痛薬（NSAIDs，オピオイド，鎮痛補助薬）の効果は十分か？レスキューの使用頻度に変化はあるか？
- 装具や歩行補助具などで症状は改善されるか？
- 放射線療法や化学療法施行の前後で，症状に変化はあったか？

日常生活動作
- 生活の中で困難を感じることは何か？
- 安全な安静度について不明な点はないか？
- 外出の頻度や範囲，移動手段は？
- （就労者の場合）勤務内容，通勤手段や時間は？
- （家事の担い手である場合）家事の内容，頻度，サポート体制の有無は？
- 自宅・居室内の生活環境（手すり・段差の有無，布団かベッドか，など）は？
- 装具や歩行補助具が，生活動作の妨げとなる場面はないか？
- 家族が生活を援助するにあたり，困難な点や判断に困る点はないか？

疾患全般
- 現行治療の奏効性や今後の見通しを受けて，患者が今後どのような生活を送っていきたいか？

骨転移外来で行う検査

　主治医が行う全身検査（体幹部 CT・MRI，PET，骨シンチグラフィなど）に加え，患者の症状や骨転移病変について，まず単純 X 線検査を施行することが基本であることも日常の運動器診療と同じである．さらに，切迫骨折の評価目的に CT を，脊椎病変に伴う脊柱管狭窄の評価や骨盤・長管骨などの病変の拡がりを評価することを目的として MRI を適宜追加する．切迫骨折・麻痺に対するリスクの経時的評価を要するような症例（長管骨骨皮質に近接・浸潤する溶骨性病変，脊椎椎体の溶骨性病変，脊椎後方要素の病変など）では，がんの進行や症状の変化が明らかでなくても，定期的な画像評価を計画する．

　骨修飾薬投与例では，低 Ca 血症モニタリングのための血液検査を行う．がん患者は Alb 値が低いことも多く，Alb を同時に測定して血中 Ca 濃度の補正値を算出する．また，骨代謝に対する効果の経時的評価を目的として TRACP-5b を計測することも有効である．

骨転移外来で行う治療

　患者の症状・身体所見・画像所見から，外来受診時の骨転移の状態に応じた安静度を設定し，生活指導や運動指導を行う．その際，生活環境，家庭での役割や就労の有無などを十分に考慮した上で，その患者にとって必要な身体活動度や指導内容は何かを考える．安静度制限に応じて，コルセット・下肢装具などの装具療法や，T字杖・ピックアップ歩行器・ロフストランド杖・松葉杖などの歩行補助具を導入する．

　疼痛が強く，運動器診療科の介入のみで改善が得られない症例では，主治医と協議の上，緩和ケアや放射線科の受診への橋渡しをし，生活動作の習得に理学・作業療法が必要な症例ではリハビリテーションを依頼する．

　薬物治療として，骨修飾薬の投与を骨転移外来で行う場合もある．長期投与例では，顎骨壊死・大腿骨近位部の非定型骨折などの副作用に特に留意する．

　また，自宅などで骨折・麻痺を生じてしまった場合でも，適切な対応が迅速に取られるよう，SREリスクの程度にかかわらず，（切迫）骨折・麻痺の発症時に，身体のどの部位にどのような症状が現れる可能性があるのか，またどのような手段で病院を受診するのかについて，患者・家族に具体的に伝えておくことも忘れてはならない．

まとめ

　がん患者の治療経過や療養生活に即した骨転移診療を提供する機会として，骨転移外来の担う役割は大きい．一般的な運動器診療に加え，多科連携を念頭に，患者の全身状態・がん治療の現況に関する情報を綿密に収集することで，運動器診療科ならではのスキルにより，重篤なSREを予防し，患者の身体活動度やQOLの維持・向上に貢献できる．

〔山口さやか，中山ロバート〕

がんロコモへの対応の具体例
（セルフチェック）

問題 ……………………… 236

解答と解説 ……………………… 246

問 題

問題1　がん治療と骨粗鬆症　　　　　　　　　　　　　　　　　　　　　　［宮本健史］

問1　骨へ転移する腫瘍の中には破骨細胞の分化誘導能を有するものがあるか？　Yes か No で答えよ．

問2　乳癌治療や前立腺癌に対するホルモン抑制治療は骨粗鬆症発症のリスクになりうるか？　Yes か No で答えよ．

問題2　がん治療と末梢神経障害　　　　　　　　　　　　　　　　　　　［髙橋秀和, 加藤俊介］

問1　抗がん剤による末梢神経障害（CIPN）に関する記載で正しいものを以下の選択肢より選べ．

1. シスプラチンは，投与直後の寒冷刺激によって四肢の疼痛，しびれ，咽頭部違和感などの症状を誘発する．
2. CIPN による四肢の疼痛・しびれ等の症状は，原因となった抗がん剤を休薬すれば速やかに軽減し，最終的に消失する．
3. Ca/Mg，牛車腎気丸などの投与により CIPN が予防できるというエビデンスがある．
4. デュロキセチンは，CIPN による疼痛を軽減させる効果があることがランダム化比較試験で示されている．

問題3　がんとリハビリテーション　　　　　　　　　　　　　　　　　　　　　　［杉浦英志］

下記の症例に対し，各問いに Yes か No で答えよ．

【症例】84 歳の女性，身長 155 cm，体重 48.6 kg，BMI 20.2，既往歴として，糖尿病および 77 歳時に脳梗塞を発症している．貧血，食思不振のため外来を受診し，検査の結果，胃癌（stage Ⅲ）と診断された．入院前の ADL は屋内杖歩行で，伝い歩きは自立．屋外では手引き歩行で車椅子を使用していた．デイサービス，通院以外は外出せず，家中でテレビを見ていることが多く，自宅内活動量も低い状態であった．入院精査を行った後，手術（幽門側胃切除術）を予定した．

［入院時所見］身体機能として右不全麻痺，MMT（Manual Muscle Test）は上肢 3，体幹 2，下肢 3+，基本動作能力は平行棒内歩行監視，

起居のみ軽介助で端座位，起立，移乗も監視下であった．BI（Barthel Index）は 50/100 点で PS（パフォーマンスステータス）は 3 であった．認知機能は HDS-R（長谷川式認知症スケール）で 11/30 点，血液検査では Alb 2.7 g/dL, Hb 7.3 g/dL, BUN 29.9 mg/dL, Cr 0.69 mg/dL であった．また，肺機能は VC（肺活量）0.90 L（％予測値 43.7％），1 秒量 0.76L（％予測値 46.1％），1 秒率 84.4％であった．血液ガス検査では pH 7.47, PaO$_2$ 99.0 Torr, PaCO$_2$ 40.5 Torr, HCO$_3^-$ 29.1 mEq/L であった．その他，心電図，胸部 CT，心エコーにおいて異常は認められなかった．なお，家族構成は夫と二人暮らしで近隣に住んでいる長女がキーパーソンである．

☐問 1　この状況において，開腹術の適応は妥当であるか？
☐問 2　本症例のリハビリにおいて高負荷の運動療法をした方がよいか？
☐問 3　認知機能低下の患者ではリハビリの適応とはならないか？
☐問 4　呼吸や栄養管理とともに術後リハビリにより早期離床を促していく必要があるか？

☐問題 4　骨転移の臨床症状

[中田英二，国定俊之，尾﨑敏文]

下記の症例を読んで問いに答えよ．

【症例】64 歳男性，肺癌．第 3 腰椎に動作時の痛みと，左大腿内側にしびれが出現し離床困難となった．CT で第 3 腰椎の骨破壊と肺に腫瘍

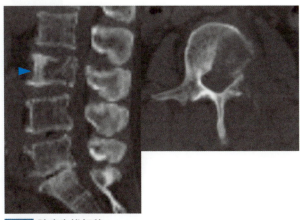

図1　肺癌脊椎転移

を認め（図1），肺癌脊椎転移疑いで近医より当院呼吸器に紹介された．同日，整形外科に紹介された．下肢筋力は正常で麻痺は認めない．確定診断のため，気管支鏡による肺腫瘍の生検が5日後に予定されている．

☐ **問1** 第3腰椎に対する治療はどうすべきか？ 下の選択肢より1つ選べ．

1. 早急に放射線治療を行う．
2. 鎮痛剤を処方して痛みがコントロールできなければ放射線治療を行う．
3. 肺生検の後で放射線治療を行う．
4. 特に治療は行わない．

☐ 問題5　骨転移の画像診断 [植野映子]

☐ **問1** 担がん患者の治療後経過観察中にCTで骨破壊が1箇所指摘された場合，転移として治療してよいか？ YesかNoで答えよ．

☐ 問題6　骨転移と安静度 [髙木辰哉]

☐ **問1** 図2は50歳代の女性，CTの体幹部sagittal（サジタール）像である．乳癌多発骨転移の診断．未治療．安静度について正しいかどうか？ YesかNoで答えよ．

背部痛はあるが，下肢の症状はない．痛みのため，あまり動けず，ほぼベッド上となって入院した．麻薬による鎮痛剤投与，疼痛補助薬を使用．T10とL1を含む放射線治療を行い，疼痛は徐々にとれてきたが，画像上骨脆弱性があると思われ，放射線治療部位の骨硬化が出始めるまで2カ月はベッド上安静とした．

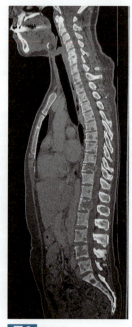

図2

問題7　骨転移と装具療法　　　　　　　　　　　　　　［篠田裕介］

【症例】64歳男性，大腸癌の患者．原発巣は4年前に切除されており再発はないが，多発肝転移，肺転移，骨転移，胸膜播種による胸水貯留がある．造影CTにて，第12胸椎骨転移による軽度の脊髄圧迫を指摘され整形外科にコンサルトされた．軽度の腰痛があり，大腿四頭筋筋力は両側MMT 4程度であるがトイレ歩行可能であった．PS 3で，SINS（spinal instability neoplastic score）10点であった．消化器内科の予想では予後1カ月程度で，これ以上化学療法を行う予定はない．生命予後や全身状態を考慮し，放射線治療を行うことになった．

□問1　この患者の装具を処方する際に考慮すべきポイントは何か？　正しいものをすべて選べ．

1. SINS　　2. 麻痺の有無　　3. 疼痛
4. 呼吸苦の有無　　5. 生命予後

問題8　四肢病的骨折に対する外科的治療　　［松井健太郎，渡部欣忍，河野博隆］

【症例】68歳男性．肝細胞癌で当院内科通院中の患者．2年前に肝細胞癌と診断され，両側副腎転移，右肩甲骨転移があり，内科で化学療法を行っている．左大腿部の違和感があり，単純X線大腿骨2方向撮影（図3），MRI撮影（図4）を行った．PS 0，歩容正常．一人暮らし．自宅は3階，エレベーターなし．

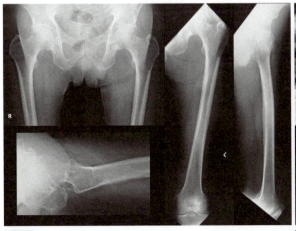

図3

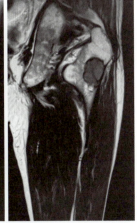

図4

□**問1** 以下のうち間違っているものはどれか？ すべて選べ．
1. よくわからないので，腫瘍を専門とする整形外科医がいる専門病院へ紹介する．
2. 切迫骨折と判断した．
3. 新片桐スコアの血液検査の項目は1点であった．合計7点で，12カ月生存率6％と判断した．
4. 骨折リスクが高く，主科と相談し予後を考慮して内固定術を行った．
5. インプラント折損のリスクが高いため，術後は免荷を指示した．

問題9　脊椎転移に対する外科的治療　　　　　　　　　　［大島和也］
□**問1** がん患者が膝立てをできなくなったら緊急事態であるか？ YesかNoで答えよ．
□**問2** がん患者が脊髄完全麻痺（Frankel A）ならば，緊急手術すべきであるか？ YesかNoで答えよ．

問題10　脊椎転移に対する外科的治療（低侵襲）　［磯貝宜広，船尾陽生，石井　賢］
□**問1** 転移性脊椎腫瘍に対する姑息的手術について正しいものを以下の選択肢より1つ選べ．
1. 脊髄麻痺の症例は全例緊急手術の適応である．
2. 経皮的椎弓根スクリューは有用である．
3. 若年者であれば根治的手術を行うべきである．
4. 姑息的手術は低侵襲の手術なので合併症率は低く，積極的な適応を図るべきである．

問題11　骨転移に対する放射線治療　　　　　　　　　　［中村直樹］
□**問1** 溶骨性骨転移に対して放射線治療を行った場合，骨の再石灰化が進むにつれて骨折のリスクは軽減するか？ YesかNoで答えよ．

問題12　骨転移に対するIVR　　　　　　　　　　　　　［中塚豊真］
□**問1** 有痛性骨転移へのablation治療による除痛効果は20週前後でピークとなるか？ YesかNoで答えよ．
□**問2** RFA治療により有痛性骨転移の局所完全壊死が得られなくても除

痛効果は得られるか？ Yes か No で答えよ．

□問題 13　骨転移に対する骨修飾薬　　　　　　　　　　　　［高橋俊二］

【症例】女性，乳癌，現在 57 歳
- 16 年前　右乳癌手術（乳房切除，腋窩郭清術）
  浸潤性乳管癌 ly＋＋，F＋，NG2，n＝1，ER＋PgR＋
  術後治療 LHRH アゴニスト　3 年，タモキシフェン 5 年
  胸壁照射
- 6 年前　近医にて CEA 上昇
  CT　np，骨シンチ，PET/CT にて左大腿骨転移疑い（図 5）
  骨生検→乳癌骨転移　　ER＋，PgR＋，HER2 1＋
  LHRH アゴニスト＋タモキシフェン再開
- 5 年前．CT：左大腿骨溶骨性変化明瞭化（図 6）

□問 1　6 年前の時点で骨修飾薬投与，骨病変への照射は行うか？　Yes か No で答えよ．

□問 2　5 年前の時点で骨修飾薬投与，骨病変への照射は行うか？　Yes か No で答えよ．

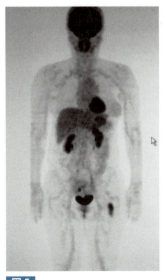

図 5

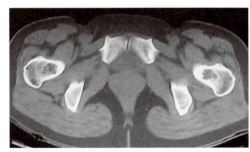

図 6

問題 14　骨転移に対する緩和治療　　　　　　　　　　　　　［岩瀬　哲］

問 1　がん患者の痛みの評価方法として正しいものをすべて選べ．
1. 患者の痛みの強さを定量化し，把握する．
2. 触診を中心にていねいに身体診察を行う．
3. がん以外の痛みの原因についても評価する．
4. 痛み治療を始める初期段階から，薬物療法以外の治療の適応についても検討する．

問 2　がん患者が訴える症状で痛みと同等に頻度の高いものはどれか？以下より 1 つ選べ．
1. 嘔気　　　2. 食欲不振
3. 息苦しさ　4. だるさ

問題 15　がん患者が持つ良性脊椎疾患　　　　　　　　　　　［大鳥精司］

問 1　次の選択肢のうち間違っているものを 1 つ選べ．
1. 悪性脊椎腫瘍の最も典型的な画像所見では単純 X 線正面像における椎弓根の陰影欠損で，片側椎弓根像の消失（winking owl sign）は，脊椎腫瘍を疑う所見である．
2. 転移性脊椎腫瘍の硬膜外病変の特徴的な所見として脊柱管に MRI や造影 CT で 2 つの袋状の陰影（double bag sign）がある．
3. 多発性の他椎体骨折は骨粗鬆症性椎体骨折の可能性を示唆する．
4. 高齢者の化膿性脊椎炎では必ず発熱を認める．

問題 16　がん患者が持つ良性関節疾患　　　　　　　　　［豊岡青海，中川　匠］

問 1　がん患者に生じた変形性関節症や骨壊死症，脆弱性骨折は PET や骨シンチグラフィで骨転位と診断されることがあるか？ Yes か No で答えよ．

問題 17　がん患者と関節リウマチ　　　　　　　　　　［廣瀬　旬，田中　栄］

問 1　悪性腫瘍が原因となってリウマチ性疾患を発症することがあるか？ Yes か No で答えよ．

問 2　悪性腫瘍の既往がある患者では生物学的製剤の使用は禁忌であるか？ Yes か No で答えよ．

問題 18　がん患者の在宅支援　　　　　　　　　　　　　　　［酒井良忠］

問 1　がん患者の在宅支援においてがんロコモ対策は重要であるか？　Yes か No で答えよ．

問 2　がん患者リハビリテーション料の算定は外来でも可能であるか？　Yes か No で答えよ．

問 3　介護保険被保険者は制限日数を超えた場合，運動器リハビリテーションの医療保険算定はできるか？　Yes か No で答えよ．

問 4　介護保険での訪問リハビリテーションには医師の指示書が必要であるか？　Yes か No で答えよ．

問題 19　がん患者の運動器管理と医療連携　　　　　　　　　［阿部哲士］

【症例】55 歳，男性，肺癌．
根治手術の適応なく，現在，地域がん診療拠点病院で外来抗がん剤治療を継続している．呼吸機能は保たれ，就労を継続している．工場勤務で中腰での作業もあり，最近は疲れやすく，以前よりあった腰痛が悪化している．X 線，MRI で骨転移病変はない．

問 1　この患者への対応として正しいものはどれか？　次の選択肢から 1 つ選べ．
1. 仕事をやめてがんの治療に専念する．
2. がん診療拠点病院のがん相談支援センターを介して産業医と連携した就労支援を行う．
3. がんリハは入院のみの算定なので，在宅でのがんロコモ患者にはリハビリの適応はない．
4. がん患者なので麻薬による疼痛管理を行う．

問題 20　がん患者の就労と運動器　　　　　　［城戸　顕, 塚本真治, 石田由佳子］

問 1　職場復帰の可否に際して誤っているのはどれか？　以下の選択肢よりすべて選べ．
1. 安全な通勤が見込めなければ復帰を認めない．
2. 本人や第三者の安全が確保できなければ復帰を認めない．
3. 病気になる前と同じ部署で働けなければ復帰を認めない．
4. 病気になる前と同じ仕事量で働けなければ復帰を認めない．

□問2 職場復帰に関し誤っているのはどれか？ 以下の選択肢より1つ選べ．
1. 事業主には就業に際して労働者の健康を保持する義務がある．
2. 職場において就業上の措置を実施するか否かは，最終的に事業主の判断となる．
3. 意見書通りに働いた患者に何らかの問題が発生した場合，主治医の法的な責任となる．
4. 永続的な障害が生じても，医療的な介入や職場の対応で改善できるなら働き続けることができる．

□問題21　骨転移キャンサーボード　　　　　　　　　　　　［澤田良子］
　□問1　本文中の症例（p.225〜）について，全身の骨に病変があるため，床上安静が必要であるか？　YesかNoで答えよ．
　□問2　本文中の症例（p.225〜）について，痛みがなければ骨折のリスクはないため，制限なく荷重してよいか？　YesかNoで答えよ．

□問題22　骨転移外来　　　　　　　　　　　　　　［山口さやか，中山ロバート］
【症例】股関節痛で歩行困難となり，臼蓋を含む腸骨の溶骨性病変を指摘された（図7）61歳女性．精査の結果，肺腺癌 T3N2M1c stage IVB〔胸膜播種，多発骨転移（胸椎椎体，両側腸骨）〕の診断で，化学療法が開始された．痛みが強く，来院時のADLは車椅子レベルであったが，疼痛発症前はPS 0であり，認知機能にも全く問題はなかった．外来化学療法で加療する方針となり，骨転移外来でも併診していくこととなった．

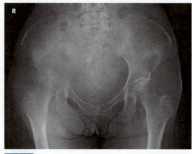
図7　初診時X線

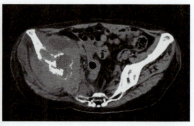
初診時骨盤CT

☐ **問 1** 臼蓋部の骨転移に対して検討すべき治療・介入に含まれないものはどれか？ 下記の選択肢より 2 つ選べ．
1. 骨修飾薬
2. 免荷歩行の獲得
3. 床上安静
4. 放射線科へのコンサルテーション
5. 骨盤骨腫瘍切除術

☐ **問 2** 化学療法・放射線照射を施行後，骨盤病変の骨硬化が得られてきた（図8）．疼痛管理も良好でオピオイドの減量もできている．本症例のその後の経過について，正しいものは次のうちどれか？
1. 自宅生活であるため，転倒などを避けるため安静度は車椅子のままとする．
2. 訪問リハビリを利用しながら，骨転移外来で安静度・運動指導，適切な歩行補助具の選定を行い，免荷歩行から部分荷重歩行へと ADL の向上を図る．

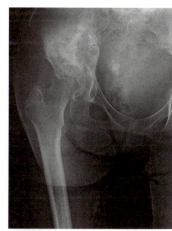

図8

解答と解説

問題 1 の解答　がん治療と骨粗鬆症

問 1　Yes.

転移性骨腫瘍の中には，骨において破骨細胞分化を誘導し，破骨細胞による骨吸収によって得られる成長因子を自らの増殖等に使う腫瘍があります．

問 2　Yes.

乳癌治療や前立腺癌に対するホルモン抑制治療による性ホルモンの抑制により，破骨細胞の活性化や骨密度の低下が起こり得ます．

問題 2 の解答　がん治療と末梢神経障害

問 1　4.

1. 寒冷刺激によって症状が誘発されるのはオキサリプラチンである．
2. CIPN による症状は，原因となった抗がん剤の休薬後に次第に軽減してくるが，その後も数年にわたって症状が残存することがある．
3. CIPN の予防効果が証明された薬剤はない．

問題 3 の解答　がんとリハビリテーション

問 1　No.

1 秒量が 800 mL 以下では術後に痰の喀出困難の可能性が高いため，開腹術の適応としては妥当ではない[*1]．また，Alb 値 3.0 mg/dL に満たない場合，術後の合併症をきたす可能性が高くなるため，術前に十分な栄養管理を行っておく必要がある．ASPEN の周術期栄養管理の実施ガイドライン[*2]では消化管の大手術を受ける患者において中等度ないし高度の栄養障害がある場合，手術を遅らせても問題がない時には 7〜14 日間の栄養管理を実施するとされている．

[*1] Warner DO. Preventing postoperative pulmonary complications: the role of the anesthesiologist. Anesthesiology. 2000; 92: 1467-72.

[*2] Ferguson M, Isenring E, Bauer J, et al. An amendment to the 2002 A.S.P.E.N. Guideline Statements. Nutr Clin Pract. 2008; 23: 658.

問 2　No.

呼吸機能低下，低栄養，貧血があるため，高負荷ではなく低負荷にて筋力訓練を実施した方がよい．低負荷での筋力訓練や歩行訓練であっても，回数や時間を長くすることで効果が得られる．ACSM のガイドラインをもとにした「がん患者のための運動前スクリーニングと運動処方のガイドライン」[*3]では治療中や治療後の活動性の低い患者でも適切な運動ができるように運動前スクリーニ

ングを行い，患者の状態に応じた運動処方を提案している．

[*3] Jones LW, Eves ND, Peppercorn J. Pre-exercise screening and prescription guidelines for cancer patients. Lancet Oncol. 2010; 11: 914-6.

問3　No.

認知機能の低下のある患者においてもがんリハビリの介入は有効であるとされており[*4,5]，本症例においてもリハビリの効果が期待できると考えられる．

[*4] 日本リハビリテーション医学会．がんのリハビリテーション診療ガイドライン．第2版．東京：金原出版；2019．p.122-4.
[*5] 日本リハビリテーション医学会．がんのリハビリテーション診療ガイドライン．第2版．東京：金原出版；2019．p.238-45.

問4　Yes.

本症例では手術前の全身状態や活動性の影響から食事の遅れによる低栄養や筋力，耐久性の低下が予想される．そのため，術後の栄養管理とともにリハビリ治療を行い，呼吸器合併症などを起こさないように早期離床を促していく必要がある[*6]．

[*6] 日本リハビリテーション医学会：がんのリハビリテーション診療ガイドライン．第2版．東京：金原出版；2019．p.28-36.

問題4の解答　骨転移の臨床症状

問1　1.

【有痛性の骨転移は早期介入・早期治療が重要である】

本例は，椎体骨折を認め，腫瘍による脊柱管内腫瘍浸潤もあり，早急に治療が必要である．麻痺は認めず，脊椎不安定性も高度ではないため，放射線治療を行う．可能なら受診当日から放射線治療を開始すべきである．

痛みを有する骨転移の治療は転移部の腫瘍のコントロールが重要であり，放射線治療や手術が第一選択である．麻痺を認めない場合，著しい不安定性がなければ，放射線治療と装具（脊椎不安定性がある場合）による保存的治療を行う．鎮痛剤は補助的に使用するが，鎮痛剤では腫瘍の増大をコントロールできないので，主診療科は放射線治療や手術が必要か放射線科と整形外科に相談すべきである．

また，疼痛により離床困難になると，化学療法が不適応と判断され，予後にも影響するため，十分な鎮痛が重要である．

本例は同日，入院し緊急MRIを行い，肺癌脊椎転移と診断し，当日に緊急でRTを開始した．また，鎮痛剤投与（麻薬，NSAIDs，プレガバリン）を開始した．痛みは強かったが，離床制限はせず，装具を装着してロコトレ体操や歩行運動を行い，廃用症候群を予防した．痛みは軽快し，3日後にほぼ離床可能となり，がんロコモが予防できた．

問題 5 の解答　骨転移の画像診断

問 1　No.

単発である場合は特に骨転移以外の骨腫瘍を考慮する必要がある．MRIでの精査，FDG-PET検査で他病変の有無確認などが有用．その結果，必要と判断された場合，生検も検討する必要がある．

問題 6 の解答　骨転移と安静度

問 1　No.

確かにかなり進行した骨転移であり，骨溶解と造骨が混合している．T10とL1はこれ以上進行すると，疼痛に加えて，麻痺を起こす危険性がある．疼痛であまり動けない状態で入院されているので，当初は安静でいいだろう．ただし，ベッド上でも動かせる関節を動かし，疼痛の範囲内での筋力訓練は開始する．放射線治療と並行してコルセット作製を行い，ベッドアップを疼痛に応じて行いながら，坐位が可能になったらコルセット装着して立位訓練を筋力訓練やベッドまわりの動作指導とともに行っていく．全脊椎転移であり，椎体の圧壊や脊柱管への進展もあるので，目安として2～3週間程度で歩行練習が開始できるとよいが，疼痛の変化に応じてもう少し時間をかけてもよい．日常生活動作がある程度できるまでは4～8週間程度かかることもある．

コルセットの装着やその時期については，エビデンスもなく様々なやり方はあるが，少なくとも，2カ月もベッド上にいると，日常生活動作がある程度できるようになるまで，その倍近くかかる可能性があり，その間に体力低下や治療開始ができないことでさらに悪循環となり，死亡に至ることもある．

疼痛に応じて上体あるいは全身をベッドのギャッジアップや斜面台を利用して起こしていくことと，痛みの少ない動き方の指導，体力を落とさないための早期からの筋力訓練は行うべきと思われる．もちろん鎮痛剤投与，放射線治療，場合によってはホルモン剤や歯科チェック後の骨修飾薬投与を並行して進めていく．また，疼痛がぶり返すようであれば，そこで安静度を少し戻して画像評価を再度行ったり，慎重に進めていくことは必要である．坐位で痛みが出やすい場合などは斜面台などの使用も検討する．

問題 7 の解答　骨転移と装具療法

問 1　すべて．

装具の適応は，SINSによる脊椎の不安定性と，脊髄の動的圧迫の程度を予想して決定するのが基本である．しかし，この患者の場合は生命予後が短く，ほぼ全身状態の改善を見込めないと考えられるので，治療の目標はQOLの維持・

改善となる．そのため，患者さんの苦痛を改善することを一番の目標と考えるべきである．硬性コルセットやダーメンコルセットを装着すると胸郭が圧迫されるので呼吸苦が増悪する可能性があり，今回の場合は，麻痺が進行するリスクがあったとしても装具を処方しないという選択肢もありえる．患者さんとコミュニケーションをとり，麻痺の進行など起こりうるリスクや装具の効果について話し合いを行った上で，個々のケースに応じて適応を判断するべきである．

問題 8 の解答　四肢病的骨折に対する外科的治療

問 1　1，5．

1. たとえ腫瘍を専門とする整形外科医でなくとも，2 以下のフローで内固定術をすることで，患者の ADL を保つことができる．
2. Mirels スコアは，単純 X 線像で左大腿骨小転子レベルに骨透亮像がある（部位 3 点，骨転移タイプ 3 点）．疼痛は軽度（疼痛 1 点）．MRI 像で横径に対し 1/3〜2/3 のサイズ（2 点）の合計 9 点と判断した．
3. 原発 3 点，転移 1 点，PS 0 点，化学療法 1 点，多発骨転移 1 点．
4. 主科の主治医に予後を聞いたところ 3 カ月程度との回答であった．術前日に腫瘍栄養血管の塞栓術を行った．切迫骨折に対しての内固定術は，今後の頚部骨折を予防するため，long cephalomedullary nail で固定をした（図 9，手術時間 72 分，出血 100 mL）．
5. 疼痛が強くならない範囲の荷重を許可した．術後放射線照射を行った．NSAIDs のみで疼痛管理が可能となり，杖なしでの歩行が可能となり，自宅に退院した．

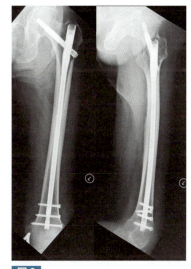

図 9

問題 9 の解答　脊椎転移に対する外科的治療

問 1　Yes．

なぜ「動けない」「生活できない」のか？　がん患者が「動けない」「生活できない」場合，何が原因なのかにより緊急性は異なる．痛みなのか麻痺なのかを

見分けることから始まる．脊柱の不安定性による痛みが原因であれば，固定術が考慮されるが，緊急性はない．脊髄麻痺が原因であれば，除圧術が考慮され，緊急性がある．膝立てができるかできないかは，麻痺を見分けるポイントとなる．昨日まで膝立てができていたのに，今日から膝立てができないのは異常事態であり緊急事態である（自分の身に置き換えてみるとわかる）．脊髄麻痺は経時的に不可逆的となる病態であるため，オンコロジーエマージェンシーとして早急の対応を要する．脊椎転移による脊髄麻痺にはタイムリミットが存在し，脊髄の救済が早ければ早いほど，機能予後が良い．一方で，立位不能となってから2週間が経過していたとしても回復する可能性があることにも留意いただきたい．いずれにせよ，「動けない」「生活できない」のであれば，手術は考慮されるべきである．

問2 No.
Frankel Aは手術による早期の実用性の回復が困難であるため，目標は介護が必要ではあるが早期の離床となる．一方，Frankel A以外は早期の自立を目標として緊急手術を検討する．歩行可能（PS 0〜2）にならずとも，離床できるか（PS 3），できないか（PS 4）は大きな違いであり，脊椎転移に対する手術のタイミングはここにポイントがある．適切な治療目標を立て，時間を浪費せず，次のがん治療（緩和ケアを含む）へバトンをつなぐことが大切であり，そこにこれからの社会が求める姿（自立支援社会）がある．

問題10 脊椎転移に対する外科的治療（低侵襲）

問1 2.
1は，生命予後不良例，全身状態不良例などでは合併症の懸念があり手術適応はより慎重に行うべきである．3は，年齢を元にしたスコアリングはなく，正しいとはいえない．4は，元来Compromised-hostに対する合併症率の高い手術である．

問題11の解答 骨転移に対する放射線治療

問1 No.
骨の再石灰化を得ることが骨折割合の低下に貢献するかどうかは不明である．

問題12の解答 骨転移に対するIVR

問1 No.
ablation治療による除痛効果は即効性（4週以内）であり，放射線治療による除痛効果が一般的には20週前後でピークとなるといわれている．

問2　Yes.

除痛目的の palliation 治療の際は，局所の完全腫瘍壊死が得られなくても，腫瘍の骨皮質破壊部（bone-tumor interface）を焼灼すると除痛が得られやすいと報告されている．

問題13の解答　骨転移に対する骨修飾薬

問1　No.

乳癌骨転移患者において，骨修飾薬でエビデンスがあるのは溶骨性変化のある場合に限られている[1]．また，乳癌で骨転移単独の転移患者の場合，生存期間中央値は5年近くであり[2]，長期骨修飾薬を使用する場合の副作用（顎骨壊死，非定型骨折）が問題になる確率が高く，リスクベネフィットのバランスが悪くなり推奨されない．一方照射については，乳癌の場合単独骨転移でも全身転移が存在することが考えられ[3]，単独骨転移病変の照射による生存期間の延長に関するエビデンスはなく溶骨が明らかでないので一般的には適応がない．

[1] Kohno N, Aogi K, Minami H, et al. Zoledronic acid significantly reduces skeletal complications compared with placebo in Japanese women with bone metastases from breast cancer: a randomized, placebo-controlled trial. J Clin Oncol. 2005; 23: 3314-21.

[2] Wedam SB, Beaver JA, Amiri-Kordestani L, et al. US Food and Drug Administration pooled analysis to assess the impact of bone-only metastatic breast cancer on clinical trial outcomes and radiographic assessments. J Clin Oncol. 2018; 36: 1225-31.

[3] Koizumi M, Yoshimoto M, Kasumi F, et al. Comparison between solitary and multiple skeletal metastatic lesions of breast cancer patients. Ann Oncol. 2003; 14: 1234-40.

問2　Yes.

問1の記載のように，骨修飾薬の効果についてエビデンスがある状況であり，また大腿骨頚部骨折予防，QOL悪化予防のためにゾレドロン酸またはデノスマブ投与の適応である[4]．また照射も積極的に勧められる．

5年前，デノスマブ開始．左大腿骨緩和照射30 Gy/10fr．アナストロゾール開始．その後4年間症状なし，骨シンチ，CT左大腿骨頚部SD（図10）．

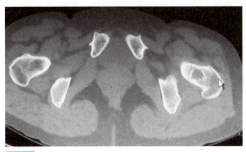

図10

*4 Stopeck AT, Lipton A, Body JJ, et al. Denosumab compared with zoledronic acid for the treatment of bone metastases in patients with advanced breast cancer: a randomized, double-blind study. J Clin Oncol. 2010; 28: 5132-9.

問題 14 の解答　骨転移に対する緩和治療

問1　1〜4 すべて．
選択肢はすべて WHO が痛みの評価方法として推奨している項目である．

問2　4.
緩和ケアチームが介入した患者の6割に疼痛があると報告されている．一方，倦怠感（中等度以上）は6割以上に，他の症状はすべて5割以下というのが定説となっている．つまり，進行がんの患者で最も多い症状は倦怠感であり，疼痛ではない．疼痛治療の際は，疼痛以外の症状クラスターの評価も行うべきである．

問題 15 の解答　がん患者が持つ良性脊椎疾患

問1　4.
悪性脊椎腫瘍の最も典型的な画像所見では単純 X 線正面像における椎弓根の陰影欠損で，片側椎弓根像の消失（winking owl sign）は，脊椎腫瘍を疑う所見である．硬膜外病変の袋状の陰影（double bag sign）は，中心部に強靭な後縦靱帯があり，その両脇に腫瘍病変が浸潤しやすいためである．多発性の他椎体骨折は骨粗鬆症性椎体骨折の可能性が 58％ に対し，悪性腫瘍による骨折の可能性 33％ と明らかに骨粗鬆症性椎体骨折の可能性を示唆する．他のレッドフラッグとして，感染がある．発熱がある場合は化膿性脊椎炎なども考慮に入れる．ただし，高齢者の場合は発熱を伴わない場合も多く，注意を要する．

問題 16 の解答　がん患者が持つ良性関節疾患

問1　Yes.
PET や骨シンチグラフィで集積の亢進があるために，がん患者に生じた場合には骨転移と診断されることも少なくない．特に肩関節と股関節周囲は骨転移の頻度が高いことから，良性関節病変との鑑別には特に注意を要する．

問題 17 の解答　がん患者と関節リウマチ

問1　Yes.
担がん患者に腫瘍随伴症候群として皮膚筋炎，強皮症，RS3PE 症候群などを発症することがある．これらの疾患，特に経過が非典型的な場合には悪性腫瘍の

スクリーニングが必要である.

問2　No.
生物学的製剤の使用により悪性腫瘍の再発率が上がるとする明確なエビデンスはない．治療終了後に一定の期間（5年が一般的）が経過し再発や転移がないことが確認できれば，慎重に投与を行うことは可能と考えられる．

問題 18 の解答　がん患者の在宅支援

問1　Yes.
問2　No.
　　がん患者リハビリテーション料は平成30年度の診療報酬改定では入院患者のみ算定できる．
問3　No.
問4　Yes.

問題 19 の解答　がん患者の運動器管理と医療連携

問1　2.
1. 身体状況を改善して罹患前の就労可能な日常生活に近づけることは，「がんロコモ」対策の中で大きな治療目標である．がんにより就労が続けられなくなり，経済的・社会的な基盤を失うと，社会的苦痛が生じる．
2. 療養・就労両立支援策としては，担当医が産業医と連携すべきである．このためにはがん相談支援センターの専門相談員による相談支援のもとで「両立支援プラン／職場復職支援プラン」を作成することが望ましい[1]．
3. がんリハの算定要件は入院中に限るが，在宅患者でもがんに伴う運動器障害にリハビリテーションの適応があれば積極的に行うことが望ましい．
4. 担がん患者であるからといって，痛みの原因を十分評価することなく安易に麻薬投与を行うべきでない．整形外科医は痛みの原因に即した運動器管理を行うべきである．

[1] 阿部哲士．がんロコモの展望　整形外科医に知ってほしい「がん相談支援センター」．整・災外．2019; 62: 883-6.

問題 20 の解答　がん患者の就労と運動器

問1　3, 4.
　　病気や治療の影響で以前と同じ働き方をすることが困難な場合，主治医は診断書や意見書によって，負荷の軽減などの配慮を求めることが必要となる．
問2　3.

意見書通りに働いた患者に何らかの問題が発生したとしても，それが医学的見地からみて明らかに問題のある記載でなければ医師に法的な責任は発生しないとされる．

問題 21 の解答　骨転移キャンサーボード

問1 No.
画像所見より骨折や麻痺のリスクを詳細に検討し，患者の運動能力等も考慮しつつ，拡大できる最大限の安静度を設定する．ただし，患者にはリスクとベネフィットについて説明を行う．

問2 No.
骨折のリスクは，画像所見と身体所見の両者から総合的に判断する．本文中の症例では，主治医と整形外科・リハビリテーション科医，理学療法士，緩和ケアチーム，放射線科医の全員で，治療の方針や効果，それに伴って変更すべき安静度について話し合い，病棟での看護師の対応も速やかに情報共有されたため，骨折を起こすことなく安全に安静度を拡大することができた．

問題 22 の解答　骨転移外来

問1 3, 5.
単発転移ではなく，骨盤病変を切除してもがんの根治には至らない．術後予想される機能障害も大きく，ADL改善を目的とした手術にも該当しないため，本症例では保存治療が第一選択である．外来化学療法に移行するため，介護保険などを利用して生活環境を整え，自宅生活に必要な生活動作の獲得を目指してゆくべきである．

問2 2.
認知機能も良好で，痛みがなければPSも良好な患者である．患者の症状・リハビリテーションの進捗について，訪問リハの理学療法士と連絡を取りながら安静度制限を解除していくことで，外来通院しながら自宅での入浴やロフストランド杖歩行が可能となった．

索引

あ 行

アサーティブコミュニケーション	104
圧迫骨折	225
アロマターゼ阻害剤	139
安静度制限	231
アンドロゲン	29
医科歯科連携	147
維持的リハビリテーション	41
痛みの評価方法	155
移動機能低下	2, 43
医療連携	199
運動器マネージメント	217
エストロゲン	29
エルデカルシトール	30
オピオイド	155
オンコロジーエマージェンシー	106

か 行

介護保険	196
回復的リハビリテーション	41
外来がん化学療法	194
カップリング	27, 58
がんゲノム医療	12
がん診療拠点病院	213
関節可動域	17
関節リウマチ	188
がん対策支援ツール	207
がん対策推進基本計画	213
がんリハビリテーション	45
がんロコモの概念	6
がんロコモの分類	11
緩和ケア	223
緩和外科	106
緩和的リハビリテーション	41

偽痛風	187
キャンサーボード	214
狭窄性腱鞘炎	183
筋力トレーニング	46
ケア連携	114
経皮的椎弓根スクリュー	116
結晶誘発性関節炎	179
ゲノム解析	169
原発不明がん	168
腱板断裂	180
肩峰下インピンジメント症候群	180
肩峰下滑液包	180
抗 RANKL 抗体	13, 60
抗がん剤	33
口腔ケア	145
交互式歩行器	86
硬性コルセット	84
姑息的手術	96, 115
骨 Paget 病	28
骨芽細胞	27
骨関連事象	12, 26, 135, 200, 229
骨吸収阻害薬	60
骨吸収抑制薬関連顎骨壊死	143
骨巨細胞腫	28
骨修飾薬	12, 143, 149, 233
骨髄癌腫症	161
骨髄腫	138
骨折リスク	77
骨セメント注入	132
骨粗鬆症	29, 139
骨粗鬆症性椎体骨折	174
骨粗鬆症の予防と治療ガイドライン	141
骨代謝	26
骨転移外来	229
骨転移カンファレンス	230

骨転移キャンサーボード	216, 223
骨転移診療ガイドライン	141
骨転移の vicious circle	59
骨転移発生率	51
骨破壊	26
骨密度	140
骨梁間型転移	68, 70〜72, 76
骨量減少	140
混合型転移	70, 76
根尖性歯周炎	146
根尖病巣	146
根治的手術	96, 118

さ 行

最小侵襲脊椎安定術	115
在宅支援	194, 223
歯性感染源	146
歯槽膿漏	146
車輪付き交互式歩行器	86
周術期等口腔機能管理	147
終末期患者	196
就労支援	223
ジュエット型腰仙椎装具	84
手段的日常生活動作	206
腫瘍壊死因子	190
腫瘍用人工関節	98
障害の階層性	204
職業復帰	204
可否	208
自立支援	102
新片桐スコア	12, 92
スカートガード	87
生活指導	231
成人 T 細胞性白血病	28
生物学的製剤	188
生物学的等価線量	124
脊髄圧迫	12, 73, 109
リスク	201
脊髄麻痺	96, 104

脊柱管狭窄	176
脊椎腫瘍骨全摘術	118
脊椎全摘術	96
脊椎転移	96, 102, 104, 228
脊椎不安定性	96
石灰沈着性腱板炎	179
切迫骨折	89
全国骨腫瘍登録	51
前立腺癌	81, 140
前立腺癌骨転移	138
装具療法	83
造血幹細胞	29
造骨型転移	61, 70, 71, 76
続発性骨粗鬆症	13
ソフトカラー	84
ゾレドロン酸	26, 54, 136

た 行

ダーメンコルセット	84, 226
大腿骨頭壊死症	185
大腿骨頭軟骨下脆弱性骨折	185
多科連携	230
多職種協働	220
多発性骨髄腫	29
弾発指	183
チーム医療	104, 220
チェルビズム	28
治療因子	128
椎間板ヘルニア	176
通所リハビリテーション	196
デノスマブ	26, 55, 136, 138
デュロキセチン	37
転移性骨腫瘍	26
凍結肩	181
凍結治療	127
ドゥケルバン病	183
疼痛患者の管理	156
特発性骨壊死症	187
徒手筋力検査	18

トランスファーボード	87

な行

軟性コルセット	84
肉腫	12
乳癌骨転移	138

は行

肺小細胞癌	78
廃用症候群	13, 39
白赤芽球症	163
破骨細胞	27, 136
パフォーマンスステータス	3, 8, 19, 88
ハロー装具	84
ビスホスホネート	13, 26, 60, 136
非定型大腿骨骨折	149
病的骨折	12, 26, 88, 96
ピロリン酸カルシウム結晶	179
ファンクショナルブレース	85
フィラデルフィアカラー	84
副甲状腺関連ペプチド	60
ブシャール結節	182
部分荷重	226
フレーム型歩行車	86
プレガバリン	37
閉経後骨粗鬆症	30
ヘバーデン結節	182
辺縁性歯周炎	146
変形性股関節症	184
変形性膝関節症	186
放射線脊髄炎	124
放射線治療	121
訪問リハビリテーション	196
母指CM関節症	182
ホルモン抑制治療	26

ま行

末梢神経障害	13, 33
松葉杖	86
メトトレキサート	188
免疫関連有害事象	191

や行

薬剤性末梢神経障害	33
有害事象共通用語規準	35
有酸素運動	46
溶骨型転移	60, 70, 71, 76
腰痛診療のアルゴリズム	173
腰部脊柱管狭窄症	176
予防的リハビリテーション	41

ら行

ラジオ波焼灼術	127
リウマチ性疾患	188
リクライニング・ティルト式車椅子	87
リハビリテーション	39, 45
リハビリテーション中止基準	42
リフター	87
リモデリング	58
良性脊椎疾患	172
臨床試験	54
ロコモティブシンドローム	2, 9, 43
ロコモ度テスト	2, 43
ロコモ予防運動（ロコトレ）	46
ロフストランド杖	86

欧文

ADT（androgen-deprivation therapy）	140
AFF（atypical femoral fracture）	149
AIS（ASIA impairment scale）	20
ARONJ（antiresorptive agent-related osteonecrosis of the jaw）	143
ATL（adult T cell leukemia）	28
BI（Barthel Index）	21
chemical shift image	72

CIPN（chemotherapy-induced peripheral neuropathy）	33	PPS（percutaneous pedicle screw）	116
Cryo（cryoablation）	127	preventable paralysis	65
RFA との比較	132	PS（Performance Status）	3, 8, 19, 88
CT 透視ガイド下 ablation	129	PSA（prostate-specific antigen）	71
Dietz の分類	41	PTB（patella tendon bearing）装具	85
EBCTCG	137	PTH 関連蛋白	70
Frankel 分類	20, 105	QALY（quality-adjusted life year）	113
HIF1α（hypoxia inducible factor 1 alpha）	30	QoS（Quality of Survival）	113
hydrodissection	130	RANKL（receptor activator of nuclear factor kappa B ligand）	26, 60, 70, 136
IADL（instrumental activities of daily living）	206	RANK 受容体	60
ice ball	130	RFA（radiofrequency ablation）	127
ICER（incremental cost-effectiveness ratio）	114	Cryo との比較	132
IVR（interventional radiology）	127	ROM（range of motion）	17
Mirels スコア	72, 90	Schmorl 結節	79
MISt（minimally invasive spine stabilization）	115	SERM（selective estrogen receptor modulator）	30
MMT（manual muscle testing）	18	SOMI ブレース	84
MSCC（malignant spinal cord compression）	64	SRE（skeletal related event）	12, 26, 54, 135, 200, 229
MTX 関連リンパ増殖性疾患	191	T-cane	86
niche	29	TES（total en bloc spondylectomy）	118
pick-up 式歩行器	86	TNF 阻害薬	190
		TRACP-5b	232
		vicious cycle	27

がん患者の運動器疾患の診かた
―新たなアプローチ「がんロコモ」― ⓒ

発　行	2019年11月1日　1版1刷
編著者	森　岡　秀　夫
	河　野　博　隆
発行者	株式会社　中外医学社
	代表取締役　青　木　　滋
	〒162-0805　東京都新宿区矢来町62
	電　話　　（03）3268-2701（代）
	振替口座　　00190-1-98814番

印刷・製本／横山印刷㈱　　　　〈SK・KN〉
ISBN978-4-498-05482-0　　Printed in Japan

Ⓙcopy ＜(社)出版者著作権管理機構 委託出版物＞

本書の無断複製は著作権法上での例外を除き禁じられています．
複製される場合は，そのつど事前に，(社)出版者著作権管理機構
（電話 03-5244-5088, FAX 03-5244-5089, e-mail: info@jcopy.
or.jp）の許諾を得てください．